Handbuch zur Abrechnung von Krankenhausleistungen

Anleitung zum Einsortieren

14. Folgelieferung Dezember 2001

Sehr geehrte Damen und Herren,

mit der 14. Folgelieferung wurden der Abschnitt I-3 in Teil I Ihres Handbuchs (Qualitätssicherung im Krankenhaus) sowie der dazugehörige Anhang 4 völlig neu überarbeitet. Neben einer Aktualisierung der Ausführungen zur Qualitätssicherung gemäß § 137 SGB V wurde ein neuer Abschnitt zum freiwilligen Zertifizierungsverfahren der KTQ® aufgenommen, das in Kürze in den Routinebetrieb übergehen wird.

In den Teilen II (Fallpauschalen) und III (Sonderentgelte) wurden darüber hinaus zahlreiche Aktualisierungen und Klarstellungen in den Kommentierungsteilen vorgenommen.

Damit Ihnen das Handbuch umgehend als Arbeitsunterlage für Ihre Krankenhausabrechnung zur Verfügung steht, bitten wir Sie, die Folgelieferung entsprechend dieser Anleitung möglichst sofort einzuordnen.

Bitte gehen Sie beim Einordnen der Folgelieferung wie folgt vor:

BAND 1 DES HANDBUCHS Bitte entnehmen Sie:	DIE 14. FOLGELIEFERUNG Bitte ordnen Sie ein:
Vor dem Registerblatt zu Teil I:	
Das **Impressum zur 13. FL**	Das **Impressum zur 14. FL**
Teil I – Grundlagen der Abrechnung von Krankenhausleistungen	
In den **Verzeichnissen zu Teil I:** **Die Seiten I - X**	Die **neuen Seiten I - X der Verzeichnisse zu Teil I (Inhalts-, Abbildungs- und Abkürzungsverzeichnis)**
Im Register I-3: **- Erläuterungen zu Kapitel 3** **- Kapitel 4: Qualitätssicherung**	Im Register I-3: **Kapitel 3.1: „Verpflichtende Qualitätssicherung gemäß § 137 SGB V“, Seiten 1-23** **Kapitel 3.2: „Das freiwillige Zertifizierungsverfahren der KTQ®“, Seiten 1-10**

BAND 1 DES HANDBUCHS Bitte entnehmen Sie:	DIE 14. FOLGELIEFERUNG Bitte ordnen Sie ein:
Teil II - Abrechnung von Fallpauschalen	
Hinter dem Registerblatt zur FP-Gruppe 9: Die **„Erläuterungen zur FP-Gruppe 9“**, Seiten **1-5**	Hinter dem Registerblatt zur FP-Gruppe 9: Die aktualisierten **„Erläuterungen zur FP-Gruppe 9“**, Seiten **1-6**
FP-Gruppe 9: Jeweils **alle Seiten** der **„Kommentierung“** zu den **FP 09.011/09.012 bis FP 09.131/09.0132** (insgesamt 26 Blätter)	**FP-Gruppe 9:** Jeweils **alle Seiten** der **„Kommentierung“** zu den **FP 09.011/09.012 bis FP 09.131/09.0132** (insgesamt 34 Blätter)
Fallpauschale **16.01**, Seiten **3-5** Fallpauschale **16.02**, Seite **3/4**	Fallpauschale **16.01**, Seiten **3-5** Fallpauschale **16.02**, Seite **3/4**
Hinter dem Registerblatt zur FP-Gruppe 17: Die **„Erläuterungen zur FP-Gruppe 17“**, Seiten **1-3**	Hinter dem Registerblatt zur FP-Gruppe 17: Die aktualisierten **„Erläuterungen zur FP-Gruppe 17“**, Seiten **1-4**
FP-Gruppe 17: Jeweils **alle Seiten** der **„Kommentierung“** zu den **FP 17.011/012/013 FP 17.021/022/023 FP 17.061/17.062 FP 17.071/17.072 FP 17.091/17.092 FP 17.101/17.102 FP 17.111/17.112** (insgesamt 16 Blätter)	**FP-Gruppe 17:** Jeweils **alle Seiten** der **„Kommentierung“** zu den **FP 17.011/012/013 FP 17.021/022/023 FP 17.061/17.062 FP 17.071/17.072 FP 17.091/17.092 FP 17.101/17.102 FP 17.111/17.112** (insgesamt 17 Blätter)

BAND 1 DES HANDBUCHS Bitte entnehmen Sie:	DIE 14. FOLGELIEFERUNG Bitte ordnen Sie ein:

Teil III - Abrechnung von Sonderentgelten

Sonderentgelt **02.01**, Seite **1/2**	Sonderentgelt **02.01**, Seite **1/2**
Sonderentgelt **02.02**, Seite **1/2**	Sonderentgelt **02.02**, Seite **1/2**
Sonderentgelt **10.12**, Seite **1/2**	Sonderentgelt **10.12**, Seite **1/2**

Anhang A-4 Qualitätssicherung bei FP und SE

Bitte entnehmen Sie den vollständigen Inhalt von **Anhang 4**:	Bitte sortieren Sie den **neuen Anhang 4** ein:
- **Inhaltsübersicht zu Anhang 4** - **Anhang A4-1 (8 Seiten)** - **Anhang A4-2 (6 Seiten)**	- **Inhaltsübersicht zu Anhang 4** - **Anhang A4-1 (17 Seiten)** - **Anhang A4-2 (10 Seiten)** - **Anhang A4-3 (10 Seiten)** - **Anhang A4-4 (5 Seiten)**

Herausgeber:
H. D. Scheinert
C. Straub
T. Riegel
H. Strehlau-Schwoll
K. Schmolling
F. Tschubar
Für die GEBERA GmbH:
H. Schmitz

Handbuch zur Abrechnung von Krankenhausleistungen

Ausgabe Dezember 2001

Springer

Geschäftliche Post
bitte ausschließlich an
Springer GmbH & Co. Auslieferungs-Gesellschaft
Kundenservice, z. Hd. von Frau Heike Ziegler
Haberstr. 7, 69126 Heidelberg
Fax: (0 62 21) 3 45-229
Freecall: (0800) 863-4488

ISBN 978-3-540-42923-4 ISBN 978-3-662-25598-8 (eBook)
DOI 10.1007/978-3-662-25598-8

http://www.springer.de/medizin

Herstellung: PRO EDIT GmbH, Heidelberg
Redaktion: Anne Borgböhmer, Girondellenstr. 3, 45134 Essen

SPIN 10858227 22/3130/Di

Teil I

Grundlagen der Abrechnung von Krankenhausleistungen

Verzeichnisse

14. Folgelieferung 12/01

14. Folgelieferung 12/01

2 Abrechnung auf der Basis der German Diagnosis Related Groups (G-DRG)

2.1 Einführung eines pauschalierenden Entgeltsystems auf der Basis der AR-DRG

2.2 Vorbereitung der Krankenhäuser auf das DRG-basierte Entgeltsystem

14. Folgelieferung 12/01

2.3 Operative Umsetzung des DRG-Systems im Krankenhaus

3 Qualitätssicherung im Krankenhaus

3.1 Verpflichtende Qualitätssicherung gemäß § 137 SGB V

3.2 Das freiwillige Zertifizierungsverfahren der Kooperation für Transparenz und Qualität im Krankenhaus (KTQ®)

14. Folgelieferung 12/01

Abbildungsverzeichnis zu Teil I

1 Grundlagen des aktuellen Krankenhausentgeltsystems

Abbildungen zu Kapitel 1.2:

Abbildungen zu Kapitel 1.3:

Abbildungen zu Kapitel 1.4:

14. Folgelieferung 12/01

Abbildungen zu Kapitel 1.5:

2 Abrechnung auf der Basis der German Diagnosis Related Groups (G-DRG)

Abbildungen zu Kapitel 2.1:

Abbildungen zu Kapitel 2.3:

3 Qualitätssicherung im Krankenhaus

Abbildungen zu Kapitel 3.1:

Abbildungen zu Kapitel 3.2:

Abkürzungsverzeichnis

Abb. = Abbildung
Abs. = Absatz
ÄndV = Änderungsverordnung
AHB = Anschlußheilbehandlung
AOp = ambulante Operation
AP = Abteilungspflegesatz
AR-DRG = Australien Refined Diagnosis Related Groups
BAT = Bundes-Angestelltentarifvertrag
BMG = Bundesministerium für Gesundheit
BP = Basispflegesatz
BPflV = Bundespflegesatzverordnung
BQS = Bundesgeschäftsstelle Qualitätssicherung
bzw. = beziehungsweise
d.h. = das heißt
DIMDI = Deutsches Institut für medizinische Dokumentation und Information
DRG = Diagnosis Related Groups
ebenda = eben da gewesen
EBM = Einheitlicher Bewertungsmaßstab
EDV = Elektronische Datenverarbeitung
etc. = et cetera
evtl. = eventuell
FP = Fallpauschale
G-DRG = German Diagnosis Related Groups
GKV = Gesetzliche Krankenversicherung
GOÄ = Gebührenordnung für Ärzte
GRG = Gesundheitsreformgesetz
GSG = Gesundheitsstrukturgesetz
GVD = Grenzverweildauer
i.V.m. = in Verbindung mit
IBLV = Innerbetriebliche Leistungsverrechnung
ICD = Internationale Klassifikation von Krankheiten
ICPM = Internationale Klassifikation der Prozeduren in der Medizin
IMI = Institut für Medizinische Informationsverarbeitung
Kap. = Kapitel
KHG = Krankenhausfinanzierungsgesetz
KTQ® = Kooperation für Transparenz und Qualität im Krankenhaus
LKA = Leistungs- und Kalkulationsaufstellung

14. Folgelieferung 12/01

lt.	=	laut
NP	=	nachstationärer Pflegesatz
Nr.	=	Nummer
OPS	=	amtlicher Operationenschlüssel nach § 301 SGB V
QB	=	Qualitätsbericht
S.	=	Seite
SE	=	Sonderentgelt
SGB V	=	Sozialgesetzbuch fünf
sog.	=	sogenannte
StabG	=	Stabilisierungsgesetz
u. a.	=	unter anderem
vgl.	=	vergleiche
VP	=	vorstationärer Pflegesatz
z. B.	=	zum Beispiel

14. Folgelieferung 12/01

3.1 Verpflichtende Qualitätssicherung gemäß §137 SGB V

3.1.1 Einführung

Mit dem SGB V, das im Rahmen des Gesundheitsreformgesetzes (GRG) am 01.01.1989 in Kraft trat, wurde die Qualitätssicherung in der stationären Versorgung in der Bundesrepublik Deutschland erstmalig verbindlich vorgeschrieben. Der § 137 SGB V in der Fassung vom 22.12.1999 verpflichtet die Krankenhäuser demnach, sich an externen Maßnahmen zur Qualitätssicherung zu beteiligen:

§ 137 Qualitätssicherung bei zugelassenen Krankenhäusern

(1) Die Spitzenverbände der Krankenkassen und der Verband der privaten Krankenversicherung vereinbaren mit der Deutschen Krankenhausgesellschaft unter Beteiligung der Bundesärztekammer sowie der Berufsorganisationen der Krankenpflegeberufe Maßnahmen der Qualitätssicherung für nach § 108 zugelassene Krankenhäuser. Dabei sind die Erfordernisse einer sektor- und berufsgruppenübergreifenden Versorgung angemessen zu berücksichtigen; dazu ist der Kassenärztlichen Bundesvereinigung Gelegenheit zur Stellungnahme zu geben. Die Vereinbarungen nach Satz 1 regeln insbesondere

1. die verpflichtenden Maßnahmen der Qualitätssicherung nach § 135 a Abs. 2 sowie die grundsätzlichen Anforderungen an ein einrichtungsinternes Qualitätsmanagement,
2. Kriterien für die indikationsbezogene Notwendigkeit und Qualität der im Rahmen der Krankenhausbehandlung durchgeführten diagnostischen und therapeutischen Leistungen, insbesondere aufwendiger medizintechnischer Leistungen,
3. Grundsätze zur Einholung von Zweitmeinungen vor Eingriffen und
4. Vergütungsabschläge für zugelassene Krankenhäuser, die ihre Verpflichtungen zur Qualitätssicherung nicht einhalten.

(2) Die Vereinbarungen nach Absatz 1 sind für zugelassene Krankenhäuser unmittelbar verbindlich. Sie haben Vorrang vor Verträgen nach § 112 Abs. 1, soweit diese keine ergänzenden Regelungen zur Qualitätssicherung enthalten. Verträge zur Qualitätssicherung nach § 112 Abs. 1 gelten bis zum Abschluss von Vereinbarungen nach Absatz 1 fort. [......]

14. Folgelieferung 12/01

Die Einführung von Fallpauschalen und Sonderentgelten als leistungsbezogene Vergütungsformen schaffte seinerzeit völlig neue Rahmenbedingungen und Anreize für die Erbringung von Versorgungsleistungen. Diese waren und sind mit möglichen Gefahren für die Qualität der Versorgung verbunden. Einerseits könnte die Qualität durch medizinisch unzureichend begründete Mengenausweitungen - bei gewinnträchtigen Leistungen - andererseits durch eine unvollständige Erbringung von medizinisch notwendigen Leistungen - bei hohem Kostendruck - gefährdet werden. Bereits an dieser Stelle kann darauf hingewiesen werden, dass sich dieses Problem bei der Einführung der diagnosebezogenen Entgelte in Form des DRG-Systems noch verschärfen wird.

Als Nachfolgevereinbarung der „Vereinbarung über eine Rahmenempfehlung gemäß § 137 in Verbindung mit § 112 SGB V zur Sicherung der Qualität der Krankenhausleistungen bei Fallpauschalen und Sonderentgelten (Rahmenempfehlung)“ haben die Spitzenverbände der Krankenkassen, der Verband der privaten Krankenversicherung, die Deutsche Krankenhausgesellschaft, die Bundesärztekammer sowie der Deutsche Pflegerat auf der Grundlage des zum 01.01.2000 in Kraft getretenen § 137 SGB V einen „Vertrag über die Entwicklung geeigneter Qualitätssicherungsmaßnahmen in Krankenhäusern nach § 137 SGB V sowie über das Zustandekommen entsprechender Umsetzungsvereinbarungen (Kuratoriumsvertrag)“ (siehe Anhang 4-1) geschlossen. Bezogen auf die Umsetzung der Qualitätssicherung auf der Landesebene haben die Landeskrankenhausgesellschaften und die Landesverbände der Krankenkassen in Verträgen nach § 137 SGB V in Verbindung mit § 112 SGB V die Vorgeben der Bundesebene für alle Krankenhäuser verbindlich zu regeln.

In Paragraph 2 des Kuratoriumsvertrages sind die Zielsetzungen der Qualitätssicherungsmaßnahmen beschrieben:

14. Folgelieferung 12/01

§ 2 Ziele der Qualitätssicherung

Orientiert am Nutzen für den Patienten verfolgen Maßnahmen zur Qualitätssicherung und Weiterentwicklung der Qualität von Krankenhausleistungen insbesondere folgende Ziele:

- Durch Erkenntnisse über Qualitätsdefizite Versorgungsbereiche systematisch identifizieren, für die Qualitätsverbesserungen erforderlich sind.
- Unterstützung zur systematischen, kontinuierlichen und berufsgruppenübergreifenden einrichtungsinternen Qualitätssicherung (internes Qualitätsmanagement) geben.
- Vergleichbarkeit von Behandlungsergebnissen insbesondere durch die Entwicklung von Indikatoren herstellen.
- Durch signifikante, valide und vergleichbare Erkenntnisse insbesondere zu folgenden Aspekten die Qualität von Krankenhausleistungen sichern:
  - Indikationsstellung für die Leistungserbringung.
  - Angemessenheit der Leistung.
  - Erfüllung der strukturellen und sächlichen Voraussetzungen zur Erbringung der Leistungen.
  - Ergebnisqualität.

14. Folgelieferung 12/01

Es sollen also definierte Aspekte der Struktur-, Prozess- und Ergebnisqualität abgebildet werden. An erster Stelle steht die Überprüfung der Indikationsstellung für den Eingriff.

Die Basis des Verfahrens bildet eine fallbezogene Dokumentation ausgewählter Leistungen, bei denen Maßnahmen zur Qualitätssicherung besonders wichtig erschienen. Der Katalog ist nicht abschließend definiert. Je nach Entwicklung des Versorgungsgeschehens sollen Leistungen aus dem Verfahren genommen oder neue einbezogen werden.

Die bundesweite Einführung des Verfahrens und die verpflichtende Beteiligung aller Krankenhäuser, die entsprechende Leistungen erbringen, schaffen eine umfassende und vollständige Datenbasis für die Bewertung selektiver Parameter des Leistungsniveaus der Krankenhäuser. Die Krankenhäuser erhalten die Möglichkeit, die eigenen Leistungen mit denen anderer Krankenhäuser zu vergleichen. Die so gewonnenen Ergebnisse und Vergleichswerte können im Rahmen der internen Qualitätssicherung der Krankenhäuser analysiert werden und bieten somit eine Grundinformation für die Verbesserung der eigenen Leistung. Darüber hinaus sollen die Krankenhäuser aber auch durch externe Beratungen unterstützt werden. Das Verfahren sieht vor, dass Krankenhäuser mit auffälligen Ergebnissen von Expertengruppen begangen werden können, die die Ursachen für etwaige Qualitätsdefizite ermitteln und dem betroffenen Krankenhaus konkrete Hilfestellung anbieten sollen. Zuvor hat das Krankenhaus Gelegenheit, selbst zu den Auffälligkeiten Stellung zu nehmen, die nicht zwingend in einem Qualitätsmangel begründet sein müssen, sondern beispielsweise auch durch ein spezielles Patientenklientel hervorgerufen worden sein können.

3.1.2 Verfahrensaufbau und Verfahrensstruktur

3.1.2.1 Institutionen auf Bundesebene

Zur Steuerung und Durchführung des Qualitätssicherungsverfahrens wurden auf der Bundes- und der Landesebene verschiedene Gremien bzw. Institutionen geschaffen. Die Verfahrensstruktur und damit auch die betreffenden Gremien und Institutionen werden durch den auf der Bundesebene geschlossenen Kuratoriumsvertrag, an dem sich auch die Verträge auf Landesebene zu orientieren haben, vorgegeben.

I. Bundeskuratorium Qualitätssicherung:

Als politisches und inhaltliches Führungsorgan auf der Bundesebene wurde ein Bundeskuratorium Qualitätssicherung gebildet. Das Bundeskuratorium setzt sich aus jeweils neun Vertretern der Vertragspartner, der Spitzenverbände der gesetzlichen Krankenkassen und des Verbandes der Privaten Krankenversicherung, der Deutschen Krankenhausgesellschaft, der Bundesärztekammer und des Deutschen Pflegerates zusammen. In diesem Gremium werden alle grundsätzlichen Entscheidungen getroffen, so z. B. welche Leistungen in die Qualitätssicherungsmaßnahmen einbezogen werden, wie die Verfahren konzeptionell weiterentwickelt werden, welche Auswertungen bundesweit durchgeführt werden und welche Konsequenzen aus den Auswertungsergebnissen zu ziehen sind.

Die „offiziellen" Beschlüsse nach § 137 SGB V können nur von den im Gesetz genannten Vertragspartnern, den Spitzenverbänden der Krankenkassen und dem Verband der Privaten Krankenversicherung sowie der Deutschen Krankenhausgesellschaft, getroffen werden. Da die Beschlüsse die verbindlichen Maßnahmen betreffen, an denen die Krankenhäuser teilnehmen müssen, und zugleich auch finanzielle Sanktionsmaßnahmen, z. B. bei Nichtteilnahme von Krankenhäusern, daran gekoppelt werden, musste hier absolute Rechtskonformität gewahrt bleiben. Die „freiwillige Einbeziehung" weiterer Beteiligter hätte die Beschlüsse über Rechtsverfahren angreifbar gemacht.

Allerdings sollen die „zweiseitigen" Vereinbarungen nach § 137 SGB V nur auf der Grundlage von einvernehmlichen Beschlüssen des Bundeskuratoriums getroffen werden. Die erfolgte Beteiligung und Zustimmung der Bundesärzte-

14. Folgelieferung 12/01

kammer sowie des Deutschen Pflegerats bekunden diese durch Gegenzeichnung der Beschlüsse nach § 137 SGB V. Wollen die gesetzlichen Vertragspartner nach § 137 SGB V eine Vereinbarung treffen und lässt sich hierüber im Bundeskuratorium mit den beiden anderen Parteien keine Einigung erzielen, ist ein Moratorium vorgesehen. Innerhalb von 8 Wochen hat eine erneute Beratung im Bundeskuratorium zu erfolgen. Erst wenn auch danach kein Einvernehmen besteht, bleibt die „zweiseitige" Vereinbarung unbenommen.

In der Praxis wird man bemüht sein, alle Verfahren und Probleme im Bundeskuratorium Qualitätssicherung zu verhandeln. Kommt es zu einvernehmlichen Beschlüssen, münden diese „formal" in die Vereinbarungen nach § 137 SGB V.

Für die Qualitätssicherung in der Herzchirurgie bedeutet die neue Organisation, dass die Fachgesellschaft nicht mehr wie bisher Partei des Kuratoriumsvertrages ist. Sie wird allerdings in der Fachgruppe ihre Kompetenz in gleichem Maße einbringen können, so dass sich bei der inhaltlichen Ausgestaltung der Qualitätssicherungsmaßnahme in der Herzchirurgie nichts ändern wird, da das Bundeskuratorium seine Beschlüsse auf der Grundlage der Vorschläge der Fachgruppen fasst. Demnach liegt die Ausgestaltungskompetenz weitgehend bei den Fachgruppen.

14. Folgelieferung 12/01

II. Fachgruppen:

Wie zuvor aufgezeigt, wird das Bundeskuratorium durch fachgebietsspezifische Arbeitsgruppen, die sogenannten Fachgruppen, beraten. Diese Gruppen wurden von den Vertragspartnern und -beteiligten unter Beteiligung der wissenschaftlich-medizinischen Fachgesellschaften mit hochrangigen Experten besetzt. Gegenwärtig sind für die Bereiche der Augenheilkunde, Chirurgie, Gynäkologie und Geburtshilfe, Hals-Nasen-Ohrenheilkunde, Herz, Kardiologie, Neurochirurgie, Orthopädie/Unfallchirurgie, Pflege, Radiologie und Urologie Fachgruppen eingerichtet.

Unter der Leitung eines Arztes der Spitzenverbände der Krankenkassen, der Deutschen Krankenhausgesellschaft und der Bundesärztekammer haben die Fachgruppen die Erhebungsinstrumente (Fragebögen) erarbeitet und entwickeln aktuell die für die Auswertungen relevanten Referenzbereiche und Qualitätsindikatoren. Darüber hinaus sollen sie die Ergebnisse der Bundesauswertungen beurteilen und dem Bundeskuratorium Empfehlungen geben, welche Konsequenzen daraus für die Entwicklung des Verfahrens zu ziehen sind. Sie haben auch die Aufgabe, dem Bundeskuratorium Vorschläge zu unterbreiten, welche Leistungen in das Verfahren einbezogen bzw. welche ggf. herausgenommen werden sollen.

III. Bundesgeschäftsstelle Qualitätssicherung:

Als dritte Institution auf der Bundesebene wurde von den Vertragspartnern im September 2000 die Bundesgeschäftsstelle Qualitätssicherung (BQS) als gemeinnützige GmbH gegründet. Die BQS soll die administrativen und organisatorischen Aufgaben auf der Basis inhaltlicher Vorgaben des Bundeskuratoriums abwickeln. Ferner werden die Sitzungen des Kuratoriums und der Fachgruppen durch die BQS koordiniert, die Dokumentationsinstrumente gepflegt, Auswertungsroutinen entwickelt und die Bundesauswertungen durchgeführt. Eine von der Vorgängerinstitution der BQS, der Servicestelle Qualitätssicherung beim Deutschen Krankenhausinstitut, entwickelte Software, mit der die Krankenhäuser die für die Qualitätssicherung bei Fallpauschalen und Sonderentgelten geforderten Daten erfassen können, wird noch bis zum 31.12.2002 unterstützt. In dieses EDV-Programm können die Krankenhäuser die geforderten Daten eingeben und elektronisch an die zuständige Auswertungsstelle auf Landes- bzw. Bundesebene übermitteln.

Die Auswertungen für die Bundesebene werden von der Quant GmbH in Hamburg, dem sogenannten „Zentralen Datenverarbeitungsservice" der BQS, als Auftragsdienstleistung vorgenommen.

3.1.2.2 Institutionen auf Landesebene

Die Umsetzung der Qualitätssicherungsverfahren auf der Landesebene obliegt den Vertragspartnern nach § 112 SGB V, den Landesverbänden der Krankenkassen und den Landeskrankenhausgesellschaften. Sie schließen einen Vertrag zur Durchführung der Qualitätssicherungsmaßnahme gemäß § 137 SGB V in Verbindung mit § 112 SGB V. Dies gilt zur Zeit nur für die Qualitätssicherung im Bereich von Fallpauschalen und Sonderentgelten. In diesen Verträgen werden die Vorgaben der Bundesebene zur Qualitätssicherung bei Fallpauschalen und Sonderentgelten umgesetzt; die Landesebene hat jedoch die Möglichkeit, darüber hinaus weitere Maßnahmen zu vereinbaren. Die Struktur des Verfahrens auf der Landesebene entspricht weitgehend der auf der Bundesebene.

Für die Qualitätssicherung Herz wie auch zukünftig für die Qualitätssicherung in der Transplantationsmedizin ist die Bundesebene auf Basis der dort vorgehaltenen Strukturen allein verantwortlich.

14. Folgelieferung 12/01

I. Lenkungsgremium auf Landesebene:

Das Lenkungsgremium, zum Teil auch Kuratorium genannt, wird von den Vertragspartnern auf Landesebene, den Landesverbänden der Krankenkassen und der Landeskrankenhausgesellschaft, gebildet. Die Entwicklung zeigt, dass die Landesärztekammern wie auch die Landesorganisationen der Krankenpflegeberufe an den Lenkungsgremien beteiligt werden. Ähnlich wie das Bundeskuratorium Qualitätssicherung ist das Lenkungsgremium für alle grundsätzlichen Entscheidungen auf der Landesebene zuständig: es beschließt, welche Auswertungen auf der Landesebene durchgeführt werden, welche Daten über die von der Bundesebene geforderten Daten hinaus dokumentiert werden sollen und ggf. über weitere Maßnahmen.

Es ist eine Verpflichtung des Lenkungsgremiums, Maßnahmen im Sinne des Kuratoriumsvertrages der Bundesebene zu beschließen. Sofern die Auswertungsergebnisse eines Krankenhauses in irgendeiner Weise auffällig sind, veranlasst das Lenkungsgremium, dass die geeigneten Maßnahmen durch die entsprechende Arbeitsgruppe (siehe unten) ergriffen werden.

„Zur Unterstützung der Bemühungen der Krankenhäuser um eine kontinuierliche Qualitätssicherung und -verbesserung sollen die Institutionen auf Landesebene geeignete Rückkopplungs- und Beratungsinstrumente entwickeln, insbesondere für Auffälligkeiten und Besonderheiten.

Hierzu kommen insbesondere in Frage:

- Information des Krankenhauses und Gelegenheit zur Stellungnahme,
- Beratung des Krankenhauses,
- Besprechung mit den im Krankenhaus Verantwortlichen,
- Begehung/Besichtigung mit der Gelegenheit, sich von der Vollständigkeit der Dokumentation zu überzeugen,
- Abstimmung von Maßnahmen zur Qualitätsverbesserung,
- Rückkopplung der Ergebnisse der Maßnahmen zur Qualitätsverbesserung.

Auf Antrag eines Vertragspartners auf Landesebene soll im Einverständnis mit dem Krankenhaus eine Begehung/Besichtigung vor Ort, auch ohne Vorliegen von Auffälligkeiten, erfolgen können. Die Begehung erfolgt durch eine auf Landesebene gebildete Arbeitsgruppe. Dies soll terminlich mit dem Krankenhaus vorher abgestimmt werden.

Die Arbeitsgruppe soll für das Lenkungsgremium einen Bericht über das Ergebnis der Maßnahmen erstellen und ggf. Empfehlungen zu den als notwendig angesehenen weiteren Konsequenzen aussprechen. Das Krankenhaus soll eine Durchschrift des Berichts mit der Gelegenheit zur Stellungnahme erhalten."[1]

[1] § 4 der Vereinbarung nach § 137 SGB V über Maßnahmen der Qualitätssicherung bei Fallpauschalen und Sonderentgelten für nach § 108 SGB V zugelassene Krankenhäuser bzw. der Vereinbarung nach § 137 SGB V über Maßnahmen der Qualitätssicherung Herz für nach § 108 SGB V zugelassene Krankenhäuser

14. Folgelieferung 12/01

II. Arbeitsgruppen auf Landesebene:

Die Arbeitsgruppen auf Landesebene werden ebenso wie die Fachgruppen auf Bundesebene mit qualifizierten Ärzten bzw. Pflegekräften besetzt, die von den zuständigen Vertragspartnern auf Landesebene benannt werden. Diese Arbeitsgruppen prüfen und beurteilen die Auswertungen auf der Landesebene und erstatten dem Lenkungsgremium darüber Bericht. Sollte ein Krankenhaus auffällige Ergebnisse aufweisen, kann das Lenkungsgremium, wie bereits oben beschrieben, die Arbeitsgruppen beauftragen, sich vor Ort von den Gründen der Auffälligkeit ein Bild zu machen und ggf. Hinweise und Anregungen für die Verbesserung der Qualität zu liefern.

Die jeweiligen Arbeitsgruppen erstellen für das Lenkungsgremium einen Bericht über das Ergebnis der Maßnahmen und sprechen ggf. Empfehlungen zu den als notwendig angesehenen weiteren Konsequenzen aus.

III. Projektgeschäftsstelle auf Landesebene:

Entsprechend der BQS auf der Bundesebene ist mit den administrativen und organisatorischen Aufgaben im Land eine Projektgeschäftsstelle beauftragt. Hier können sich die Krankenhäuser über alle mit der Qualitätssicherungsmaßnahme zusammenhängenden Fragen informieren. Die Adressen der Projektgeschäftsstellen auf Bundes- und Landesebene sind in Anhang 4-4 beigefügt.

Es obliegt den Vertragspartnern auf Landesebene, unter wirtschaftlichen Gesichtpunkten zu entscheiden, ob die Auswertungen der landesspezifischen Qualitätssicherungsdaten in der Projektgeschäftsstelle durchgeführt werden oder aus Kostengründen bei der Quant GmbH, Hamburg, auswertet werden.

14. Folgelieferung 12/01

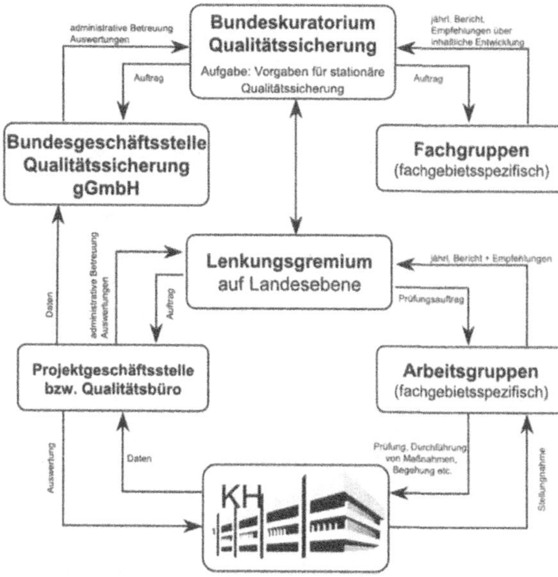

Abbildung 3.1.1: Verfahrensstruktur am Beispiel der Qualitätssicherung bei Fallpauschalen und Sonderentgelten

14. Folgelieferung 12/01

An dieser Stelle bleibt festzuhalten, dass die Landes- und die Bundesebene im Bereich der Qualitätssicherung bei Fallpauschalen und Sonderentgelten Kooperationspartner bei der Sicherung und Weiterentwicklung der Qualität von Krankenhausleistungen sind. Die Umsetzung der vorgenannten Qualitätssicherungsmaßnahme setzt eine enge Zusammenarbeit aller mit der Qualitätssicherung auf der Bundes- und der Landesebene Befassten voraus. In diesem Sinne strebt die Bundesebene mit der Landesebene einen wechselseitigen Rückkopplungsmechanismus über die Umsetzung der Qualitätssicherungsmaßnahmen an. Hierfür sollen für jedes Bundesland die oben dargestellten Strukturen unter Nutzung vorhandener Institutionen vorgehalten werden. Hierbei können auch länderübergreifende Strukturen gebildet werden.

Zusammenfassend kommen der Länderebene hierbei insbesondere folgende Aufgaben zu:

- Schaffung und Aufrechterhaltung einer Informations- und Beratungsplattform für die an den Qualitätssicherungsmaßnahmen beteiligten Krankenhäuser und sonstigen Institutionen.
- Definition von landesspezifischen Qualitätszielen.

- Annahme der Datensätze aus den Krankenhäusern und Weiterleitung der von der Bundesebene zu Zwecken der Qualitätssicherung vorgegebenen Datensätze an die auf der Bundesebene dafür benannte Stelle.
- Durchführung eigener Auswertungen, wobei die Landesebene diesbezüglich die Bundesebene gesondert beauftragen kann. Zur Vermeidung von Doppelauswertungen sollte grundsätzlich eine Abstimmung zwischen Bundes- und Landesebene erfolgen.
- Analyse der Ergebnisse statistischer Auswertungen und deren Bewertung.
- Herausarbeitung qualitätsrelevanter Probleme und Fragestellungen.
- Beobachtung und Analyse der Entwicklung der Auswertungsergebnisse z. B. auch im Hinblick auf gegebenenfalls vereinbarte Ziele.
- Kontaktaufnahme mit auffälligen Krankenhäusern und Einleitung von vereinbarten Maßnahmen.
- Rückkopplung der Bundesauswertung und der Ergebnisse der Qualitätsarbeit an alle Beteiligten, insbesondere an die Krankenhäuser im Bundesland.
- Meldung systembezogener konkreter Veränderungswünsche an das Bundeskuratorium auf Bundesebene.

14. Folgelieferung 12/01

3.1.3 Organisation des Qualitätssicherungsverfahrens

Für die Krankenhäuser bietet das Qualitätssicherungsverfahren die Möglichkeit, sich auf der Basis valider Daten über die eigene Leistung – insbesondere im Vergleich mit anderen Krankenhäusern – zu informieren und so gezielt Schwächen und Stärken zu erkennen.

3.1.3.1 Integration des Qualitätssicherungsverfahrens in die Krankenhausabläufe

Das Krankenhaus sollte zum einen die interne Datenerfassung organisieren und Schnittstellen zu den internen Qualitätssicherungsmaßnahmen definieren. Dazu sind im Krankenhaus die Verantwortlichkeiten festzulegen, z.B. wer in welcher Form die Daten dokumentiert und computergestützt erfasst, wer für die Richtigkeit der Daten zeichnet. Die Projektgeschäftsstelle auf Landesebene steht für solche Fragen beratend zur Verfügung. So können die Daten reibungslos geliefert werden und der Rücklauf der Ergebnisse zeitnah in Qualitätszirkeln oder in Besprechungen mit allen an der Versorgung Beteiligten einfließen und fruchtbare Diskussionen auslösen.

Datenerfassung

Da die Gesamtheit aller für die Qualitätssicherung ausgewählten Leistungen erfasst werden muss, empfiehlt es sich für die Krankenhäuser, die Dokumentation möglichst reibungslos in die Ablauforganisation einzufügen. Ein großer Teil der zu erfassenden Daten fällt im Rahmen der gängigen Krankenhausdokumentation ohnehin an, etwa für Abrechnungszwecke (§ 301 SGB V) oder als Bestandteil der Patientenakte. Die Qualitätssicherungsdaten werden in papierloser Form übermittelt - entweder auf Diskette oder per Datenfernübertragung - und müssen daher im Krankenhaus in die EDV eingegeben werden. Dies kann mit jeder Software geschehen, die den definierten Anforderungen der BQS entspricht. Dazu gibt die BQS ein Pflichtenheft heraus, in dem die Anforderungen genau beschrieben sind. Viele Hersteller von Krankenhaussoftware haben zwischenzeitlich auf der Grundlage dieses Pflichtenheftes eigene Softwarelösungen programmiert und bieten diese den Krankenhäusern an. Darüber hinaus steht, wie bereits erwähnt, noch bis zum 31.12.2002 die von Seiten der BQS gepflegte Software „SQS-DOC“ zur Verfügung.

Datenfluss

Für den Bereich der Qualitätssicherung bei Fallpauschalen und Sonderentgelten fließen die patientenanonymisierten Daten vom Krankenhaus in der Regel zunächst an die Projektgeschäftsstelle auf Landesebene oder eine andere für das Bundesland benannte Auswertungsstelle. Von dort werden die Daten an die Bundesebene weitergeleitet. Ausgewertet werden die Daten somit auf Landes- und Bundesebene, wobei die Auswertungen auf Bundesebene keine Identifikation einzelner Krankenhäuser zulassen.

Das Krankenhaus erhält von der Auswertungsstelle auf Landesebene die Auswertung der eigenen Daten und verschiedene Vergleichswerte zurück.

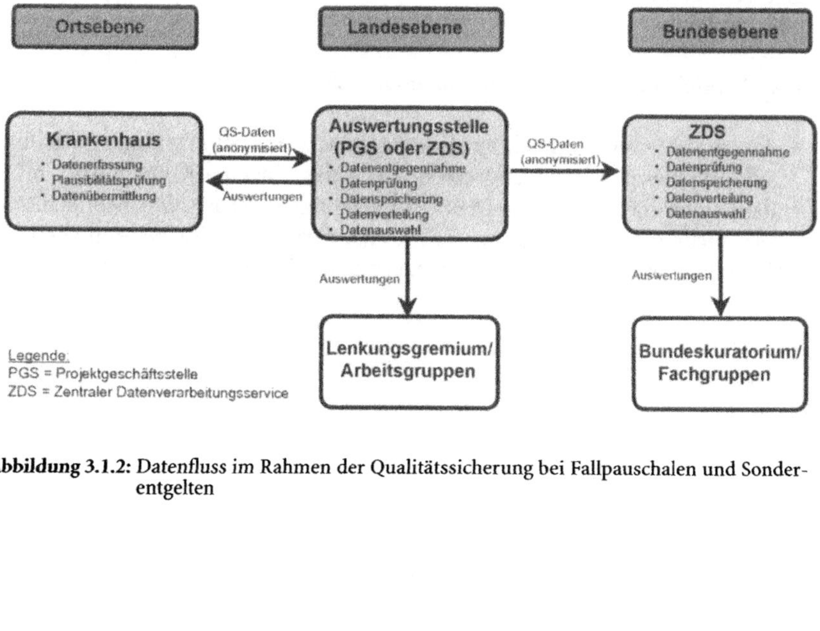

Abbildung 3.1.2: Datenfluss im Rahmen der Qualitätssicherung bei Fallpauschalen und Sonderentgelten

3.1.3.2 Auswertungen

Die Vielzahl der erfassten Einzelpositionen, des flächendeckenden Verfahrens mit einheitlichen Dokumentationsinstrumenten sowie die Zusammenführung der Daten auf Landes- und Bundesebene eröffnen die Möglichkeit, Krankenhäusern detaillierte Statistiken über das Leistungsgeschehen im Bereich der einbezogenen Leistungen zu liefern. Das Auswertungskonzept sieht mehrere Auswertungsebenen und Auswertungstypen vor.

Als Auswertungsebenen werden die Ebenen Bund, Land (nur bei der Qualitätssicherung bei Fallpauschalen und Sonderentgelten), Krankenhaus und Krankenhaus-Abteilung angeboten, die in jährlichen oder halbjährlichen Intervallen erstellt werden. Die Grundlage für die meisten Auswertungen, die den Krankenhäusern routinemäßig geliefert werden, sind die Daten bzw. Vergleichswerte aller Krankenhäuser bzw. Krankenhaus-Abteilungen des Bundeslandes.

Die Krankenhäuser erhalten mit den Auswertungen einen Überblick über das Leistungsgeschehen im eigenen Haus, Hinweise auf möglicherweise bestehende Qualitätsdefizite, aber auch die Möglichkeit, sich leistungsbezogen mit anderen Krankenhäusern zu vergleichen.

In Einzelfällen kann eine Auswertung auf Abteilungsebene sinnvoll sein, beispielsweise wenn mehrere Abteilungen eines Krankenhauses die gleiche Leistung erbringen. Diese Auswertungen gehören jedoch nicht zum Standardangebot. Sie müssen vom Krankenhaus bei der Projektgeschäftsstelle auf Landesebene angefordert werden.

Bundesauswertungen, in die die Daten aller Krankenhäuser bzw. Krankenhausabteilungen in Deutschland einbezogen werden, werden in zwei Versionen erstellt werden:

1. als Vergleich der Länder untereinander und

2. als bundesweiter Vergleich der Krankenhäuser bzw. Krankenhaus-Abteilungen. Auf dieser Auswertungsebene kann das einzelne Krankenhaus nicht mehr identifiziert werden. Diese Auswertungen werden den Krankenhäusern nicht routinemäßig zugeschickt, sondern sollen im Wesentlichen als Grundlage für die Planung und Steuerung der Versorgung dienen.

14. Folgelieferung 12/01

Auswertungstypen

1. Basisauswertung

Die einfachste Stufe der derzeit gelieferten Statistiken sind Basisauswertungen. Darunter wird die deskriptive Datenauswertung relativer und absoluter Häufigkeiten der gesammelten Daten verstanden (vgl. Abb. 3.1.3 und Abb. 3.1.4). Neben den aktuellen Daten der Auswertungsperiode sind in einer Zeitreihe auch die Werte der vergangenen Auswertungsperiode ablesbar. Die Krankenhäuser erhalten mit dieser Auswertung zunächst eine Orientierung über das Leistungsgeschehen ihres Hauses. Auch lassen sich bereits aus diesen Daten für das Krankenhaus erste Rückschlüsse auf die Qualität der Leistung ziehen.

Alle Auswertungen werden für verschiedene sogenannte Module erstellt. Darunter versteht man, das in den Auswertungen nicht immer (wie z. B. bei Modul Nr. 7/1 = Auswertung der Fallpauschale 07.01) einzelne Leistungen des Krankenhauses ausgewertet werden, sondern auch Gruppen von Leistungen (z. B. Modul 12/3 = Auswertung der Fallpauschalen 12.07, 12.08, 12.09 und der Sonderentgelte 12.20, 12.21, 12.22).

14. Folgelieferung 12/01

CSFS Datenpool
Musterauswertung 2000
Alle Abteilungen

Gesamt-Modul 12/3e - 2000
Hernien (Patienten ab 7 Jahre)
Basisdaten

Basisdaten

	Abteilung 2000		Gesamt 2000		**Abteilung 1999**	
	Anzahl	%	Anzahl	%	**Anzahl**	**%**
Anzahl importierter Datensätze						
1. Quartal 2000	0	0	0	0	**0**	**0**
2. Quartal 2000	0	0	0	0	**0**	**0**
3. Quartal 2000	0	0	0	0	**0**	**0**
4. Quartal 2000	0	0	0	0	**0**	**0**
Gesamt	0	0	0	0	**0**	**0**

Hernien

	Abteilung 2000		Gesamt 2000		**Abteilung 1999**	
	Anzahl	%	Anzahl	%	**Anzahl**	**%**
Fallpauschalen-Nummer						
F12.07 Hernien (femoral, inguinal) einseitig; umbilikal: Operation eines Leisten-, Schenkel- oder Nabelbruches, einseitig	0	0	0	0	**0**	**0**
F12.08 Rezidiv-Hernien, einseitig: Operation eines Leisten-, Schenkel- oder Nabelbruches, als Rezidivoperation, einseitig	0	0	0	0	**0**	**0**
F12.09 Hernien, inkarzeriert, einseitig: Operation einer inkarzerierten Hernie, ohne Darmresektion, einseitig	0	0	0	0	**0**	**0**
Sonderentgelt-Nummer						
S12.20 Operation eines Leisten-, Schenkel- oder Nabelbruches, einseitig	0	0	0	0	**0**	**0**
S12.21 Operation eines Leisten-, Schenkel- oder Nabelbruches, als Rezidivoperation, einseitig	0	0	0	0	**0**	**0**
S12.22 Operation einer inkarzerierten Hernie, ohne Darmresektion, einseitig	0	0	0	0	**0**	**0**

Verteilung der Fallpauschalen und Sonderentgelte

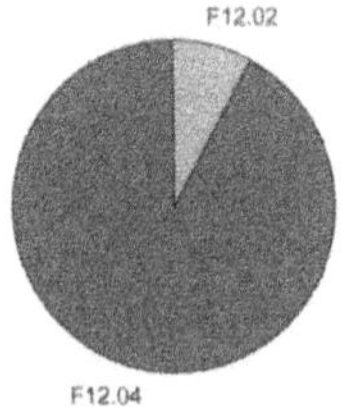

Abbildung 3.1.3: Basisauswertung im Bereich der Qualitätssicherung bei Fallpauschalen und Sonderentgelten; Auszug aus dem Teil „Basisdaten"[2]

[2] Der Abdruck erfolgte mit freundlicher Genehmigung der Bundesgeschäftsstelle Qualitätssicherung gGmbH, Düsseldorf.

QSFS Datenpool
Musterauswertung 2000
Alle Abteilungen

Gesamt Modul 12/3e 2000
Herren (Patienten ab 7 Jahre)
Basisdaten

Verlauf

	Abteilung 2000		Gesamt 2000		Abteilung 1999	
	Anzahl	%	Anzahl	%	Anzahl	%
Eingriffsspezifische behandlungsbedürftige Komplikationen						
Anzahl der Pat. mit mindestens einer Komplikation	0	0	0	0	0	0
Verletzung der Harnblase	0	0	0	0	0	0
Darmverletzung	0	0	0	0	0	0
Verletzung der Vasa femoralia	0	0	0	0	0	0
Patienten männlich						
Anzahl	0	0	0	0	0	0
davon						
Verletzung des Ductus deferens	0	0	0	0	0	0
Skrotalschwellung	0	0	0	0	0	0
Hodenschwellung	0	0	0	0	0	0
Hodenhochstand	0	0	0	0	0	0
Allgemeine behandlungsbedürftige postoperative Komplikationen						
Anzahl der Fälle mit mind. einer Komplikation	0	0	0	0	0	0
Pneumonie	0	0	0	0	0	0
kardiovaskuläre Komplikationen	0	0	0	0	0	0
tiefe Bein-/ Beckenvenenthrombose	0	0	0	0	0	0
Lungenembolie	0	0	0	0	0	0
Harnwegsinfekt	0	0	0	0	0	0
Wundinfektion/ Abszessbildung	0	0	0	0	0	0
Wundhämatom/ Nachblutung	0	0	0	0	0	0
Dekubitus	0	0	0	0	0	0
Sonstige	0	0	0	0	0	0
Reintervention während des stationären Aufenthaltes						
Anzahl der Patienten	0	0	0	0	0	0
offen-chirurgisch	0	0	0	0	0	0
laparoskopisch	0	0	0	0	0	0
interventionell	0	0	0	0	0	0
Abstand zwischen Erstoperation und Reintervention						
Median	0	0	0	0	0	0
Minimum - Durchschnitt - Maximum	0	0	0	0	0	0

Abbildung 3.1.4: Basisauswertung im Bereich der Qualitätssicherung bei Fallpauschalen und Sonderentgelten; Auszug aus dem Teil „Verlauf"[3]

2. Qualitätsrelevante Zusammenhänge

Der zweite Auswertungstyp ist bislang das eigentliche Kernstück der Qualitätssicherungsmaßnahme. Hier werden die Daten des Krankenhauses auf qualitätsrelevante Zusammenhänge überprüft. Qualitätsrelevante Zusammenhänge sind solche Sachverhalte, die je nach Ausprägung und Eigenschaft die Qualität einer Leistung beeinflussen. In einer voranstehenden Übersicht der einzelnen qualitätsrelevanten Zusammenhänge ist zunächst die Einstufung der Zielerreichung für die einzelnen Qualitätsmerkmale zusammengefasst (vgl. Abb. 3.1.5).

[3] Der Abdruck erfolgte mit freundlicher Genehmigung der Bundesgeschäftsstelle Qualitätssicherung gGmbH, Düsseldorf.

QSFS Musterland
Musterauswertung 2000
Musterkrankenhaus, Musterstadt

IK 000000000 - Modul 12/3 - 2000
Hernienoperation
Inhalt

Qualitätsmerkmale: Übersicht

Abteilung Anzahl:	Anzahl Merkmalträger / Anzahl Grundgesamtheit der Abteilung
Abteilung %:	Anteil Merkmalträger an der Grundgesamtheit in %
Vertrauensbereich:	95% Vertrauensbereich für Anteile nach DIN ISO 55303
Gesamt %	Anteil Merkmalträger an der Grundgesamtheit in %; alle Pat. der Gesamtauswertung

Qualitätsmerkmale	S.	Abteilg. Anzahl	Abteilg. %	Vertrauensbereich	Gesamt %	Vertrauensbereich
Bruchgeschwulst sichtbar / tastbar	1	0 / 0	0%	0 - 0%	0%	0 - 0%
Inkarz. Hernien u. präop. Verweildauer	2	0 / 0	0%	0 - 0%	0%	0 - 0%
Präoperative Verweildauer > 1 Tag	3	0 / 0	0%	0 - 0%	0%	0 - 0%
Bruchsackabtragung bei Kindern	4	0 / 0	0%	0 - 0%	0%	0 - 0%
Reinterventionsrate	5	0 / 0	0%	0 - 0%	0%	0 - 0%
Eingriffsspez. Komplikationen	6	0 / 0	0%	0 - 0%	0%	0 - 0%
Allg. behandl. postop. Komplikationen	7	0 / 0	0%	0 - 0%	0%	0 - 0%
Thromboembolische Komplikationen	8	0 / 0	0%	0 - 0%	0%	0 - 0%
Wundhämatome/Wundinfektionen	9	0 / 0	0%	0 - 0%	0%	0 - 0%
Letalität	10	0 / 0	0%	0 - 0%	0%	0 - 0%
Operation mit Facharztstatus	11	0 / 0	0%	0 - 0%	0%	0 - 0%

Abbildung 3.1.5: Qualitätsmerkmale im Bereich der Qualitätssicherung bei Fallpauschalen und Sonderentgelten: Übersicht, Modul 12/3 Hernien[4]

Die Auswertungen der einzelnen Qualitätsmerkmale sind so aufgebaut, dass zunächst der qualitätsrelevante Zusammenhang bzw. das angestrebte Qualitätsziel in einem kurzen Text formuliert wird. Dann werden die Daten des Krankenhauses einem Referenzbereich gegenübergestellt, der sich in der Regel aus den Daten der Vergleichskrankenhäuser des Bundeslandes ergibt. In Tabellen, Grafiken oder Schaubildern kann das Krankenhaus seine Position im Vergleich zu den anderen Häusern, die selbstverständlich anonymisiert sind, erkennen. Diese Auswertungen liefern Hinweise auf Qualitätsdefizite des Krankenhauses, denen die Verantwortlichen nachgehen können. Als Beispiele sind zur Veranschaulichung des Auswertungsaufbaus in den Abbildungen 3.1.6 und 3.1.7 die Qualitätsmerkmale „Indikation Hernie" und „Allgemeine postoperative Komplikationen" (mit fingierten Werten) angeführt.

[4] Der Abdruck erfolgte mit freundlicher Genehmigung der Bundesgeschäftsstelle Qualitätssicherung gGmbH, Düsseldorf.

QSFS Musterland	IK 000000000 - Modul 12/3 - 2000
Musterauswertung 2000	Hernienoperation
Musterkrankenhaus, Musterstadt	Qualitätsmerkmale

Qualitätsmerkmal: Indikation

Qualitätsziel: Richtige Indikationsstellung

Grundgesamtheit: Alle Behandlungsfälle

	Abteilung		Gesamt	
	Anzahl	%	Anzahl	%
Bruchgeschwulst sichtbar oder tastbar (nicht fehlend)	0 / 0	0%	0 / 0	0%
Vertrauensbereich		0 - 0%		0 - 0%
Referenzbereich		> x%		> x %
Bruchgeschwulst fehlt bei Pat. > 14 Jahre (nicht sichtbar oder tastbar)	0 / 0	0%	0 / 0	0%

Verteilung der Abteilungsergebnisse [Diagr. 1]:
Bruchgeschwulst sichtbar oder tastbar bei allen Patienten
Abteilungswerte: Minimum - Maximum : 91,6 - 100
Abteilungswerte: Median - Mittelwert : 99 - 98

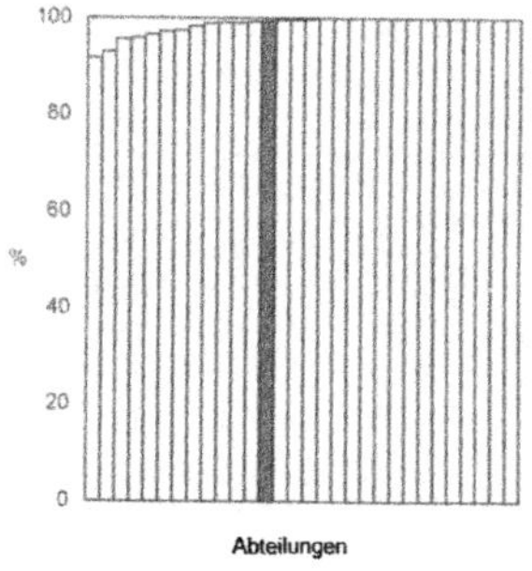

20 Abteilungen haben mehr als 20 Fälle in dieser Grundgesamtheit.
Die ausgewertete Abteilung ist farblich hervorgehoben

Ergebnis: -/-

Abbildung 3.1.6: Beispielauswertung Qualitätsmerkmal im Bereich der Qualitätssicherung bei Fallpauschalen und Sonderentgelten: Indikation Hernie[5]

[5] Der Abdruck erfolgte mit freundlicher Genehmigung der Bundesgeschäftsstelle Qualitätssicherung gGmbH, Düsseldorf.

14. Folgelieferung 12/01

QSFS Musterland
Musterauswertung 2000
Musterkrankenhaus, Musterstadt

IK 000000000 - Modul 12/3 - 2000
Hernienoperation
Qualitätsmerkmale

Qualitätsmerkmal: Allgemeine postoperative Komplikationen

Qualitätsziel: Selten allgemeine, behandlungsbedürtige postop. Komplikationen

Grundgesamtheit: Alle Behandlungsfälle ohne FP 12.09 und SE 12.22

	Abteilung		Gesamt	
	Anzahl	%	Anzahl	%
Fälle mit mind. 1 behandlungsbed. postop. Komplikation	0 / 0	0%	0 / 0	0%
Vertrauensbereich		0 - 0%		0 - 0%
Referenzbereich		< x %		< x %
Pneumonie	0 / 0	0%	0 / 0	0%
kardiovaskuläre Komplikationen	0 / 0	0%	0 / 0	0%
Tiefe Bein-/Beckenvenenthrombose	0 / 0	0%	0 / 0	0%
Lungenembolie	0 / 0	0%	0 / 0	0%
Harnwegsinfekt	0 / 0	0%	0 / 0	0%
Wundinfektion/Abszeßbildung	0 / 0	0%	0 / 0	0%
Hämatom / Blutung	0 / 0	0%	0 / 0	0%
Dekubitus	0 / 0	0%	0 / 0	0%
sonstige Komplikationen	0 / 0	0%	0 / 0	0%

Summendifferenzen können entstehen, wenn das Auftreten einer Komplikation angegeben wurde, ohne diese näher zu bezeichnen

Verteilung der Abteilungsergebnisse [Diagr. 7]:
Allgemeine behandlungsbedürtige postop. Komplikationen
Abteilungswerte: Minimum - Maximum : 0,2 - 12,8
Abteilungswerte: Median - Mittelwert : 1.6 - 3

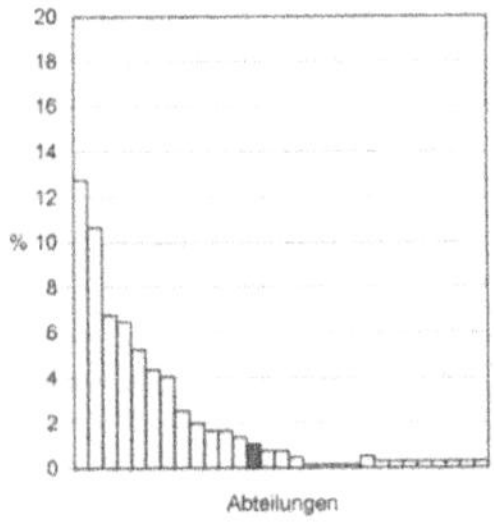

20 Abteilungen haben mehr als 20 Fälle in dieser Grundgesamtheit.
Die ausgewertete Abteilung ist farblich hervorgehoben.

Ergebnis: -/-

Abbildung 3.1.7: Beispielauswertung Qualitätsmerkmal im Bereich der Qualitätssicherung bei Fallpauschalen und Sonderentgelten: Allgemeine postoperative Komplikationen[6]

[6] Der Abdruck erfolgte mit freundlicher Genehmigung der Bundesgeschäftsstelle Qualitätssicherung gGmbH, Düsseldorf.

Eine externe Bewertung der Krankenhausleistungen allein auf der Basis dieser Auswertungen ist nicht vorgesehen. Sofern die Daten eines Krankenhauses Anhaltspunkte auf ein schwerwiegendes Qualitätsdefizit liefern, wird die auf Landesebene eingerichtete fachgebietsspezifische Arbeitsgruppe gemeinsam mit dem Krankenhaus die Ursachen dafür suchen (z.B. Fehler bei der Datenerfassung oder Übermittlung, Besonderheiten der Patientenstruktur) und das Krankenhaus gegebenenfalls bei der Analyse des Qualitätsdefizits beraten. Falls nötig, wird eine Beratergruppe vor Ort gemeinsam mit den Verantwortlichen über Verbesserungsmöglichkeiten sprechen.

3. Qualitätsindikatoren

Der dritte Auswertungstyp, der bislang noch nicht abschließend umgesetzt wurde, ist die Auswertung von Qualitätsindikatoren. Im Gegensatz zu den Auswertungen qualitätsrelevanter Zusammenhänge, die nur einen Hinweis auf das Qualitätsniveau einer Leistung geben können, soll die Auswertung von Qualitätsindikatoren bereits ohne das Hinzuziehen weiterer Informationen eine Beurteilung des Qualitätsniveaus der Leistung erlauben. Dazu müssen alle den Indikator beeinflussenden Faktoren in der Auswertung berücksichtigt und hinsichtlich ihrer Evidenz und Aussagekraft validiert sein. Dieser Auswertungstyp stellt somit eine Weiterentwicklung der qualitätsrelevanten Zusammenhänge dar. Es ist davon auszugehen, dass die Entwicklung derart aussagekräftiger Auswertungen noch einige Zeit in Anspruch nehmen wird.

14. Folgelieferung 12/01

3.1.3.3 Bewertung der Auswertungen

Ob etwa die Qualitätssicherungsmaßnahme bei Fallpauschalen und Sonderentgelten zur Verbesserung der Versorgung beiträgt, wird in erster Linie vom Umgang der Krankenhäuser mit den Qualitätssicherungsdaten abhängen. Die Krankenhäuser sollten die Chance nutzen, Schwachstellen in der Versorgung zu analysieren und sich im Vergleich zu anderen Krankenhäusern zu positionieren, da die Qualität angesichts pauschalierter Entgelte mehr und mehr zum Wettbewerbsfaktor werden wird. Die Auswertungen liefern sicherlich Anhaltspunkte für eine kritische Auseinandersetzung mit der eigenen Leistung. Diese Auseinandersetzung sollte von den Verantwortlichen im Krankenhaus möglichst unter Einbindung aller beteiligten Berufsgruppen stattfinden.

Die Auswertungen werden darüber hinaus von den auf der Landesebene eingerichteten fachgebietsspezifischen Arbeitsgruppen gelesen und beurteilt. Stellt die Arbeitsgruppe Auffälligkeiten in den Auswertungen fest, die auf ein Qualitätsdefizit hinweisen könnten, fordert sie das Krankenhaus zur Klärung der

Ursachen zur Stellungnahme auf. Es ist zu erwarten, dass vor allem in der Einführungsphase des Verfahrens häufig Fehler bei der Erfassung, Eingabe oder Übermittlung der Daten auftreten werden, so dass sich die Ursache für die Auffälligkeit bei der Überprüfung dieser Dinge mit der Projektgeschäftsstelle auf Landesebene klären wird. Falls diese Überprüfung den Hinweis auf ein Qualitätsdefizit bestätigt, wird die Arbeitsgruppe dem Krankenhaus eine Hilfestellung bei der Analyse und Beseitigung des Qualitätsdefizits anbieten. Die Krankenhäuser erhalten hier die Möglichkeit, mit medizinischen Experten die Defizite zu analysieren und Wege zu einer Qualitätsverbesserung zu entwickeln.

3.1.3.4 Finanzierung einbezogener Leistungen

Seit dem 01.01.2001 betreut die BQS
a) die Qualitätssicherung bei Fallpauschalen und Sonderentgelten,
b) die Qualitätssicherung Herz (Herzchirurgie und Pädiatrische Kardiologie) und
c) das Herzschrittmacherregister

In Zukunft (voraussichtlich ab dem 01.01.2002) wird auch die Qualitätssicherung in der Transplantationsmedizin zu dem Aufgabenbereich der BQS zählen.

Die Vertragspartner und -beteiligten haben für die bundesweite Einführung der Qualitätssicherung bei Fallpauschalen und Sonderentgelten ein gestuftes Verfahren beschlossen (Spezialvereinbarung siehe Anhang 4-2). Ab dem 01.01.2001 wurden demnach folgende Leistungen verpflichtend eingeführt:

14. Folgelieferung 12/01

Modul	Kurzbezeichnung	Fachgruppe
12/1	Cholezystektomie	Chirurgie
12/2	Appendektomie	Chirurgie
16/1*	Geburtshilfe	Gynäkologie
17/1	Schenkelhalsfraktur/pertrochantäre Fraktur	Chirurgie
17/2	TEP bei Coxarthrose	Orthopädie
17/3	Hüft-TEP-Wechsel	Orthopädie
20/2	PTCA	Kardiologie
21/3	Koronarangiographie ggf. mit PTCA	Kardiologie

* =Totalerhebung gemäß Empfehlung der Fachgruppe Gynäkologie und Geburtshilfe

Ab dem 01.01.2002 werden in einer zweiten Stufe folgende Leistungen verpflichtend:

Modul	Kurzbezeichnung	Fachgruppe
01/1	Dekompression bei Carpaltunnelsyndrom	Neurochirurgie
01/2	Dekompression bei Ulnarisrinnensyndrom	Neurochirurgie
03/1	Kataraktoperation	Augenheilkunde
05/1	Nasenscheidewandkorrektur	HNO-Heilkunde
07/1	Tonsillektomie	HNO-Heilkunde
09/1	Schrittmacher-Implantation/-Reimplantation	Kardiologie
09/2	Schrittmacher-Aggregatwechsel	Kardiologie
10/1	Venenexhairese	Chirurgie
10/2	Carotis-Rekonstruktion	Chirurgie
12/3	Hernienoperation	Chirurgie
14/1	Prostataresektion	Urologie
15/1*	Gynäkologische Operationen	Gynäkologie
17/4	Umstellungsosteotomie	Orthopädie
17/5	Kniegelenkstotalendoprothese	Orthopädie
17/6	Kniegelenks-Schlittenprothese	Orthopädie
17/7	Knie-TEP-Wechsel	Orthopädie
20/1	PTA Radiologie	

* = Totalerhebung gemäß Empfehlung der Fachgruppe Gynäkologie und Geburtshilfe (freiwillige Anwendung im Jahr 2001)

Für die zuvor genannten Leistungen ergeben sich auf der Grundlage der Finanzierungsvereinbarung (Anlage des Kuratoriumsvertrages) gem. § 11 Abs. 4 BPflV derzeit folgende Zuschläge:

Qualitätssicherungsmaßnahme	**Jahr**	**Interner Zuschlagsanteil in DM**	**Interner Zuschlagsanteil in Euro**
Fallpauschalen und Sonderentgelte	2001	8,00	(4,09)
	2002	(6,06)	3,10
	2003	(6,06)	3,10

In Ausführung des § 137 Abs. 1 Satz 3 Nr. 4 haben die Vertragspartner ferner folgende Abschlagsregelungen eingeführt:

Qualitätssicherungsmaßnahme	**Jahr**	**Abschlagshöhe**	**Abschlagshöhe absolut in DM**	**Abschlagshöhe absolut in Euro**
Fallpauschalen und Sonderentgelte	2001	kein Abschlag	0	**0**
	2002	20-fach	(121,26)	**62,00**
	2003	50-fach	(303,15)	**155,00**

Die gleichfalls von der BQS zum 01.01.2001 übernommenen Qualitätssicherungsmaßnahmen in der Herzchirurgie sowie der Pädiatrischen Kardiologie, überführt von der Ärztekammer Nordrhein, umfasst nahezu alle herzchirurgischen Leistungen und alle Leistungen der Pädiatrischen Kardiologie (Spezialvereinbarung siehe Anhang 4-3).

Für diesen Bereich sind die Zu- und Abschläge wie folgt geregelt:

Qualitätssicherungsmaßnahme	**Jahr**	**Interner Zuschlagsanteil in DM**	**Interner Zuschlagsanteil in Euro**
Herzchirurgie und Pädiatrische Kardiologie	2001	je 23,00	(11,76)
	2002	(je 17,99)	9,20
	2003	(je 15,06)	7,70

Qualitätssicherungsmaßnahme	**Jahr**	**Abschlagshöhe**	**Abschlagshöhe absolut in DM**	**Abschlagshöhe absolut in Euro**
Herzchirurgie	2001	50-fach	1150,00	(587,99)
	2002	100-fach	(1799,36)	920,00
	2003	120-fach	(1807,19)	924,00
Pädiatrische Kardiologie	2001	kein Abschlag	0	0
	2002	20-fach	(359,87)	184,00
	2003	50-fach	(752,99)	385,00

14. Folgelieferung 12/01

Finanzfluss

Die Zuschläge werden von den Krankenkassen direkt an das Krankenhaus gezahlt. Das Krankenhaus ist verpflichtet, einen bestimmten Teil des Zuschlags an die Projektgeschäftsstelle auf Landesebene bzw. bei Qualitätssicherung Herz direkt an die Bundesebene weiterzuleiten. Der dem Krankenhaus verbleibende Betrag soll den internen Dokumentationsaufwand vergüten. Der von Seiten des Krankenhauses an die Projektgeschäftsstelle auf Landesebene weitergeleitete Betrag beinhaltet neben dem eigenen Zuschlagsanteil auch einen Anteil für die BQS auf der Bundesebene. Der Finanzfluss stellt sich im Einzelnen wie folgt dar:

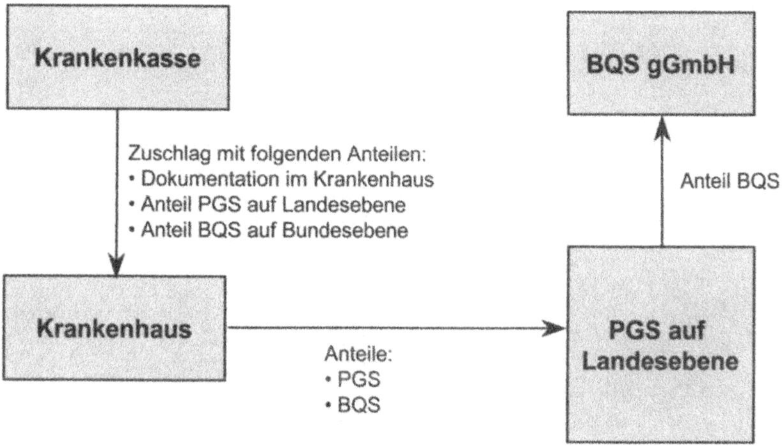

Abbildung 3.1.8: Finanzierungswege am Beispiel der Qualitätssicherung bei Fallpauschalen und Sonderentgelten

3.2 Das freiwillige Zertifizierungsverfahren der Kooperation für Transparenz und Qualität im Krankenhaus (KTQ®)

3.2.1 Hintergrund

Wurden im vorhergehenden Kapitel die gegenwärtigen verpflichtenden Maßnahmen zur externen Qualitätssicherung gemäß § 137 SGB V aufgezeigt, so gilt es in diesem Abschnitt, das krankenhausspezifische Zertifizierungsverfahren der „Kooperation für Transparenz und Qualität im Krankenhaus" (im Weiteren KTQ® genannt) vorzustellen. Auch wenn es sich bei diesem Zertifizierungsverfahren um einen freiwilligen Ansatz handelt, bietet dieser den deutschen Krankenhäusern erstmalig die Möglichkeit, ihre Leistungen, Leistungsfähigkeit sowie die Güte ihres Qualitätsmanagements nach außen transparent darzustellen.

Die KTQ® ist ein Zusammenschluss der Spitzenverbände der Krankenkassen, der Deutschen Krankenhausgesellschaft und der Bundesärztekammer in Kooperation mit dem Deutschen Pflegerat. Zielsetzung des durch das Bundesministerium für Gesundheit geförderten Projektes ist die Entwicklung eines spezifischen Zertifizierungsverfahrens für die deutschen Krankenhäuser unter wissenschaftlicher Begleitung durch das Institut für Medizinische Informationsverarbeitung (IMI), Tübingen. Vor dem Hintergrund, dass die Förderung des Projektes zum 31.12.2001 ausläuft, befindet sich das Zertifizierungsverfahren der KTQ® gegenwärtig in der Überführung in den Routinebetrieb. Von Seiten der KTQ®-Vertragspartner ist demnach vorgesehen, dass sich die deutschen Krankenhäuser ab 2002 dem spezifischen freiwilligen Zertifizierungsansatz stellen können. Im Nachfolgenden werden die wesentlichen Elemente des KTQ®-Verfahrens nach dem gegenwärtigen Stand der Entwicklung vorgestellt.

14. Folgelieferung 12/01

3.2.2 Pilotphase erfolgreich beendet

Von Juli 2000 bis Februar 2001 wurde das Zertifizierungsverfahren der KTQ® im Rahmen einer umfangreichen Pilotphase in insgesamt 25 deutschen Krankenhäusern gründlich erprobt. Basis war hierbei das KTQ®-Manual inkl. KTQ®-Katalog in der Version 3.0. Die Pilotphase diente einerseits der Untersuchung, inwieweit das geplante Zertifizierungsverfahren geeignet ist, die Qualität der Leistungserbringung eines Krankenhauses nach außen transparent darzustellen. Andererseits sollte das Verfahren an sich mit seinen Kernelementen der Selbstbewertung durch die Krankenhäuser und einer anschließenden Fremdbewertung durch die sogenannten Visitoren auf seine Tauglichkeit für eine Anwendung im deutschen Krankenhauswesen untersucht werden.

Die durchgängig positive Bewertung des KTQ®-Ansatzes seitens der Pilotkrankenhäuser sowie der Pilotvisitoren – Visitoren werden bei KTQ® die Gutachter vor Ort genannt (siehe hierzu weiter unten) – hat die KTQ®-Vertragspartner in den Zielsetzungen des Verfahrens bestärkt:

- KTQ® muss ein freiwilliges Verfahren bleiben,
- KTQ® gibt wertvolle Hinweise zum internen Qualitätsmanagement und
- KTQ® dient der Entwicklung und Weiterentwicklung eines Verfahrens, welches die Patienten in den Mittelpunkt stellt, im Konsens mit allen Partnern im Gesundheitswesen sowie im Dialog mit den Krankenhäusern entstanden ist.

14. Folgelieferung 12/01

3.2.3 KTQ® fördert das einrichtungsinterne Qualitätsmanagement

Wie die Pilotphase eindeutig belegt hat, gibt eine auf der Basis des KTQ®-Manuals durchgeführte Selbstbewertung den betreffenden Krankenhäusern zahlreiche Anstöße, neue Elemente des Qualitätsmanagements auf der Grundlage einer Analyse und Weiterentwicklung bestehender Strukturen und Arbeitsabläufe zu implementieren (Motivationsschub). In diesem Zusammenhang wurde gegenüber der KTQ®-Geschäftsstelle eine Zahl von 25 bis hin zu 700 Verbesserungsvorschlägen seitens der Projektverantwortlichen in den Pilotkrankenhäusern benannt, die im Rahmen einer Selbstbewertung mit dem KTQ®-Katalog in der Version 3.0 ermittelt wurden. Von besonderer Bedeutung ist hierbei, dass das Verfahren nur als umfassende Zertifizierung des Krankenhauses anzuwenden ist, d. h. eine Zertifizierung einzelner Fachabteilungen oder Bereiche wird es im Routinebetrieb definitiv nicht geben. Es hat sich ferner gezeigt, dass das KTQ®-Verfahren die Krankenhäuser auch bei der vom Gesetzgeber seit dem 01.01.2000 im § 137 SGB V geforderten Einführung eines einrichtungsinternen Qualitätsmanagementsystems unterstützen kann.

Im Zentrum aller Qualitätsbemühungen steht die Verbesserung der Patientenversorgung sowohl hinsichtlich der Prozesse als auch der Ergebnisse (Patientenorientierung). Im Rahmen der Zertifizierung kommt daher der Prozess- und Ergebnisqualität im Interesse der Patienten- und Ergebnisorientierung eine höhere Bedeutung zu als der Strukturqualität. Aus Sicht des Qualitätsmanagements wird der einzelne Mitarbeiter als die wichtigste Ressource des Unternehmenserfolges gesehen (Mitarbeiterorientierung).

Unter der Voraussetzung, dass ein Krankenhaus intern bereits Qualitätsmanagement betreibt, geht einer angestrebten Zertifizierung nach KTQ® eine strukturierte Selbstbewertung des Krankenhauses voraus, die dem Krankenhaus bei der Suche nach Schwachstellen und deren Beseitigung helfen soll. Dieser je nach Stand des Qualitätsmanagements zeitlich nicht zu unterschätzende Schritt zeigt den Krankenhäusern, ob eine Zertifizierung im "ersten Anlauf" erreicht werden kann oder ob bzw. welche Veränderungen im Krankenhaus noch notwendig sind. Grundlage der Selbstbewertung ist das KTQ®-Manual inkl. KTQ®-Katalog in der jeweils gültigen Fassung. Grundsätzlich ist eine Selbstbewertung nicht an eine nachfolgende Zertifizierung gebunden und kann demzufolge unabhängig von einer Zertifizierung nach KTQ® vom Krankenhaus durchgeführt werden.

Sollte sich ein Krankenhaus zu einer Fremdbewertung entschließen, wird eine Validierung der Selbstbewertung durch beruflich gleichgestellte Visitoren in Anlehnung an das angloamerikanische Vorbild der "Peers" vorgenommen. Visitoren sind somit beruflich aktive und erfahrene Persönlichkeiten aus der ärztlichen, pflegerischen und verwaltenden Ebene des Krankenhauses, die eine Leitungsfunktion innehaben, über zusätzliche Qualifikationen im Qualitätsmanagement verfügen und ein spezielles KTQ®-Visitorentraining absolviert haben. Die Visitoren stellen auf der Grundlage des KTQ®-Kataloges sowie der Selbstbewertungsergebnisse des Krankenhauses den Grad der Übereinstimmung des Krankenhauses mit den KTQ®-Kriterien fest. Diesbezüglich führen die Visitoren mit den von den einzelnen Kriterien Betroffenen sogenannte "kollegiale Dialoge", wozu auch die Begehung der einzelnen Bereiche vor Ort sowie Gespräche mit Patienten und Angehörigen zählen. Hierbei werden Informationen über die Prozesse im Krankenhaus erhoben, auf deren Basis eine valide Aussage über die Qualität der erbrachten und zu erbringenden Leistungen getroffen werden kann. Aufgrund dieser von den Visitoren gewonnenen Erkenntnis wird im Routinebetrieb die Entscheidung zur Zertifikatsvergabe getroffen.

An dieser Stelle bleibt zu erwähnen, dass das Zertifizierungskonzept der KTQ® an bewährten internationalen Vorbildern ausgerichtet ist, zu denen im Wesentlichen folgende zählen:

- Australian Council on Healthcare Standards
- Joint Commission on Accreditation of Healthcare Organisations und
- Canadian Council on Health Services Accreditation.

14. Folgelieferung 12/01

Im Rahmen der Entwicklungsarbeiten wurden diese Verfahren – insbesondere das erstgenannte - hinsichtlich ihrer wesentlichen Charakteristika wie Gültigkeitsdauer eines Zertifikates, Kernelemente, Freiwilligkeit oder grundlegendes Leitbild geprüft und orientierend herangezogen.

3.2.4 KTQ®-Manual inkl. KTQ®-Katalog Version 4.0

Die zahlreichen, wertvollen Hinweise seitens der Pilotkrankenhäuser und der Pilotvisitoren haben insgesamt zu einer deutlichen Verbesserung des Verfahrens an sich sowie zur Weiterentwicklung des KTQ®-Kataloges geführt. Bewährt hat sich demnach die Unterteilung des KTQ®-Kataloges in folgende sechs ***Kategorien***:

1. Patientenorientierung in der Krankenversorgung
2. Sicherstellung der Mitarbeiterorientierung
3. Sicherheit im Krankenhaus
4. Informationswesen
5. Krankenhausführung
6. Qualitätsmanagement

Die sechs Kategorien entsprechen Sachgebieten, die sich bei einer Betrachtung des Krankenhauses aus Sicht des Qualitätsmanagements international bewährt haben.

Auf der nächsten Ebene befinden sich die sogenannten ***Subkategorien***, die aus einem eingängig formulierten Satz (Subkategorie-Schlagzeile) und einer stichwortartigen Zusammenfassung bestehen.

Beispiel für eine Subkategorie aus Kategorie 1:
1.3 Durchführung der Patientenversorgung *Die Behandlung und Betreuung jedes Patienten erfolgt in koordinierter Weise gemäß professioneller Standards, um bestmögliche Behandlungsergebnisse zu erzielen.*

Von den Subkategorien im Sinne einer Eingrenzung des Themengebietes einer Kategorie leitet sich im Weiteren die nächstfolgende Ebene, die ***Kriterienebene***, ab. Die Kriterien geben den eigentlich zu bewertenden Sachverhalt bei der Selbst- und Fremdbewertung wieder. Ein Kriterium besteht demnach aus einem eingängig formulierten Satz, der die Inhalte des Kriteriums schlaglichtartig zusammenfasst (Kriterium-Schlagzeile) sowie den Erläuterungen in Fragenform. Diese Fragen sollen den Krankenhäusern bzw. den Visitoren als Anleitung dienen, um die Umsetzung der Kriterieninhalte bezogen auf den Erreichungs- und Durchdringungsgrad im Krankenhaus zu bewerten. Anhand des Kriteriums 1.3.1 „Durchführung einer hochwertigen und umfassenden Behandlung" sei nachfolgend der Aufbau eines Kriteriums exemplarisch dargestellt:

1.3.1 Durchführung einer hochwertigen und umfassenden Behandlung	
Die Behandlung jedes Patienten wird umfassend, zeitgerecht und entsprechend professioneller Standards durchgeführt.	
Plan	**Do**
• Das Vorgehen ist fundiert • Es gibt explizit nachweisbare kriteriumsabhängige Planungen	• Das Vorgehen ist strukturiert umgesetzt
0 1 2 3	**0 1 2 3 4 5 6 7 8 9**
Im Kriterium formulierten Fragen können folgende Aspekte umfassen	
1. Beschreiben Sie Ihre Planungen zur Durchführung einer hochwertigen und umfassenden Behandlung: z. B. zur Sicherstellung einer medizinisch indizierten Arzneimitteltherapie.	1. Wie gewährleisten Sie eine medizinisch indizierte und rechtzeitige Versorgung mit Arzneimitteln(z. B. über diagnosebezogene Therapieschemata als hausinterne Behandlungsleitlinien)? 2. Wie stellen Sie eine Versorgung mit Arzneimitteln außerhalb der Betriebszeiten/Öffnungszeiten des Versorgers sicher? 3. Wie gewährleisten Sie, dass die Arzneimitteltherapie einheitlich dokumentiert wird?
2. Zur Sicherstellung der Versorgung auf dem Facharztstandard?	4. In welcher Form wird der Facharztstandard gewährleistet (Präsenzbereitschaft, Rufbereitschaft oder Rufdienst von Fachärzten o. ä.)? 5. Ist die Versorgung nach dem Facharztstandard rund um die Uhr sichergestellt? 6. Wird die Indikation zu invasiven Maßnahmen (operative Eingriffe, funktionsdiagnostische Maßnahmen) grundsätzlich von einem Facharzt gestellt?

14. Folgelieferung 12/01

3. Zur Sicherstellung einer adäquaten Schmerztherapie (z. B. Liegt der postoperativen Schmerztherapie ein strukturiertes Konzept zugrunde? Regelt dieses Konzept die Verantwortlichkeit der Schmerztherapie?).	7. Wie gewährleisten Sie die Sicherstellung einer adäquaten Schmerztherapie (z. B. mittels einer Leitlinie, einer Anästhesie-Ambulanz, eines interdisziplinären Schmerzdienstes u. a.)? 8. Wie berücksichtigen Sie, dass alle Patientengruppen im Rahmen der Schmerztherapie (ambulante und/ oder stationäre Patienten, Kinder, Sterbende u. a.) berücksichtigt sind?
4. Zur Sicherstellung eines angemessenen Verfahrens bei Komplikationen?	9. Inwieweit liegen strukturierte Maßnahmen zur Vorbeugung von häufigen und schwerwiegenden Komplikationen vor und werden sie umgesetzt (Komplikationsprophylaxe)? 10. Inwieweit liegen dokumentierte Handlungsanweisungen vor, wie beim Auftreten von typischen Komplikationen vorgegangen wird (z. B. bei Hüftluxationen, Recurrensparese, Platzbauch u. a.)?
5. Zur Sicherstellung der Durchführung histologischer und zytologischer Untersuchungen?	11. Wie ist gewährleistet, dass entnommene Gewebeproben/ Zellmaterialien und/ oder operativ entfernte Organe bzw. Organteile histologisch bzw. zytologisch untersucht werden (z. B. sachgerechter Transport, zügige pathologische Untersuchung und Befundübermittlung u. a.)?
6. Zur Sicherstellung der Versorgung mit Heil- und Hilfsmitteln?	12. Inwieweit ist die rechtzeitige Versorgung mit Heil- und Hilfsmitteln (z. B. Stützstümpfe, Gehhilfen u. a.) während des stationären Aufenthaltes gewährleistet? 13. Inwieweit besteht einen Zusammenarbeit mit Einrichtungen für die Versorgung mit Heil- und Hilfsmitteln (z. B. Orthopädiewerkstatt), um eine zügige und angemessene Versorgung sicherzustellen?

14. Folgelieferung 12/01

Check	Act
• Die Effektivität des Vorgehens und Umsetzung werden regelmäßig gemessen	• Lernorientierte Aktivitäten werden der genutzt, um beste Praktiken und Verbesserungsmöglichkeiten zu identifizieren und mit anderen zu teilen • Die Ergebnisse der Messungen und lernorientierten Aktivitäten werden analysiert und genutzt, um Verbesserungen zu identifizieren, zu priorisieren, zu planen und einzuführen
0 1 2 3	0 1 2 3

Im Kriterium formulierten Fragen können folgende Aspekte umfassen

1. *Wie überprüfen Sie die unter „PLAN" und „DO" genannten Maßnahmen (Standardfrage): wird z. B. die Wirksamkeit des Schmerztherapiekonzeptes überprüft (z. B. durch Patientenbefragungen, Auswertungen der Schmerztherapieprotokolle u. a.)?*	1. *Welche Maßnahmen ergreifen Sie aufgrund Ihrer unter „CHECK" festgestellten Ergebnisse (Standardfrage)?*

(Anmerkung: Kompletter PDCA-Zyklus für **einen** Aspekt ausreichend)

PDCA-Schritt	Maximal erreichbare Punkte jeweils für (E) und (D)	Erreichungsgrad (E)	Durchdringungsgrad (D)	ERGEBNIS
Plan	3	E:	D:	1/2 (E+D)
Check	9	E:	D:	1/2 (E+D)
Check	3	E:	D:	1/2 (E+D)
Act	3	E:	D:	1/2 (E+D)
Summe	18			
Gewichtung als Kernkriterium	mal 1,5			
ERGEBNIS	max. 27			

Hinweis: Die Ergebnisse der einzelnen PDCA-Schritte werden addiert. Eine Aufrundung erfolgt erst in der Summenzeile

Abbildung 3.2.1: Kriterium 1.3.1 „Durchführung einer hochwertigen und umfassenden Behandlung"

14. Folgelieferung 12/01

An dieser Stelle sei darauf hingewiesen, dass es sich bei der Fragenauflistung um eine nicht abschließende Aufzählung handelt, wenngleich die Krankenhäuser – nicht zuletzt im eigenen Interesse – während der Selbstbewertung möglichst sämtliche Fragen beantworten sollten.

3.2.5 KTQ®-Qualitätsbericht ermöglicht Transparenz

Neben den nachgewiesenen Möglichkeiten für ein Krankenhaus zur Verbesserung der eigenen Qualität bzw. des eigenen Qualitätsmanagements bereits im Rahmen einer Selbstbewertung verfolgt die KTQ®-Zertifizierungsinitiative insbesondere das Ziel, im Bereich der stationären Versorgung eine bis dato noch nicht gekannte Transparenz über die Leistung, die Leistungsfähigkeit und das Qualitätsmanagement von Krankenhäusern zu schaffen. Nutznießer dieser auch für andere Bereiche des Gesundheitswesens beispielhaften Transparenz werden insbesondere die zukünftigen Patienten eines nach KTQ® zertifizierten Krankenhauses, die mit diesem zusammenarbeitenden, niedergelassenen Ärzte sowie die finanzierenden Krankenkassen sein, indem ihnen durch den sogenannten KTQ®-Qualitätsbericht (QB) umfangreiche Informationen über das betreffende Krankenhaus zur Verfügung gestellt werden.

14. Folgelieferung 12/01

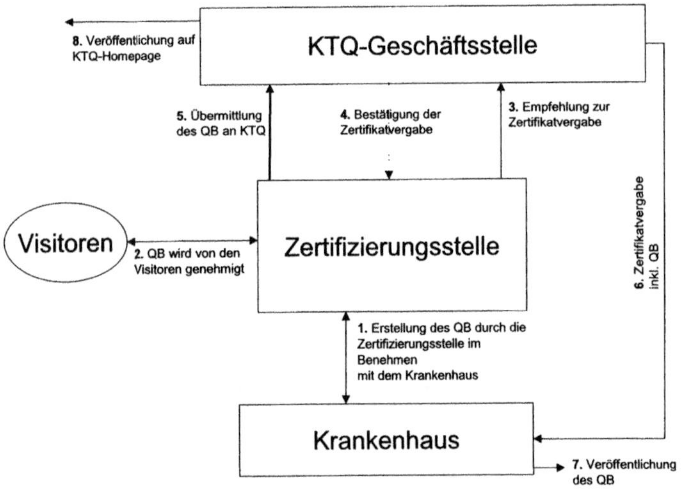

Abbildung 3.2.2: Entstehung und Weiterleitung des KTQ®-Qualitätsberichtes

Im Falle der erfolgreichen Zertifizierung eines Krankenhauses enthält der QB, dessen Entstehung und Weiterleitung in Abbildung 3.2.2 dargestellt ist, zunächst einige Informationen über die Struktur eines Krankenhauses. Im Einzelnen handelt es sich hierbei um folgende Schwerpunkte:

- Allgemeine Merkmale des Krankenhauses und der Fachabteilung
- Allgemeine Leistungsmerkmale des Krankenhauses und der Fachabteilung
- Personalbereitstellung im Krankenhaus und in der Fachabteilung
- Diagnostische Möglichkeiten im Krankenhaus
- Räumliche Ausstattung in den Fachabteilungen
- Ausstattung an medizinischen Geräten in der Fachabteilung

Herzstück des QB wird eine kompakte Beschreibung zu jedem der insgesamt 70 Kriterien des KTQ®-Kataloges sein, die den interessierten Lesern einen tiefen Einblick in die Prozessqualität und die Leistungsfähigkeit eines Krankenhauses gibt. Die auf diese Weise geschaffene Transparenz über ein spezifisches Segment der deutschen Gesundheitsversorgung war im Übrigen seinerzeit auch der Hauptbeweggrund für das Bundesministerium für Gesundheit zur Förderung des Projektes.

14. Folgelieferung 12/01

3.2.6 Ausblick auf die Routine

Gegenwärtig bereiten sich die KTQ®-Vertragspartner auf die unmittelbare Einführung des krankenhausspezifischen Zertifizierungsverfahrens am Markt vor. Hierzu zählt neben den inhaltlichen Abschlussarbeiten, wie etwa bezogen auf die Leitfäden zur Selbst- und Fremdbewertung sowie den KTQ®-Katalog als zentrale Bestandteile des KTQ®-Manuals, auch die Schaffung der vertraglichen bzw. gesellschaftsrechtlichen Grundlagen. So beabsichtigen die Spitzenverbände der Krankenkassen, die Bundesärztekammer, die Deutsche Krankenhausgesellschaft und der Deutsche Pflegerat die Gründung einer gemeinnützigen Gesellschaft mit beschränkter Haftung als Träger des Zertifizierungsverfahrens verbunden mit der Bestellung eines hauptamtlichen Geschäftsführers. Gleichzeitig wird die KTQ®-Geschäftsstelle aus ökonomischen Gründen im ersten Jahr der Routine auch weiterhin in den Räumlichkeiten des VdAK/AEV e.V., Siegburg, - wenngleich inhaltlich und juristisch völlig unabhängig von diesem - beherbergt sein. Darüber hinaus wird es aufgrund der zu erwartenden Nachfrage der Krankenhäuser eine der zentralen Aufgaben sein, eine ausreichende Anzahl von KTQ®-Zertifizierungsstellen - nach erfolgter Vor-Ort-Begutachtung - sowie ausreichend KTQ®-Visitoren vorzuhalten. Vor diesem Hintergrund bedarf es sowohl der Schulung weiterer Visitoren als auch der Akkreditierung einer ausreichenden Zahl von KTQ®-Zertifizierungsstellen. Einen kompakten Überblick über die geplante Infrastruktur im KTQ®-Verfahren und über die beteiligten Institutionen gibt Abbildung 3.2.3.

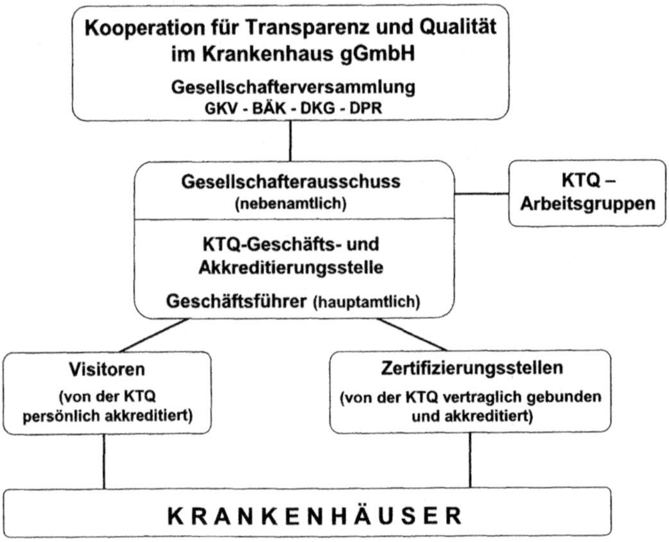

Abbildung 3.2.3: KTQ®-Institutionen im Routinebetrieb

War die Pilotphase aufgrund der Erprobung des Verfahrens aus rein projektorientierten Erwägungen von einer direkten Abfolge der Selbst- und Fremdbewertung gekennzeichnet, so muss im Routinebetrieb zunächst davon ausgegangen werden, dass sich die Mehrzahl der an KTQ® interessierten Krankenhäuser zunächst verstärkt der Selbstbewertung zuwenden werden, bevor diese zu einem späteren Zeitpunkt eine Fremdbewertung nach KTQ® anstreben. Dies muss vor dem Hintergrund gesehen werden, dass es in zahlreichen Einrichtungen erst noch der Etablierung und Umsetzung eines Qualitätsmanagementsystems an sich bedarf, bevor diese in die erste Phase des KTQ®-Zertifizierungsverfahrens - die Selbstbewertung - einsteigen.

Weitere Informationen zum KTQ®-Verfahren sind unter der Internetadresse www.ktq.de oder in der KTQ®-Geschäftsstelle in Siegburg unter den Rufnummern 02241/108-303, -371 oder -379 erhältlich.

Erläuterungen zur Fallpauschalengruppe 9:

Die herzchirurgischen FP der Gruppe 9 wurden seinerzeit mit der 1. Änderungsverordnung zur Bundespflegesatzverordnung in die Anlage 1 zur Bundespflegesatzverordnung aufgenommen. Es handelt sich überwiegend um FP für die Abrechnung von Eingriffen an den Herzkranzgefäßen, an den Herzklappen und Kombinationen von beiden. Lediglich der Leistungsumfang der FP 09.071 (vorher FP 09.07) geht darüber hinaus.

Im Rahmen der 5. Änderungsverordnung zur Bundespflegesatzverordnung im Jahr 1997 hat der Verordnungsgeber wichtige strukturelle Veränderungen in die Fallpauschalengruppe 9 eingeführt. Dies betrifft insbesondere jene Pauschalen, die typischerweise durch eine hohe Verweildauer gekennzeichnet waren. Bei diesen Pauschalen entwickelte sich eine Praxis, die Patienten relativ frühzeitig aus der primär versorgenden in eine weiterversorgende Einheit zu verlegen. Diese Praxis führte zudem zu einer außerordentlichen Belastung der Kostenträger, da eine vorzeitige, direkte Verlegung von Patienten in Rehabilitationseinrichtungen ohne (adäquate) rechtskonforme Aufteilung des Erlöses de facto zu einer doppelten Vergütung von Leistungen führte. Der Grund waren Forderungen von Rehabilitationseinrichtungen nach höheren Vergütungen, um den gestiegenen Behandlungsaufwand für z.T. noch nicht voll rehabilitationsfähige – eigentlich noch krankenhauspflichtige – Patienten zu entgelten.

Die Arbeitsgruppe Entgeltsysteme des Bundesministeriums für Gesundheit hat daraufhin im Auftrag des Verordnungsgebers eine Neustrukturierung dieser Leistungskomplexe vorgenommen. Die in Frage kommenden Fallpauschalen wurden in eine „Akutbehandlungspauschale" und eine „Weiterbehandlungspauschale" geteilt. Dass beide Pauschalen als Fallpauschalen definiert wurden und kombiniert für einen Fall abgerechnet werden können, steht eigentlich im Widerspruch zum Begriff der Fallpauschale. Daher werden die Fallpauschalen in diesem Handbuch auch als „Akutbehandlungspauschale" und als „Weiterbehandlungspauschale" bezeichnet.

Beide Pauschalen sind für die Vergütung von akutstationären Krankenhausleistungen und nicht von Rehabilitationsleistungen vorgesehen. Sie vergüten also die Leistungen von der Aufnahme des Patienten in die herzchirurgische Abteilung (s. u.) bis zum Abschluss der Wundheilung inklusive von Leistungen zur Beherrschung behandlungsspezifischer Komplikationen (wie z. B. eine renale oder zerebrale Dysfunktion nach Einsatz der HLM sowie allgemein typische postoperative Komplikationen wie Wundinfektionen, Thrombosen oder Lungenentzündungen) bis zum Erreichen der Grenzverweildauer.

Die „Weiterbehandlungspauschale" vergütet Leistungen bis zum Erreichen der Rehabilitationsfähigkeit, die durch sonstige, nicht in unmittelbarem Zusammenhang mit der Hauptleistung stehende Erkrankungen bedingt sind. Dazu zählen z.B. gastrointestinale Erkrankungen oder Störungen des Stoffwechsels oder aber andere, die Mobilisation der Patienten erschwerende Umstände. Das Vorliegen einer sonstigen, also zusätzlichen „Erkrankung" ist daher nicht unabdingbare Voraussetzung für die Berechtigung zur Abrechnung einer B-Pauschale. Maßgebend ist:

1. Der Patient muss nach der A-Pauschale weiterhin „krankenhausbehandlungsbedürftig" sein; die Rehabilitationsfähigkeit bzw. die Entlassungsfähigkeit ist also nicht erreicht.
2. Die weitere notwendige Krankenhausbehandlung resultiert nicht aus „indikationsspezifischen" Komplikationen.

Somit ist klargestellt, dass neben sonstigen bzw. zusätzlichen Krankheiten auch andere Umstände, die nicht als indikationsspezifische Komplikationen gelten, eine Abrechnungsfähigkeit der B-Pauschale begründen können.

Liegen solche behandlungsbedürftige, die Rehabilitationsfähigkeit verzögernde Komplikationen während der Akutbehandlung vor oder treten sie während dieses Zeitraums auf, so muss für die Abrechnung der Weiterbehandlungspauschale die Grenzverweildauer der Akutbehandlungspauschale nicht abgewartet werden, sondern die Weiterbehandlungspauschale kann direkt im Anschluss an die Wundheilung abgerechnet werden (s. u.; Abrechnungsbestimmungen zum bundesweiten Fallpauschalenkatalog für Krankenhäuser, Nr. 5).

Die „Weiterbehandlungspauschale" kann nicht abgerechnet werden für Patienten, die nach Inanspruchnahme der „Akutbehandlungspauschale" die Rehabilitationsfähigkeit erreicht haben. Rehabilitationsfähigkeit liegt grundsätzlich vor, wenn ein Patient gehfähig ist (auch mit Gehhilfen), wenn er selbstständig essen und trinken kann und seine tägliche Hygiene selbst bewältigt. Entsprechende Regelungen finden sich in den §§ 40 und 107 ff. SGB V sowie in Vereinbarungen der Selbstverwaltung. Weiterbehandlungspauschalen können – gemäß Textdefinition der Akutbehandlungspauschalen – auch nicht abgerechnet werden für solche Patienten, bei denen die Wundheilung nicht abgeschlossen ist (Sekundärheilungen nach Wundinfektionen) und für Patienten, bei denen andere behandlungsbedürftige, *„indikationsspezifische Komplikationen"**) vorliegen.

Den geteilten Pauschalen werden erstmalig Mindestzeiträume für die Behandlung zugeordnet. Die „Akutbehandlungspauschale" umfasst mindestens den Zeitraum bis zum Abschluss der äußeren Wundheilung. Diese ist in der Krankenakte dokumentiert über die Entfernung von Fäden und/oder Klammern. Bei resorbierbaren Fäden oder auf Dauer versenkten Nähten, bei denen eine Entfernung

* Da Komplikationen nie schon in Folge einer Indikation auftreten, sondern immer erst in Folge einer Behandlung, wäre die Formulierung „... bis Abschluss der Behandlung behandlungsspezifischer bzw. operationsspezifischer Komplikationen" sinnvoll gewesen.

nicht erforderlich ist, wird vom üblichen Zeitpunkt des Abschlusses der äußeren Wundheilung ausgegangen. Dieser Zeitpunkt ist im Entgeltkatalog für jede einzelne Leistung definiert als die „der Bewertungsrelation zugrundegelegte durchschnittliche Verweildauer". Für die „Weiterbehandlungspauschalen" wurden jeweils Mindestverweildauern in Tagen festgesetzt.

Die Aufteilung von Behandlungsfällen in "Akutbehandlungspauschalen" und "Weiterbehandlungspauschalen" in dieser FP-Gruppe in Verbindung mit Mindestzeiträumen der Behandlung hat in einigen Fällen zu Streitigkeiten zwischen Krankenhäusern und Krankenkassen bezüglich der korrekten Abrechnung geführt.

In zwei gleichgelagerten Fällen war im Grunde streitig, ob nach Feststellung der Wundheilung tagesgleiche Pflegesätze abgerechnet werden können. In den beklagten Fällen lagen keine indikationsspezifischen Komplikationen vor, die eine Behandlung im Rahmen der "Akutbehandlungspauschale" über den Termin der Wundheilung hinaus notwendig gemacht hätte. In beiden Fällen waren die Patienten jeweils vor Erreichen der Mindestverweildauer der B-Pauschalen entlassen worden. Das Krankenhaus hatte daraufhin für die Belegungstage zwischen der Feststellung der Wundheilung und der Entlassung tagesgleiche Pflegesätze in Rechnung gestellt. Die beklagte Krankenkasse hatte die Bezahlung der tagesgleichen Pflegesätze abgelehnt.

Zwischenzeitlich ist ein Urteil des Bundessozialgerichtes bezüglich dieser beiden Fälle ergangen (Az: B 3 KR 16/00 R). Danach hat das Krankenhaus unter Beachtung der besonderen Konstellation Anspruch auf die Vergütung tagesgleicher Pflegesätze ab dem Tag der Wundheilung bis zur Entlassung.

Es ist davon auszugehen, dass dieses Urteil des BSG in allen gleichgelagerten Fällen der FP-Gruppen 9 und 17 bei geteilten FP (A- & B-Pauschale) zutrifft. Das BSG selbst weist in diesem Zusammenhang auf ein weiteres zur Zeit noch nicht veröffentlichtes Urteil hin (B 3 KR 5/00 R).

Das Urteil des BSG steht im Widerspruch zur Auffassung der Autoren und der Intention in der damaligen Arbeitsgruppe Entgeltssysteme des Bundesministeriums für Gesundheit. Danach ist davon auszugehen, dass mit der Akutbehandlungspauschale (A-Pauschale) unter folgenden Voraussetzungen sämtliche Leistungen eines Behandlungsfalles bis zur Entlassung abgegolten werden: Es liegen erstens keine operationsbedingten Komplikationen vor, die nach Erreichen der Grenzverweildauer grundsätzlich die Abrechnung tagesgleicher Pflegesätze erlauben würden. Zweitens wird die Mindestverweildauer der B-Pauschale gerechnet ab dem Zeitpunkt der festgestellten Wundheilung nicht erreicht. Dahinter steht die grundlegende Idee der FP, die eine Abrechnung von tagesgleichen Pflegesätzen nur bei Überschreiten der Grenzverweildauer erlaubt. Die an und für sich systemwidrige Ausnahme der Abrechnung einer FP in Verbindung mit tagesglei-

9

chen Pflegesätzen wurde zum Schutz der Krankenhäuser in die Abrechnungsbestimmungen aufgenommen, um übermäßige finanzielle Nachteile durch die Versorgung komplikationsgefährdeter Patienten zu vermeiden.

Eine besondere Regelung wurde getroffen für den Fall, dass ein Krankenhaus neben der Akutbehandlungspauschale auch die Weiterbehandlungspauschale abrechnet. Werden beide Pauschalen abgerechnet, so *„beginnt die B-Pauschale* [Weiterbehandlungspauschale] *am Tag der Wundheilung. Die Grenzverweildauer der A-Pauschale* [Akutbehandlungspauschale] *wird in diesem Falle zur Grenzverweildauer der B-Pauschale* [s.o.] *hinzugerechnet. Als erster Belegungstag der Mindestverweildauer der B-Pauschale* [s.o.] *ist das Kalenderdatum der Wundheilung in der Rechnung anzugeben."* Aus Gründen der Nachvollziehbarkeit kann im Normalfall die für alle Akutbehandlungspauschalen definierte „der Bewertungsrelation zugrundegelegte durchschnittliche Verweildauer" als Termin der Wundheilung angenommen werden. Dieses Datum ist im Rahmen der Rechnungslegung den Kostenträgern zu übermitteln. Die Bestimmung bezüglich der Addition der Grenzverweildauern von Akutbehandlungs- und Weiterbehandlungspauschale legt fest, dass erst, wenn diese Frist erreicht ist, im Fall der Notwendigkeit weiterer stationärer Behandlung tagesgleiche Pflegesätze abgerechnet werden können. Die „Weiterbehandlungspauschalen" fallen auch insofern aus dem Rahmen der bisherigen Fallpauschalen, als ihnen das sonst bestimmende Merkmal, die Hauptleistung Operation, fehlt. Sie können als die ersten konservativen Fallpauschalen bezeichnet werden. Diese Pauschalen lassen sehr deutlich die Grenzen der für die Klassifikation der Leistungen eingesetzten Schlüssel ICD und OPS-301 (OPS, bislang ICPM) erkennen. Die in Worten trennscharf und eindeutig definierten neuen „Weiterbehandlungspauschalen" lassen sich über die Klassifikationssysteme ICD und OPS nicht immer unterscheiden. Der Rückschluss von einer Schlüsselkombination auf eine „Weiterbehandlungspauschale" ist z.T. nicht möglich. Den „konservativen Weiterbehandlungspauschalen" können zudem keine OPS zugeordnet werden, da die erforderlichen Schlüssel in der Klassifikation nicht vorhanden sind. Damit verlieren die Klassifikationsschlüssel ICD und OPS für die Identifikation und Abrechnung dieser Leistungen an Bedeutung. Die textliche Definition bleibt letztendlich der alleinige Maßstab.

Abweichend von den allgemeinen Abrechnungsrichtlinien bei FP gilt für die herzchirurgischen „Akutbehandlungspauschalen" weiterhin, dass die Vergütung nur **den Zeitraum** umfasst, den sich der Patient **präoperativ** im Verantwortungsbereich der herzchirurgischen Abteilung befindet. Das bedeutet, dass ein präoperativer Aufenthalt eines Patienten auf einer kardiologischen Abteilung gesondert über die entsprechenden tagesgleichen Pflegesätze dieser Abteilung abgerechnet wird.

Eine weitere wichtige Besonderheit bei den herzchirurgischen „Akutbehandlungspauschalen" ist die Differenzierung der Grenzverweildauer nach der Verweildauer auf einer Normalstation und der Verweildauer auf einer Intensivstation (Grundsätzliches zur Grenzverweildauer siehe Teil I). Diese im Prinzip systemwidrige Unterscheidung wurde getroffen, weil im Rahmen der Kalkulation der Fallpauschalen bei einzelnen Patienten und gehäuft in bestimmten Einrichtungen starke Abweichungen bei der durchschnittlichen Verweildauer auf der Intensivstation aufgefallen waren. Die Modifikation wurde eingeführt, um die betroffenen herzchirurgischen Zentren nicht schlechter zu stellen und um einer Patientenselektion vorzubeugen. In dieser Abweichung sehen die Verfasser eine deutliche Gefahr für das gesamte Abrechnungsverfahren und einen Widerspruch zur Zielsetzung der Fallpauschalen. Die notwendige Transparenz müsste auf andere, systemkonforme Weise geschaffen werden. Im Grunde gelten die für die Ausnahmeregelung in der Herzchirurgie vorgebrachten Argumente für viele Fallpauschalen; die Unterschiede sind gradueller, nicht grundsätzlicher Art. Das Prinzip einer einheitlichen, leistungsbezogenen Pauschale, als Mischkalkulation über alle Behandlungsfälle einer definierten Art, wird an dieser Stelle durchbrochen.

Die Anwendung der Herz-Lungen-Maschine (HLM) ist bei den FP 09.011 bis 09.131 in den jeweiligen OPS-Codes enthalten und muss deshalb nicht zusätzlich nach Kapitel VIII ICPM (OPS 8-851) dokumentiert werden.

Der Fortschritt in der Herzchirurgie ermöglicht es zunehmend häufig, auf den Einsatz der Herz-Lungen-Maschine (HLM) zu verzichten. Dadurch reduzieren sich im allgemeinen die Kosten für diese Behandlungsfälle durch Wegfall der direkten Kosten für den Einsatz der HLM und z.B. in Folge kürzerer Nachbeatmungszeiten, kürzerer Aufenthaltszeiten auf der Intensivstation sowie einer geringeren Gesamtverweildauer. Diesen Kosteneinsparungen stehen geringere zusätzliche Aufwendungen für die neuen Operationsverfahren gegenüber.

Für die betroffenen Eingriffe sind in vielen Fällen FP definiert worden, die den Einsatz der Herz-Lungen-Maschine fordern ("…. unter Einsatz der Herz-Lungen-Maschine"). Daraus folgt, dass die Eingriffe ohne HLM nicht über die entsprechenden FP, sondern über tagesgleiche Pflegesätze abgerechnet werden müssen. Da die Abrechnung tagesgleicher Pflegesätze bei kurzen Verweildauern die Aufwendungen für den Behandlungsfall häufig nicht deckt, steht die Selbstverwaltung hier in der Pflicht, das Vergütungssystem rasch dem medizinischen Fortschritt anzupassen und zu vernünftigen Regelungen zu kommen.

Die „Akutbehandlungspauschalen“ 09.011 bis 09.071 beschreiben Eingriffe am Herzen mit der Anlage von Bypässen an Herzkranzgefäßen. In allen diesen Fällen ist es für die Abrechnung unerheblich, wieviele Bypässe bei dem Eingriff angelegt worden sind.

9

Der OPS-Schlüssel 5-361._ beschreibt auf den ersten vier Stellen das Anlegen eines aortokoronaren Bypasses. Auf der fünften Stelle, 5-361.0-5/y, wird die Anzahl der angelegten Bypässe verschlüsselt:

5-361.0	Bypass einfach
.1	Bypass zweifach
.2	Bypass dreifach
.3	Bypass vierfach
.4	Bypass fünffach
.5	Bypass sechsfach und mehr
.y	N.n. bez. (nicht näher bezeichnet)

Die Codierung der **Diagnose** ist bei den „Akutbehandlungspauschalen" 09.011 bis 09.041 mit den ICD-Schlüsseln I25.1, I25.8, I25.9 (Chronisch ischämische Herzkrankheit; Ischämie = Minderdurchblutung) ausreichend dargestellt. Bei den „Akutbehandlungspauschalen" 09.051 bis 09.071, bei denen koronarchirurgische Eingriffe mit anderen Eingriffen am Herzen kombiniert werden, sind in der 5. Änderungsverordnung zusätzliche Diagnosenschlüssel für die Codierung der Klappenfehler und der Erkrankungen des Endocards eingeführt worden.

Es ist darauf hinzuweisen, dass bei den koronarchirurgischen FP (09.021 bis 09.071) für die Gewinnung des Veneninterponats kein zusätzliches SE 10.16 (Venenexhairese durch Stripping, [...]) abgerechnet werden kann, da die Gewinnung eines Veneninterponats bei der Kalkulation der koronarchirurgischen FP bereits berücksichtigt ist.

Sind neben einem herzchirurgischen Eingriff zusätzlich bestimmte Leistungen erforderlich, wie z. B. die Im- oder Explantation eines Herzschrittmachers, so werden diese Leistungen zusätzlich über SE vergütet. Dies ergibt sich aus der Veröffentlichung des Bundesministeriums für Gesundheit zum Vorgehen bei der Kalkulation der Entgelte: *„Kam es bei der Patientenversorgung zu einer zweiten oder weiteren Operation, wurde diese in die Kalkulation mit einbezogen, soweit es sich um einen typischen Komplikationseingriff handelte (z. B. Rethorakotomien). Sonderentgeltfähige Leistungen (z. B. IABP*, Schrittmacherim- und -explantationen) gingen hingegen nicht in die Kalkulation ein."* (Kalkulation von Fallpauschalen und Sonderentgelten für die Bundespflegesatzverordnung 1995, Band 45, Schriftenreihe des Bundesministeriums für Gesundheit, V 21).

* IABP = Intra-aortale Ballonpumpe; Gerät zur temporären Unterstützung der Pumpleistung des Herzens

Gruppe 9: Operationen am Herzen

FP 09.011/09.012

Kommentierung:

Den „Akutbehandlungspauschalen" 09.011, 09.021 und 09.031 wurden im Rahmen der Umstellung von der ICD-9 auf die ICD-10 einheitlich die ICD-Schlüssel I25.1, I25.8 und I25.9 zugeordnet (Atherosklerotische Herzkrankheit; atherosklerotisch = durch Fett- und Kalkeinlagerung krankhaft verhärtet und verengt). Diese Schlüssel umfassen das gleiche Diagnosenspektrum, das unter der ICD-9 vom Schlüssel 414.0 erfasst war.

Auf Grund der überarbeiteten Zuordnung von Diagnosen- und Operations-Schlüsseln nach ICD-10-SGB V und OPS-301 Version 2.0 (s.o.) zu den FP 09.011 und 09.012 ändern sich die Vorgaben für die Dokumentation bezüglich der Diagnosen-Schlüssel an einem Punkt; der Schlüssel I25.10,11 ermöglicht eine Differenzierung auf der 5. Stelle.

Die zugeordneten Operations-Schlüssel nach der neuen Version 2.0 des Klassifikationsystems benennen bezüglich des eingesetzten Transplantats z.T. nur noch eine „autogene Arterie" statt der zuvor einschränkend genannten Arteria mammaria interna. Damit sind freie Arterientransplantate im Leistungsumfang enthalten. Weiterhin werden abweichend von der wörtlichen Beschreibung der Pauschale in einigen der zugeordneten Operations-Schlüssel Venentransplantate benannt. Insofern erweitert sich das Spektrum der unter der FP erfassten Leistungen erheblich und die Abgrenzung von der FP 09.021 verschwimmt. Die zugeordneten Operations-Schlüssel ermöglichen nun die Abbildung annähernd jeder Kombination arterieller und venöser Gefäßtransplantate bei einfachen und mehrfachen Bypässen.

Für die Abrechnung der FP 09.011 ist die **Anzahl** der bei dem Eingriff angelegten Bypässe unerheblich. Die Zahl der angelegten Bypässe wird auf der 5. Stelle des OPS-Schlüssels dokumentiert. Auf diese Weise wird der Fallmix, d. h. das Verhältnis von aufwendigeren zu einfacheren Eingriffen, transparent. Diese Daten können ggf. zu einem späteren Zeitpunkt Grundlage für eine Differenzierung dieser FP sein.

Die bei dieser FP z.T. erforderliche **6. Stelle** des OPS dokumentiert die Verwendung einer körpereigenen (= autogenen) Arterie im Rahmen des Eingriffes: OPS 5-361._3. Der Einsatz der inneren Brustwandarterie (= Arteria mammaria interna) als freies Transplantat wird über den fünfstelligen Schlüssel OPS 5-363.4 dokumentiert. Dabei ist aus den 6-stelligen Schlüsseln nicht zu ersehen, ob eine Arterie direkt oder als freies Transplantat eingesetzt wurde.

14. Folgelieferung 12/01

Eine ggf. erforderliche Thromb-End-Arteriektomie (TEA = Ausschälen eines verschlossenen Blutgefäßes) ist im Leistungsumfang enthalten.

Auf Grund der Neustrukturierung der FP für die Abrechnung von Leistungen der Herzchirurgie, die die Abrechnung von **2 Fallpauschalen für einen Fall** ermöglicht, ergibt sich eine komplexe Abrechnungssystematik (siehe auch Erläuterungen zur FP-Gruppe 9).Die in der 5. Änderungsverordnung zur BPflV neu definierte FP 09.011 umfasst die Versorgungsleistung bis zum Abschluss der **äußeren Wundheilung**. Diese ist üblicherweise durch das Entfernen von Klammern oder Fäden gekennzeichnet und in der Krankenakte dokumentiert. Bei einer Verwendung von resorbierbaren Fäden oder auf Dauer versenkten Nähten, bei denen eine Entfernung nicht erforderlich ist, ist vom üblichen Zeitpunkt des Abschlusses der äußeren Wundheilung auszugehen. Dieser Zeitpunkt ist erreicht und im Entgeltkatalog festgelegt mit dem 12. (12,28ten) Behandlungstag.

Kommt es zu einer Wundinfektion, so kann nicht von einem Abschluss der Wundheilung gesprochen werden. In diesem Fall wird die Grenzverweildauer von 17 Tagen wirksam, nach deren Ablauf das Krankenhaus den allgemeinen tagesgleichen Pflegesatz abrechnet. Gleiches gilt für **behandlungsspezifische Komplikationen** („indikationsspezifische Komplikationen"), die in direktem Zusammenhang mit der Behandlung der Grunderkrankung (Operation) stehen, wie z.B. Lungenentzündungen, Thrombosen oder Druckgeschwüre (Decubitus) und in der Herzchirurgie besonders neurologische und renale Komplikationen. Die Inanspruchnahme der „Weiterbehandlungspauschale" 09.012 (s.u.) ist unter diesen Bedingungen nicht möglich.

Die **„Weiterbehandlungspauschale" 09.012** ist primär vorgesehen für die Abrechnung der Versorgung von Patienten, deren Wundheilung zwar abgeschlossen ist, die aber die **Rehabilitationsfähigkeit** (bzw. „AHB-Fähigkeit"; AHB = **Anschlussheilbehandlung**) noch nicht erreicht haben. Die „Weiterbehandlungspauschale" 09.012 kann aber grundsätzlich dann abgerechnet werden, wenn die direkte Verlegung in eine Rehabilitationseinrichtung oder die Entlassung nach Hause **wegen sonstiger Erkrankungen oder anderer, die Mobilisation bzw. die Entlassung erschwerender Umstände,** die nicht mit der Behandlung der Herzerkrankung in unmittelbarem Zusammenhang stehen, nicht möglich ist. Dazu können z.B. Stoffwechselerkrankungen und alle Erkrankungen, die eine verzögerte Mobilisation begründen, gehören.

Das Vorliegen einer sonstigen, also zusätzlichen **„Erkrankung"** ist also nicht die einzige mögliche Voraussetzung für die Abrechnung einer „Weiterbehandlungspauschale" (= B-Pauschale). Maßgeblich für die Abrechenbarkeit der „Weiterbehandlungspauschale" ist vielmehr die Erfüllung der beiden folgenden Kriterien:

14. Folgelieferung 12/01

(Fortsetzung zur Kommentierung von FP 09.011/09.012)

1. Der Patient muss nach Ablauf der „Akutbehandlungspauschale" (= A-Pauschale) weiterhin „krankenhausbehandlungsbedürftig" i.S. des Sozialrechts sein, d. h. Rehabilitationsfähigkeit oder Entlassungsfähigkeit sind nicht erreicht.
2. Die weiter notwendige Krankenhausbehandlung resultiert nicht aus „indikationsspezifischen" Komplikationen.

Somit ist klargestellt, dass neben sonstigen bzw. zusätzlichen Krankheiten auch **andere Umstände,** die nicht als indikationsspezifische Komplikationen gelten, eine Abrechnungsfähigkeit der B-Pauschale begründen können.

Liegen krankenhausbehandlungsbedürftige, die Rehabilitationsfähigkeit oder die Entlassungsfähigkeit verzögernde Komplikationen während der Akutbehandlung vor oder treten sie während dieses Zeitraums auf, so muss für die Abrechnung der Weiterbehandlungspauschale die Grenzverweildauer der Akutbehandlungspauschale nicht abgewartet werden. Die Weiterbehandlungspauschale kann direkt im Anschluss an die Wundheilung abgerechnet werden. *„Als erster Belegungstag der Mindestverweildauer der B-Pauschale* [Weiterbehandlungspauschale] *ist* [in diesem Fall] *das Kalenderdatum der Wundheilung in der Rechnung anzugeben."* Aus Gründen der Nachvollziehbarkeit kann im Normalfall die definierte „der Bewertungsrelation zugrundegelegte durchschnittliche Verweildauer" als Termin der Wundheilung angenommen werden. Dieses Datum ist i.R. der Rechnungslegung den Kostenträgern zu übermitteln. Die Grenzverweildauern der Akutbehandlungs- und der Weiterbehandlungspauschale sind zu addieren zur Feststellung der Frist, nach der im Fall der Notwendigkeit weiterer stationärer Behandlung tagesgleiche Pflegesätze abgerechnet werden können.

Das bedeutet umgekehrt, dass für Patienten, bei denen die äußere Wundheilung abgeschlossen ist und die an diesem Termin rehabilitationsfähig sind, die „Weiterbehandlungspauschale" 09.012 nicht abgerechnet werden kann. Für die Krankenkassen besteht die Möglichkeit, diesen Sachverhalt im Einzelfall durch den Medizinischen Dienst überprüfen zu lassen.

Die Aufteilung von Behandlungsfällen in "Akutbehandlungspauschalen" und "Weiterbehandlungspauschalen" in Verbindung mit Mindestzeiträumen der Behandlung hat in einigen Fällen zu Streitigkeiten zwischen Krankenhäusern und Krankenkassen bezüglich der korrekten Abrechnung geführt. Im Grunde war streitig, ob nach der Feststellung der Wundheilung tagesgleiche Pflegesätze abgerechnet werden können, wenn zum einen keine indikationsspezifischen Komplikationen vorliegen, die eine Behandlung im Rahmen der "Akutbehandlungspauschale" über den Termin der Wundheilung hinaus notwendig gemacht hätten, und zum anderen die Patienten vor Erreichen der Mindestverweildauer der B-Pauschale entlassen werden.

Zwischenzeitlich ist hierzu ein Urteil des Bundessozialgerichtes ergangen (Az: B 3 KR 16/00 R). Danach hat ein Krankenhaus unter Beachtung der besonderen o.g. Konstellation Anspruch auf die Vergütung tagesgleicher Pflegesätze ab dem Tag der Wundheilung bis zur Entlassung. Zur ausführlichen Begründung verweisen wir auf die Erläuterungen zur FP-Gruppe 9.

Für die „Weiterbehandlungspauschale“ 09.012 ist weiterhin ein **Mindestaufenthalt** von 4 Belegungstagen definiert. Ist wegen Multimorbidität oder schlechter Mobilisierbarkeit des Patienten ein längerer Krankenhausaufenthalt innerhalb der „Weiterbehandlungspauschale“ erforderlich, so wird ab dem 14. Behandlungstag (Grenzverweildauer) der tagesgleiche Pflegesatz abgerechnet.

Wird ein Patient vor Abschluss der Wundheilung in eine andere Abteilung oder ein anderes Akutkrankenhaus verlegt, so erfolgt die **Aufteilung der FP 09.011** zwischen der verlegenden und der aufnehmenden Einheit, wie bisher schon in der BPflV geregelt. Die aufnehmende Einheit kann nach Abschluss der Wundheilung die „Weiterbehandlungspauschale“ 09.012 abrechnen, wenn die übrigen definierten Voraussetzungen (s.o.) gegeben sind.

Die neuen Abrechnungs-Bestimmungen des Koordinierungsausschusses der Selbstverwaltung, Ausschuss zur Weiterentwicklung und Pflege von Fallpauschalen und Sonderentgelten, führen hierzu unter Punkt 7. folgendes auf: *„Erbringt ein Krankenhaus die Leistung einer Fallpauschale zur Weiterbehandlung (B-Pauschale) in den Gruppen 9 und 17 zusätzlich zu der Operationsleistung (A-Pauschale), beginnt die B-Pauschale am Tag der Wundheilung. Die Grenz-Verweildauer der A-Pauschale (Spalte 8) wird in diesem Fall zur Grenz-Verweildauer der B-Pauschale hinzugerechnet. Als erster Belegungstag der Mindestverweildauer der B-Pauschale ist das Kalenderdatum der Wundheilung in der Rechnung anzugeben. Erfolgt die Weiterbehandlung (B-Pauschale) in einem anderen Krankenhaus, so ist der Aufnahmetag in diesem Krankenhaus der erste Belegungstag der Mindestverweildauer der B-Pauschale. Der Entlassungstag wird in bezug auf die Mindestbelegung der B-Pauschale nicht mitgezählt.“*

14. Folgelieferung 12/01

Durch die Teilung der alten FP 09.01 in die FP 09.011 („Akutbehandlungspauschale“) und die FP 09.012 („Weiterbehandlungspauschale“) stößt die Leistungsbeschreibung der FP über ICD und OPS-301 an ihre Grenzen. Die in Worten definierten FP lassen sich über die Klassifikationssysteme ICD und OPS-301 nicht mehr eindeutig unterscheiden. So lässt sich die „Weiterbehandlungspauschale“ 09.012 über diese Merkmale nicht in allen Fällen eindeutig von den „Weiterbehandlungspauschalen“ 09.022, 09.032 oder 09.042 unterscheiden. Dies ist von Bedeutung, da die Mindestverweildauern und damit die Entgelte z.T. erheblich differieren. Keiner dieser „Weiterbehandlungspauschalen“ kann ein OPS zugeordnet werden, da die erforderlichen Schlüssel in dieser Systematik nicht vorgesehen und nicht enthalten sind. Man behilft sich bei der Dokumentation durch die Kombination eines echten Diagnosenschlüssels (ICD I25.10,11,8,9) mit einem

(Fortsetzung zur Kommentierung von FP 09.011/09.012)

ICD-Code, der keine Diagnose, sondern eine Behandlung bzw. einen Zustand definiert: Z48.8 (Sonstige näher bezeichnete Nachbehandlung nach chirurgischem Eingriff) bzw. Z95.1 (Vorhandensein eines aortokoronaren Bypasses). Die Logik dieser Systematik ist schwer zu vermitteln. Die Kombination von einem Schlüssel I25.10,11,8,9 mit dem Schlüssel Z48.8 ist überhaupt nicht aussagefähig, da mit dieser Kombination z.B. auch der Zustand nach einer Blinddarmoperation bei (zufälligem) Vorliegen einer Herzkrankheit dokumentiert werden könnte.

Gruppe 9: Operationen am Herzen

FP 09.021/09.022

Kommentierung:

Den „Akutbehandlungspauschalen" 09.011, 09.021 und 09.031 wurden im Rahmen der Umstellung von der ICD-9 auf die ICD-10 einheitlich die ICD-Schlüssel I25.1, I25.8 und I25.9 zugeordnet (Atherosklerotische Herzkrankheit; atherosklerotisch = durch Fett- und Kalkeinlagerung krankhaft verhärtet und verengt). Diese Schlüssel umfassen das gleiche Diagnosenspektrum, das unter der ICD-9 vom Schlüssel 414.0 erfasst war.

Auf Grund der überarbeiteten Zuordnung von Diagnosen- und Operations-Schlüsseln nach ICD-10-SGB V und OPS-301 Version 2.0 (s.o.) zu den FP 09.021 und 09.022 ändern sich die Vorgaben für die Dokumentation bezüglich der Diagnosen-Schlüssel an einem Punkt; der Schlüssel I25.10,11 ermöglicht eine Differenzierung auf der 5. Stelle. Zwei Operations-Schlüssel sind entfallen.

Die zugeordneten Operations-Schlüssel nach der neuen Version 2.0 des Klassifikationsystems benennen bezüglich des eingesetzten Transplantats z.T. eine „autogene Arterie" statt der zuvor einschränkend genannten Arteria mammaria interna. Maßgebliche Änderungen der Abrechnungsmöglichkeiten bzw. -erfordernisse ergeben sich dadurch nicht.

Die Anzahl der Bypässe (es müssen wenigsten **zwei** sein!) wird entsprechend dem Vorgehen bei der FP 09.011 über die **5. Stelle des OPS** verschlüsselt. Wird nur ein OPS dokumentiert, stehen für die 5. Stelle die Schlüssel 5-361.0-5_ zur Verfügung. Die für die Dokumentation dieser FP erforderliche **6. Stelle** gibt Auskunft über das zur Gefäßüberbrückung verwendete Material (Arterie und/oder Vene). Die zugeordneten Operations-Schlüssel ermöglichen die Abbildung annähernd jeder Kombination arterieller und venöser Gefäßtransplantate bei einfachen und mehrfachen Bypässen.

Angesichts der komplizierten Verhältnisse bietet sich die durchgängige Verwendung des OPS 5-361.0-5 **4** an.

Eine ggf. erforderliche Thromb-End-Arteriektomie (TEA = Ausschälen eines verschlossenen Blutgefäßes) ist im Leistungsumfang enthalten.

Auf Grund der Neustrukturierung der FP für die Abrechnung von Leistungen der Herzchirurgie, die die Abrechnung von **2 Fallpauschalen für einen Fall** ermöglicht, ergibt sich eine komplexe Abrechnungssystematik (siehe auch Erläuterungen zur FP-Gruppe 9).

* autogen = aus dem eigenen Körper stammend

14. Folgelieferung 12/01

9

Die in der 5. Änderungsverordnung zur BPflV neu definierte FP 09.021 umfasst die Versorgungsleistung bis zum Abschluss der **äußeren Wundheilung.** Diese ist üblicherweise durch das Entfernen von Klammern oder Fäden gekennzeichnet und in der Krankenakte dokumentiert. Bei einer Verwendung von resorbierbaren Fäden oder auf Dauer versenkten Nähten, bei denen eine Entfernung nicht erforderlich ist, ist vom üblichen Zeitpunkt des Abschlusses der äußeren Wundheilung auszugehen. Dieser Zeitpunkt ist erreicht und im Entgeltkatalog festgelegt mit dem 12. (12,09ten) Behandlungstag.

Kommt es zu einer Wundinfektion, so kann nicht von einem Abschluss der Wundheilung gesprochen werden. In diesem Fall wird die Grenzverweildauer von 18 Tagen wirksam, nach deren Ablauf das Krankenhaus den allgemeinen tagesgleichen Pflegesatz abrechnet. Gleiches gilt für **behandlungsspezifische Komplikationen** („indikationsspezifische Komplikationen"), die in direktem Zusammenhang mit der Behandlung der Grunderkrankung (Operation) stehen, wie z.B. Lungenentzündungen, Thrombosen oder Druckgeschwüre (Decubitus) und in der Herzchirurgie besonders neurologische und renale Komplikationen. Die Inanspruchnahme der „Weiterbehandlungspauschale" 09.022 (s.u.) ist unter diesen Bedingungen nicht möglich.

Die **„Weiterbehandlungspauschale" 09.022** ist primär vorgesehen für die Abrechnung der Versorgung von Patienten, deren Wundheilung zwar abgeschlossen ist, die aber die **Rehabilitationsfähigkeit** (bzw. „AHB-Fähigkeit"; AHB = **Anschlussheilbehandlung**) noch nicht erreicht haben. Die „Weiterbehandlungspauschale" 09.022 kann aber grundsätzlich dann abgerechnet werden, wenn die direkte Verlegung in eine Rehabilitationseinrichtung oder die Entlassung nach Hause **wegen sonstiger Erkrankungen oder anderer, die Mobilisation bzw. die Entlassung erschwerender Umstände,** die nicht mit der Behandlung der Herzerkrankung in unmittelbarem Zusammenhang stehen, nicht möglich ist. Dazu können z.B. Stoffwechselerkrankungen und alle Erkrankungen, die eine verzögerte Mobilisation begründen, gehören.

Das Vorliegen einer sonstigen, also zusätzlichen **„Erkrankung"** ist also **nicht** die einzige mögliche Voraussetzung für die Abrechnung einer „Weiterbehandlungspauschale" (= B-Pauschale). Maßgeblich für die Abrechenbarkeit der „Weiterbehandlungspauschale" ist vielmehr die Erfüllung der beiden folgenden Kriterien:

1. Der Patient muss nach Ablauf der „Akutbehandlungspauschale" (= A-Pauschale) weiterhin „krankenhausbehandlungsbedürftig" i.S. des Sozialrechts sein, d. h. Rehabilitationsfähigkeit oder Entlassungsfähigkeit sind nicht erreicht.
2. Die weiter notwendige Krankenhausbehandlung resultiert nicht aus „indikationsspezifischen" Komplikationen.

(Fortsetzung zur Kommentierung von FP 09.021/09.022)

Somit ist klargestellt, dass neben sonstigen bzw. zusätzlichen Krankheiten auch **andere Umstände**, die nicht als indikationsspezifische Komplikationen gelten, eine Abrechnungsfähigkeit der B-Pauschale begründen können.

Liegen krankenhausbehandlungsbedürftige, die Rehabilitationsfähigkeit oder die Entlassungsfähigkeit verzögernde Komplikationen während der Akutbehandlung vor oder treten sie während dieses Zeitraums auf, so muss für die Abrechnung der Weiterbehandlungspauschale die Grenzverweildauer der Akutbehandlungspauschale nicht abgewartet werden. Die Weiterbehandlungspauschale kann direkt im Anschluss an die Wundheilung abgerechnet werden. *„Als erster Belegungstag der Mindestverweildauer der B-Pauschale* [Weiterbehandlungspauschale] *ist* [in diesem Fall] *das Kalenderdatum der Wundheilung in der Rechnung anzugeben.“* Aus Gründen der Nachvollziehbarkeit kann im Normalfall die definierte „der Bewertungsrelation zugrundegelegte durchschnittliche Verweildauer“ als Termin der Wundheilung angenommen werden. Dieses Datum ist i.R. der Rechnungslegung den Kostenträgern zu übermitteln. Die Grenzverweildauern der Akutbehandlungs- und der Weiterbehandlungspauschale sind zu addieren zur Feststellung der Frist, nach der im Fall der Notwendigkeit weiterer stationärer Behandlung tagesgleiche Pflegesätze abgerechnet werden können.

Das bedeutet umgekehrt, dass für Patienten, bei denen die äußere Wundheilung abgeschlossen ist und die an diesem Termin rehabilitationsfähig sind, die „Weiterbehandlungspauschale“ 09.022 nicht abgerechnet werden kann. Für die Krankenkassen besteht die Möglichkeit, diesen Sachverhalt im Einzelfall durch den Medizinischen Dienst überprüfen zu lassen.

Die Aufteilung von Behandlungsfällen in "Akutbehandlungspauschalen" und "Weiterbehandlungspauschalen" in Verbindung mit Mindestzeiträumen der Behandlung hat in einigen Fällen zu Streitigkeiten zwischen Krankenhäusern und Krankenkassen bezüglich der korrekten Abrechnung geführt. Im Grunde war streitig, ob nach der Feststellung der Wundheilung tagesgleiche Pflegesätze abgerechnet werden können, wenn zum einen keine indikationsspezifischen Komplikationen vorliegen, die eine Behandlung im Rahmen der "Akutbehandlungspauschale" über den Termin der Wundheilung hinaus notwendig gemacht hätten, und zum anderen die Patienten vor Erreichen der Mindestverweildauer der B-Pauschale entlassen werden.

Zwischenzeitlich ist hierzu ein Urteil des Bundessozialgerichtes ergangen (Az: B 3 KR 16/00 R). Danach hat ein Krankenhaus unter Beachtung der besonderen o.g. Konstellation Anspruch auf die Vergütung tagesgleicher Pflegesätze ab dem Tag der Wundheilung bis zur Entlassung. Zur ausführlichen Begründung verweisen wir auf die Erläuterungen zur FP-Gruppe 9.

14. Folgelieferung 12/01

Für die „Weiterbehandlungspauschale" 09.022 ist weiterhin ein **Mindestaufenthalt** von 7 Belegungstagen definiert. Ist wegen Multimorbidität oder schlechter Mobilisierbarkeit des Patienten ein längerer Krankenhausaufenthalt innerhalb der „Weiterbehandlungspauschale" erforderlich, so wird ab dem 20. Behandlungstag (Grenzverweildauer) der tagesgleiche Pflegesatz abgerechnet. Es ist nicht ersichtlich, warum diese „Weiterbehandlungspauschale" mit einer deutlich längeren Mindest- und Grenzverweildauer und resultierend mit einer wesentlich höheren Punktzahl als die FP 09.012, 09.032 oder 09.042 ausgewiesen ist. Wird ein Patient vor Abschluss der Wundheilung in eine andere Abteilung oder ein anderes Akutkrankenhaus verlegt, so erfolgt die **Aufteilung der FP 09.021** zwischen der verlegenden und der aufnehmenden Einheit, wie bisher schon in der BPflV geregelt. Die aufnehmende Einheit kann nach Abschluss der Wundheilung die „Weiterbehandlungspauschale" 09.022 abrechnen, wenn die übrigen definierten Voraussetzungen (s.o.) gegeben sind.

Die neuen Abrechnungs-Bestimmungen des Koordinierungsausschusses der Selbstverwaltung, Ausschuss zur Weiterentwicklung und Pflege von Fallpauschalen und Sonderentgelten, führen hierzu unter Punkt 7. folgendes auf: *„Erbringt ein Krankenhaus die Leistung einer Fallpauschale zur Weiterbehandlung (B-Pauschale) in den Gruppen 9 und 17 zusätzlich zu der Operationsleistung (A-Pauschale), beginnt die B-Pauschale am Tag der Wundheilung. Die Grenz-Verweildauer der A-Pauschale (Spalte 8) wird in diesem Fall zur Grenz-Verweildauer der B-Pauschale hinzugerechnet. Als erster Belegungstag der Mindestverweildauer der B-Pauschale ist das Kalenderdatum der Wundheilung in der Rechnung anzugeben. Erfolgt die Weiterbehandlung (B-Pauschale) in einem anderen Krankenhaus, so ist der Aufnahmetag in diesem Krankenhaus der erste Belegungstag der Mindestverweildauer der B-Pauschale. Der Entlassungstag wird in bezug auf die Mindestbelegung der B-Pauschale nicht mitgezählt."*

14. Folgelieferung 12/01

Durch die Teilung der alten FP 09.02 in die FP 09.021 („Akutbehandlungspauschale") und die FP 09.022 („Weiterbehandlungspauschale") stößt die Leistungsbeschreibung der FP über ICD und OPS-301 an ihre Grenzen. Die in Worten definierten FP lassen sich über die Klassifikationssysteme ICD und OPS-301 nicht mehr eindeutig unterscheiden. So lässt sich die „Weiterbehandlungspauschale" 09.022 über diese Merkmale nicht in allen Fällen eindeutig von den „Weiterbehandlungspauschalen" 09.012, 09.032 oder 09.042 unterscheiden. Dies ist von Bedeutung, da die Mindestverweildauern und damit die Entgelte z.T. erheblich differieren. Keiner dieser „Weiterbehandlungspauschalen" kann ein OPS zugeordnet werden, da die erforderlichen Schlüssel in dieser Systematik nicht vorgesehen und nicht enthalten sind. Man behilft sich bei der Dokumentation durch die Kombination eines echten Diagnosenschlüssels (ICD I25.10,11,8) mit einem ICD-Code, der keine Diagnose, sondern eine Behandlung bzw. einen Zustand definiert: Z48.8 (Sonstige näher bezeichnete Nachbehandlung nach chirurgischem Eingriff)

(Fortsetzung zur Kommentierung von FP 09.021/09.022)

bzw. Z95.1 (Vorhandensein eines aortokoronaren Bypasses). Die Logik dieser Systematik ist schwer zu vermitteln. Die Kombination von einem Schlüssel I25.10,11,8,9 mit dem Schlüssel Z48.8 ist überhaupt nicht aussagefähig, da mit dieser Kombination z.B. auch der Zustand nach einer Blinddarmoperation bei (zufälligem) Vorliegen einer Herzkrankheit dokumentiert werden könnte.

14. Folgelieferung 12/01

Gruppe 9: Operationen am Herzen

FP 09.031/09.032

Kommentierung:

Den „Akutbehandlungspauschalen“ 09.011, 09.021 und 09.031 wurden im Rahmen der Umstellung von der ICD-9 auf die ICD-10 einheitlich die ICD-Schlüssel I25.1, I25.8 und I25.9 zugeordnet (Atherosklerotische Herzkrankheit; atherosklerotisch = durch Fett- und Kalkeinlagerung krankhaft verhärtet und verengt). Diese Schlüssel umfassen das gleiche Diagnosenspektrum, das unter der ICD-9 vom Schlüssel 414.0 erfasst war. Bei der FP 09.031 kommt für den Bypass ausschließlich ein Veneninterponat (= „Venenzwischenstück“) in Frage. Dieses ist durch den Koordinierungsausschuss zur Weiterentwicklung von Fallpauschalen und Sonderentgelten präzisiert worden, indem die Formulierung „ohne Verwendung der inneren Brustwandarterie“ durch „ohne Verwendung autologer arterieller grafts“ ersetzt wurde. Das Venen-Interponat wird auf der 6. Stelle des OPS mit der Ziffer 1 dokumentiert (mit autogener Vene*; 5-361.0-5 1). Auf der 5. Stelle wird die Anzahl der bei dem Eingriff angelegten Bypässe dokumentiert. Erfasst sind alle möglichen Formen der Bypass-Operation, vom einfachen bis zum 6- und mehrfachen Bypass.

Auf Grund der überarbeiteten Zuordnung von Diagnosen- und Operations-Schlüsseln nach ICD-10-SGB V und OPS-301 Version 2.0 (s.o.) zu den FP 09.031 und 09.032 ändern sich die Vorgaben für die Dokumentation bezüglich der Diagnosen-Schlüssel an einem Punkt; der Schlüssel I25.10,11 ermöglicht eine Differenzierung auf der 5. Stelle.

Auf Grund der Neustrukturierung der FP für die Abrechnung von Leistungen der Herzchirurgie, die die Abrechnung von **2 Fallpauschalen für einen Fall** ermöglicht, ergibt sich eine komplexe Abrechnungssystematik (siehe auch Erläuterungen zur FP-Gruppe 9).

Die in der 5. Änderungsverordnung zur BPflV neu definierte FP 09.031 umfasst die Versorgungsleistung bis zum Abschluss der **äußeren Wundheilung**. Diese ist üblicherweise durch das Entfernen von Klammern oder Fäden gekennzeichnet und in der Krankenakte dokumentiert. Bei einer Verwendung von resorbierbaren Fäden oder auf Dauer versenkten Nähten, bei denen eine Entfernung nicht erforderlich ist, ist vom üblichen Zeitpunkt des Abschlusses der äußeren Wundheilung auszugehen. Dieser Zeitpunkt ist erreicht und im Entgeltkatalog festgelegt mit dem 12. (12,28ten) Behandlungstag.

Kommt es zu einer Wundinfektion, so kann nicht von einem Abschluss der Wundheilung gesprochen werden. In diesem Fall wird die Grenzverweildauer von

* autogen = aus dem eigenen Körper stammend

17 Tagen wirksam, nach deren Ablauf das Krankenhaus den allgemeinen tagesgleichen Pflegesatz abrechnet. Gleiches gilt für **behandlungsspezifische Komplikationen** („indikationsspezifische Komplikationen"), die in direktem Zusammenhang mit der Behandlung der Grunderkrankung (Operation) stehen, wie z.B. Lungenentzündungen, Thrombosen oder Druckgeschwüre (Decubitus) und in der Herzchirurgie besonders neurologische und renale Komplikationen. Die Inanspruchnahme der „Weiterbehandlungspauschale" 09.032 (s.u.) ist unter diesen Bedingungen nicht möglich.

Die **„Weiterbehandlungspauschale" 09.032** ist primär vorgesehen für die Abrechnung der Versorgung von Patienten, deren Wundheilung zwar abgeschlossen ist, die aber die **Rehabilitationsfähigkeit** (bzw. „AHB-Fähigkeit"; AHB = **Anschlussheilbehandlung**) noch nicht erreicht haben. Die „Weiterbehandlungspauschale" 09.032 kann aber grundsätzlich dann abgerechnet werden, wenn die direkte Verlegung in eine Rehabilitationseinrichtung oder die Entlassung nach Hause **wegen sonstiger Erkrankungen oder anderer, die Mobilisation bzw. die Entlassung erschwerender Umstände**, die nicht mit der Behandlung der Herzerkrankung in unmittelbarem Zusammenhang stehen, nicht möglich ist. Dazu können z.B. Stoffwechselerkrankungen und alle Erkrankungen, die eine verzögerte Mobilisation begründen, gehören.

Das Vorliegen einer sonstigen, also zusätzlichen **„Erkrankung"** ist also nicht die einzige mögliche Voraussetzung für die Abrechnung einer „Weiterbehandlungspauschale" (= B-Pauschale). Maßgeblich für die Abrechenbarkeit der „Weiterbehandlungspauschale" ist vielmehr die Erfüllung der beiden folgenden Kriterien:

1. Der Patient muss nach Ablauf der „Akutbehandlungspauschale" (= A-Pauschale) weiterhin „krankenhausbehandlungsbedürftig" i.S. des Sozialrechts sein, d. h. Rehabilitationsfähigkeit oder Entlassungsfähigkeit sind nicht erreicht.
2. Die weiter notwendige Krankenhausbehandlung resultiert nicht aus „indikationsspezifischen" Komplikationen.

Somit ist klargestellt, dass neben sonstigen bzw. zusätzlichen Krankheiten auch **andere Umstände**, die nicht als indikationsspezifische Komplikationen gelten, eine Abrechnungsfähigkeit der B-Pauschale begründen können.

Liegen krankenhausbehandlungsbedürftige, die Rehabilitationsfähigkeit oder die Entlassungsfähigkeit verzögernde Komplikationen während der Akutbehandlung vor oder treten sie während dieses Zeitraums auf, so muss für die Abrechnung der Weiterbehandlungspauschale die Grenzverweildauer der Akutbehandlungspauschale nicht abgewartet werden. Die Weiterbehandlungspauschale kann direkt im Anschluss an die Wundheilung abgerechnet werden. *„Als erster Belegungstag der Mindestverweildauer der B-Pauschale* [Weiterbehandlungspauschale] *ist* [in diesem Fall] *das Kalenderdatum der Wundheilung in der Rechnung anzuge-*

14. Folgelieferung 12/01

(Fortsetzung zur Kommentierung von FP 09.031/09.032)

ben.“ Aus Gründen der Nachvollziehbarkeit kann im Normalfall die definierte „der Bewertungsrelation zugrundegelegte durchschnittliche Verweildauer“ als Termin der Wundheilung angenommen werden. Dieses Datum ist i.R. der Rechnungslegung den Kostenträgern zu übermitteln. Die Grenzverweildauern der Akutbehandlungs- und der Weiterbehandlungspauschale sind zu addieren zur Feststellung der Frist, nach der im Fall der Notwendigkeit weiterer stationärer Behandlung tagesgleiche Pflegesätze abgerechnet werden können.

Das bedeutet umgekehrt, dass für Patienten, bei denen die äußere Wundheilung abgeschlossen ist und die an diesem Termin rehabilitationsfähig sind, die „Weiterbehandlungspauschale“ 09.032 nicht abgerechnet werden kann. Für die Krankenkassen besteht die Möglichkeit, diesen Sachverhalt im Einzelfall durch den Medizinischen Dienst überprüfen zu lassen.

Die Aufteilung von Behandlungsfällen in ”Akutbehandlungspauschalen” und ”Weiterbehandlungspauschalen” in Verbindung mit Mindestzeiträumen der Behandlung hat in einigen Fällen zu Streitigkeiten zwischen Krankenhäusern und Krankenkassen bezüglich der korrekten Abrechnung geführt. Im Grunde war streitig, ob nach der Feststellung der Wundheilung tagesgleiche Pflegesätze abgerechnet werden können, wenn zum einen keine indikationsspezifischen Komplikationen vorliegen, die eine Behandlung im Rahmen der ”Akutbehandlungspauschale” über den Termin der Wundheilung hinaus notwendig gemacht hätten, und zum anderen die Patienten vor Erreichen der Mindestverweildauer der B-Pauschale entlassen werden.

Zwischenzeitlich ist hierzu ein Urteil des Bundessozialgerichtes ergangen (Az: B 3 KR 16/00 R). Danach hat ein Krankenhaus unter Beachtung der besonderen o.g. Konstellation Anspruch auf die Vergütung tagesgleicher Pflegesätze ab dem Tag der Wundheilung bis zur Entlassung. Zur ausführlichen Begründung verweisen wir auf die Erläuterungen zur FP-Gruppe 9.

Für die „Weiterbehandlungspauschale“ 09.032 ist weiterhin ein **Mindestaufenthalt** von 4 Belegungstagen definiert. Ist wegen Multimorbidität oder schlechter Mobilisierbarkeit des Patienten ein längerer Krankenhausaufenthalt innerhalb der „Weiterbehandlungspauschale“ erforderlich, so wird ab dem 14. Behandlungstag (Grenzverweildauer) der tagesgleiche Pflegesatz abgerechnet.

Wird ein Patient vor Abschluss der Wundheilung in eine andere Abteilung oder ein anderes Akutkrankenhaus verlegt, so erfolgt die **Aufteilung der FP 09.031** zwischen der verlegenden und der aufnehmenden Einheit, wie bisher schon in der BPflV geregelt. Die aufnehmende Einheit kann nach Abschluss der Wundheilung die „Weiterbehandlungspauschale“ 09.032 abrechnen, wenn die übrigen definierten Voraussetzungen (s.o.) gegeben sind.

14. Folgelieferung 12/01

Die neuen Abrechnungs-Bestimmungen des Koordinierungsausschusses der Selbstverwaltung, Ausschuss zur Weiterentwicklung und Pflege von Fallpauschalen und Sonderentgelten, führen hierzu unter Punkt 7. folgendes auf: „*Erbringt ein Krankenhaus die Leistung einer Fallpauschale zur Weiterbehandlung (B-Pauschale) in den Gruppen 9 und 17 zusätzlich zu der Operationsleistung (A-Pauschale), beginnt die B-Pauschale am Tag der Wundheilung. Die Grenz-Verweildauer der A-Pauschale (Spalte 8) wird in diesem Fall zur Grenz-Verweildauer der B-Pauschale hinzugerechnet. Als erster Belegungstag der Mindestverweildauer der B-Pauschale ist das Kalenderdatum der Wundheilung in der Rechnung anzugeben. Erfolgt die Weiterbehandlung (B-Pauschale) in einem anderen Krankenhaus, so ist der Aufnahmetag in diesem Krankenhaus der erste Belegungstag der Mindestverweildauer der B-Pauschale. Der Entlassungstag wird in bezug auf die Mindestbelegung der B-Pauschale nicht mitgezählt.*"

Durch die Teilung der alten FP 09.03 in die FP 09.031 („Akutbehandlungspauschale") und die FP 09.032 („Weiterbehandlungspauschale") stößt die Leistungsbeschreibung der FP über ICD und OPS-301 an ihre Grenzen. Die in Worten definierten FP lassen sich über die Klassifikationssysteme ICD und OPS-301 nicht mehr eindeutig unterscheiden. So lässt sich die „Weiterbehandlungspauschale" 09.032 über diese Merkmale nicht in allen Fällen eindeutig von den „Weiterbehandlungspauschalen" 09.012, 09.022 oder 09.042 unterscheiden. Dies ist von Bedeutung, da die Mindestverweildauern und damit die Entgelte z.T. erheblich differieren. Keiner dieser „Weiterbehandlungspauschalen" kann ein OPS zugeordnet werden, da die erforderlichen Schlüssel in dieser Systematik nicht vorgesehen und nicht enthalten sind. Man behilft sich bei der Dokumentation durch die Kombination eines echten Diagnosenschlüssels (ICD I25.10,11,8,9) mit einem ICD-Code, der keine Diagnose, sondern eine Behandlung bzw. einen Zustand definiert: Z48.8 (Sonstige näher bezeichnete Nachbehandlung nach chirurgischem Eingriff) bzw. Z95.1 (Vorhandensein eines aortokoronaren Bypasses). Die Logik dieser Systematik ist schwer zu vermitteln. Die Kombination von einem Schlüssel I25.10,11,8,9 mit dem Schlüssel Z48.8 ist überhaupt nicht aussagefähig, da mit dieser Kombination z.B. auch der Zustand nach einer Blinddarmoperation bei (zufälligem) Vorliegen einer Herzkrankheit dokumentiert werden könnte.

14. Folgelieferung 12/01

Gruppe 9: Operationen am Herzen

FP 09.041/09.042

Kommentierung:

Die FP 09.041 beschreibt einen koronarchirurgischen Eingriff als **Rezidiveingriff** (= Wiederholungseingriff) am Herzen. Der Begriff „Rezidiv" ist hier von der Arbeitsgruppe Entgeltsysteme des Bundesministeriums für Gesundheit deutlich weiter ausgelegt worden als bei der FP 09.121 (siehe dort). Das heißt, bei der FP 09.041 ist es unerheblich, ob der Voreingriff ein koronarchirurgischer Eingriff (= Bypassoperation) oder ein anderer Eingriff am Herzen gewesen ist. Die Kalkulation der FP trägt dem durch den vorangegangenen Eingriff bedingten höheren Operationsaufwand Rechnung.

Den „Akutbehandlungspauschalen" 09.011, 09.021, 09.031 und 09.041 wurden im Rahmen der Umstellung von der ICD-9 auf die ICD-10 einheitlich die ICD-Schlüssel I25.1, I25.8 und I25.9 zugeordnet (Atherosklerotische Herzkrankheit; atherosklerotisch = durch Fett- und Kalkeinlagerung krankhaft verhärtet und verengt). Diese Schlüssel umfassten das gleiche Diagnosenspektrum, das unter der ICD-9 vom Schlüssel 414.0 erfasst war. Auf Grund der überarbeiteten Zuordnung von Diagnosen- und Operations-Schlüsseln nach ICD-10-SGB V und OPS-301 Version 2.0 (s.o.) zu den FP 09.041 und 09.042 ändern sich die Vorgaben für die Dokumentation. Nun ist es möglich, unter dem ICD-10-Schlüssel I25.10-13 die Art des betroffenen Gefäßes differenziert darzustellen.

Es ist bei dieser FP unerheblich, in welcher Technik der Bypass angelegt wird: Veneninterponate (= „Venenzwischenstücke") oder die Verwendung der inneren Brustwandarterie (Arteria mammaria interna), auch als freies Transplantat, sowie andere Arterien (auch zur Transposition) oder Gefäßprothesen (auch als „Patch") sind gleichermaßen erfasst. Es ist ebenfalls unerheblich, wann der Voreingriff stattgefunden hat.

Mit Ausnahme der beiden Einzelschlüssel **5-363.1** (Koronararterienbypass-Revision) und **5-363.2** (Koronararterienbypass-Neuanlage) müssen für die Dokumentation der FP **zwei OPS** angegeben werden. Die Kennzeichnung als Wiederholungseingriff erfolgt dabei über den zweiten Schlüssel **5-379.5.** Der **erste OPS** beschreibt auf 5 Stellen Art und Umfang des Eingriffes: **5-361.0-5/y** (Anlegen eines aortokoronaren Bypasses, einfach bis mehrfach), **5-363.0** (Koronararterienpatch), **5-363.3** (Koronararterientransposition) oder **5-363.4** (Revaskularisation mit freiem A. mammaria interna-Transplantat).

Auf Grund der Neustrukturierung der FP für die Abrechnung von Leistungen der Herzchirurgie, die die Abrechnung von **2 Fallpauschalen für einen Fall** ermöglicht, ergibt sich eine komplexe Abrechnungssystematik (siehe auch Erläuterungen zur FP-Gruppe 9).

Die in der 5. Änderungsverordnung zur BPflV neu definierte FP 09.041 umfasst die Versorgungsleistung bis zum Abschluss der **äußeren Wundheilung.** Diese ist üblicherweise durch das Entfernen von Klammern oder Fäden gekennzeichnet und in der Krankenakte dokumentiert. Bei einer Verwendung von resorbierbaren Fäden oder auf Dauer versenkten Nähten, bei denen eine Entfernung nicht erforderlich ist, ist vom üblichen Zeitpunkt des Abschlusses der äußeren Wundheilung auszugehen. Dieser Zeitpunkt ist erreicht und im Entgeltkatalog festgelegt mit dem 13. (12,64ten) Behandlungstag.

Kommt es zu einer Wundinfektion, so kann nicht von einem Abschluss der Wundheilung gesprochen werden. In diesem Fall wird die Grenzverweildauer von 17 Tagen wirksam, nach deren Ablauf das Krankenhaus den allgemeinen tagesgleichen Pflegesatz abrechnet. Gleiches gilt für **behandlungsspezifische Komplikationen** („indikationsspezifische Komplikationen"), die in direktem Zusammenhang mit der Behandlung der Grunderkrankung (Operation) stehen, wie z.B. Lungenentzündungen, Thrombosen oder Druckgeschwüre (Decubitus) und in der Herzchirurgie besonders neurologische und renale Komplikationen. Die Inanspruchnahme der „Weiterbehandlungspauschale" 09.042 (s.u.) ist unter diesen Bedingungen nicht möglich.

Die **„Weiterbehandlungspauschale" 09.042** ist primär vorgesehen für die Abrechnung der Versorgung von Patienten, deren Wundheilung zwar abgeschlossen ist, die aber die **Rehabilitationsfähigkeit** (bzw. „AHB-Fähigkeit"; AHB = **Anschlussheilbehandlung**) noch nicht erreicht haben. Die „Weiterbehandlungspauschale" 09.042 kann aber grundsätzlich dann abgerechnet werden, wenn die direkte Verlegung in eine Rehabilitationseinrichtung oder die Entlassung nach Hause **wegen sonstiger Erkrankungen oder anderer, die Mobilisation bzw. die Entlassung erschwerender Umstände**, die nicht mit der Behandlung der Herzerkrankung in unmittelbarem Zusammenhang stehen, nicht möglich ist. Dazu können z.B. Stoffwechselerkrankungen und alle Erkrankungen, die eine verzögerte Mobilisation begründen, gehören.

Das Vorliegen einer sonstigen, also zusätzlichen „Erkrankung" ist also nicht die einzige mögliche Voraussetzung für die Abrechnung einer „Weiterbehandlungspauschale" (= B-Pauschale). Maßgeblich für die Abrechenbarkeit der „Weiterbehandlungspauschale" ist vielmehr die Erfüllung der beiden folgenden Kriterien:

1. Der Patient muss nach Ablauf der „Akutbehandlungspauschale" (= A-Pauschale) weiterhin „krankenhausbehandlungsbedürftig" i.S. des Sozialrechts sein, d. h. Rehabilitationsfähigkeit oder Entlassungsfähigkeit sind nicht erreicht.
2. Die weiter notwendige Krankenhausbehandlung resultiert nicht aus „indikationsspezifischen" Komplikationen.

14. Folgelieferung 12/01

(Fortsetzung zur Kommentierung von FP 09.041/09.042)

Somit ist klargestellt, dass neben sonstigen bzw. zusätzlichen Krankheiten auch **andere Umstände**, die nicht als indikationsspezifische Komplikationen gelten, eine Abrechnungsfähigkeit der B-Pauschale begründen können.

Liegen krankenhausbehandlungsbedürftige, die Rehabilitationsfähigkeit oder die Entlassungsfähigkeit verzögernde Komplikationen während der Akutbehandlung vor oder treten sie während dieses Zeitraums auf, so muss für die Abrechnung der Weiterbehandlungspauschale die Grenzverweildauer der Akutbehandlungspauschale nicht abgewartet werden. Die Weiterbehandlungspauschale kann direkt im Anschluss an die Wundheilung abgerechnet werden. *„Als erster Belegungstag der Mindestverweildauer der B-Pauschale* [Weiterbehandlungspauschale] *ist* [in diesem Fall] *das Kalenderdatum der Wundheilung in der Rechnung anzugeben.“* Aus Gründen der Nachvollziehbarkeit kann im Normalfall die definierte „der Bewertungsrelation zugrundegelegte durchschnittliche Verweildauer“ als Termin der Wundheilung angenommen werden. Dieses Datum ist i.R. der Rechnungslegung den Kostenträgern zu übermitteln. Die Grenzverweildauern der Akutbehandlungs- und der Weiterbehandlungspauschale sind zu addieren zur Feststellung der Frist, nach der im Fall der Notwendigkeit weiterer stationärer Behandlung tagesgleiche Pflegesätze abgerechnet werden können.

Das bedeutet umgekehrt, dass für Patienten, bei denen die äußere Wundheilung abgeschlossen ist und die an diesem Termin rehabilitationsfähig sind, die „Weiterbehandlungspauschale“ 09.042 nicht abgerechnet werden kann. Für die Krankenkassen besteht die Möglichkeit, diesen Sachverhalt im Einzelfall durch den Medizinischen Dienst überprüfen zu lassen.

Die Aufteilung von Behandlungsfällen in "Akutbehandlungspauschalen" und "Weiterbehandlungspauschalen" in Verbindung mit Mindestzeiträumen der Behandlung hat in einigen Fällen zu Streitigkeiten zwischen Krankenhäusern und Krankenkassen bezüglich der korrekten Abrechnung geführt. Im Grunde war streitig, ob nach der Feststellung der Wundheilung tagesgleiche Pflegesätze abgerechnet werden können, wenn zum einen keine indikationsspezifischen Komplikationen vorliegen, die eine Behandlung im Rahmen der "Akutbehandlungspauschale" über den Termin der Wundheilung hinaus notwendig gemacht hätten, und zum anderen die Patienten vor Erreichen der Mindestverweildauer der B-Pauschale entlassen werden.

Zwischenzeitlich ist hierzu ein Urteil des Bundessozialgerichtes ergangen (Az: B 3 KR 16/00 R). Danach hat ein Krankenhaus unter Beachtung der besonderen o.g. Konstellation Anspruch auf die Vergütung tagesgleicher Pflegesätze ab dem Tag der Wundheilung bis zur Entlassung. Zur ausführlichen Begründung verweisen wir auf die Erläuterungen zur FP-Gruppe 9.

14. Folgelieferung 12/01

Für die „Weiterbehandlungspauschale“ 09.042 ist weiterhin ein **Mindestaufenthalt** von 5 Belegungstagen definiert. Ist wegen Multimorbidität oder schlechter Mobilisierbarkeit des Patienten ein längerer Krankenhausaufenthalt innerhalb der „Weiterbehandlungspauschale“ erforderlich, so wird ab dem 15. Behandlungstag (Grenzverweildauer) der tagesgleiche Pflegesatz abgerechnet.

Wird ein Patient vor Abschluss der Wundheilung in eine andere Abteilung oder ein anderes Akutkrankenhaus verlegt, so erfolgt die **Aufteilung der FP 09.041** zwischen der verlegenden und der aufnehmenden Einheit, wie bisher schon in der BPflV geregelt. Die aufnehmende Einheit kann nach Abschluss der Wundheilung die „Weiterbehandlungspauschale“ 09.042 abrechnen, wenn die übrigen definierten Voraussetzungen (s.o.) gegeben sind.

Die neuen Abrechnungs-Bestimmungen des Koordinierungsausschusses der Selbstverwaltung, Ausschuss zur Weiterentwicklung und Pflege von Fallpauschalen und Sonderentgelten, führen hierzu unter Punkt 7. folgendes auf: *„Erbringt ein Krankenhaus die Leistung einer Fallpauschale zur Weiterbehandlung (B-Pauschale) in den Gruppen 9 und 17 zusätzlich zu der Operationsleistung (A-Pauschale), beginnt die B-Pauschale am Tag der Wundheilung. Die Grenz-Verweildauer der A-Pauschale (Spalte 8) wird in diesem Fall zur Grenz-Verweildauer der B-Pauschale hinzugerechnet. Als erster Belegungstag der Mindestverweildauer der B-Pauschale ist das Kalenderdatum der Wundheilung in der Rechnung anzugeben. Erfolgt die Weiterbehandlung (B-Pauschale) in einem anderen Krankenhaus, so ist der Aufnahmetag in diesem Krankenhaus der erste Belegungstag der Mindestverweildauer der B-Pauschale. Der Entlassungstag wird in bezug auf die Mindestbelegung der B-Pauschale nicht mitgezählt.“*

Durch die Teilung der alten FP 09.04 in die FP 09.041 („Akutbehandlungspauschale“) und die FP 09.042 („Weiterbehandlungspauschale“) stößt die Leistungsbeschreibung der FP über ICD und OPS-301 an ihre Grenzen. Die in Worten definierten FP lassen sich über die Klassifikationssysteme ICD und OPS-301 nicht mehr eindeutig unterscheiden. So lässt sich die „Weiterbehandlungspauschale“ 09.042 über diese Merkmale nicht in allen Fällen eindeutig von den „Weiterbehandlungspauschalen“ 09.012, 09.022 oder 09.032 unterscheiden. Dies ist von Bedeutung, da die Mindestverweildauern und damit die Entgelte z.T. erheblich differieren. Keiner dieser „Weiterbehandlungspauschalen“ kann ein OPS zugeordnet werden, da die erforderlichen Schlüssel in dieser Systematik nicht vorgesehen und nicht enthalten sind. Man behilft sich bei der Dokumentation durch die Kombination eines echten Diagnosenschlüssels (ICD I25.10-13,8,9) mit einem ICD-Code, der keine Diagnose, sondern eine Behandlung bzw. einen Zustand definiert: Z48.8 (Sonstige näher bezeichnete Nachbehandlung nach chirurgischem Eingriff) bzw. Z95.1 (Vorhandensein eines aortokoronaren Bypasses). Die Logik dieser Systematik ist schwer zu vermitteln. Die Kombination von einem Schlüssel I25.10-13,8,9 mit dem Schlüssel Z48.8 ist überhaupt nicht aussagefähig,

14. Folgelieferung 12/01

(Fortsetzung zur Kommentierung von FP 09.041/09.042)

da mit dieser Kombination z.B. auch der Zustand nach einer Blinddarmoperation bei (zufälligem) Vorliegen einer Herzkrankheit dokumentiert werden könnte.

Gruppe 9: Operationen am Herzen **FP 09.051/09.052**

Kommentierung:

Die FP-Leistung besteht aus einem **koronarchirurgischen** und einem **Klappeneingriff**, die gemeinsam durchgeführt werden. Im Rahmen der Umstellung von der ICD-9 auf die ICD-10 wurden den FP 09.051 und 09.052 eine große Zahl von Diagnosencodes der ICD-10 zugeordnet. Das Spektrum der erfassten Diagnosen wurde präzisiert, hat sich aber gegenüber dem Umfang der zuvor zugeordneten Codes der ICD-9 nicht verändert.

Bei der Umstellung von der ICD-9 auf die ICD-10 wurden einige Schlüssel für die Entgelte mit der Ergänzung „a)" versehen. Diese Schlüssel sind sogenannte „Stern-Kodes", die nach den Codierregeln der ICD-10 und für die Abrechnung zwingend mit einem führenden „Kreuz-Kode" kombiniert werden müssen. Für eine korrekte Abrechnung müssen beide Schlüssel übermittelt werden. Allerdings hat der Koordinierungsausschuss zur Weiterentwicklung von Fallpauschalen und Sonderentgelten es versäumt, den Fehler des Verordnungsgebers zu korrigieren und für die Übermittlung der Diagnosen die Kombination von mindestes 2 ICD-Schlüsseln, die sich auf die beiden den Klappeneingriff und den Koronareingriff begründenden Grunderkrankungen beziehen, verbindlich zu machen (analog der Leistungsdokumentation über den OPS). So steht es dem Leistungserbringer frei, entweder einen auf die koronare Herzkrankheit bezogenen oder einen auf die Klappenerkrankung bezogenen ICD-Schlüssel zu dokumentieren. Die Dokumentation zum Zweck der Abrechnung ist hierdurch nicht beeinträchtigt, da das führende Merkmal der FP, die Operation, über die vorgegebenen, kombiniert zu übermittelnden OPS exakt abgebildet wird.

Auf Grund der überarbeiteten Zuordnung von Diagnosen- und Operations-Schlüsseln nach ICD-10-SGB V und OPS-301 Version 2.0 (s.o.) zu den FP 09.051 und 09.052 ändern sich die Vorgaben für die Dokumentation bezüglich der Diagnosen-Schlüssel an einem Punkt; der Schlüssel I25.10,11 ermöglicht eine Differenzierung auf der 5. Stelle

Der operative Aufwand bei der FP 09.051 kann sehr unterschiedlich sein, da weder die Anzahl noch die Art der Bypässe definiert sind, noch vorgegeben ist, welche **Herzklappe** auf welche Art **rekonstruiert** wurde. Unter Klappenrekonstruktion versteht man **klappenerhaltende Operationen**; Klappen**ersatzoperationen** sind von dieser FP **nicht** erfasst.

Für die **Dokumentation** des koronarchirurgischen Eingriffes und des Klappeneingriffes sind bei der FP 09.051 **immer zwei OPS** erforderlich, einer für den *koronarchirurgischen* Eingriff und ein zweiter für den Klappeneingriff:

14. Folgelieferung 12/01

9

Koronarchirurgischer Eingriff: **5-361.0-5 1-y** (Anlegen eines aortokoronaren Bypasses, einfach bis mehrfach) oder **5-363.4** (Revaskularisation mit freiem A. mammaria interna-Transplantat).
Klappeneingriff: **5-350.0-7,x,y** (Valvulotomie = „Klappensprengung" an den verschiedenen Herzklappen) oder **5-353.0-5,x,y** (Valvuloplastik = „aufbauende Rekonstruktion" der verschiedenen Herzklappen).

Auf Grund der Neustrukturierung der FP für die Abrechnung von Leistungen der Herzchirurgie, die die Abrechnung von **2 Fallpauschalen für einen Fall** ermöglicht, ergibt sich eine komplexe Abrechnungssystematik (siehe auch Erläuterungen zur FP-Gruppe 9).

Die in der 5. Änderungsverordnung zur BPflV neu definierte FP 09.051 umfasst die Versorgungsleistung bis zum Abschluss der äußeren Wundheilung. Diese ist üblicherweise durch das Entfernen von Klammern oder Fäden gekennzeichnet und in der Krankenakte dokumentiert. Bei einer Verwendung von resorbierbaren Fäden oder auf Dauer versenkten Nähten, bei denen eine Entfernung nicht erforderlich ist, ist vom üblichen Zeitpunkt des Abschlusses der **äußeren Wundheilung** auszugehen. Dieser Zeitpunkt ist erreicht und im Entgeltkatalog festgelegt mit dem 13. (12,97ten) Behandlungstag.

Kommt es zu einer Wundinfektion, so kann nicht von einem Abschluss der Wundheilung gesprochen werden. In diesem Fall wird die Grenzverweildauer von 18 Tagen wirksam, nach deren Ablauf das Krankenhaus den allgemeinen tagesgleichen Pflegesatz abrechnet. Gleiches gilt für **behandlungsspezifische Komplikationen** („indikationsspezifische Komplikationen"), die in direktem Zusammenhang mit der Behandlung der Grunderkrankung (Operation) stehen, wie z.B. Lungenentzündungen, Thrombosen oder Druckgeschwüre (Decubitus) und in der Herzchirurgie besonders neurologische und renale Komplikationen. Die Inanspruchnahme der „Weiterbehandlungspauschale" 09.052 (s.u.) ist unter diesen Bedingungen nicht möglich.

Die **„Weiterbehandlungspauschale" 09.052** ist primär vorgesehen für die Abrechnung der Versorgung von Patienten, deren Wundheilung zwar abgeschlossen ist, die aber die **Rehabilitationsfähigkeit** (bzw. „AHB-Fähigkeit"; AHB = **Anschlussheilbehandlung**) noch nicht erreicht haben. Die „Weiterbehandlungspauschale" 09.052 kann aber grundsätzlich dann abgerechnet werden, wenn die direkte Verlegung in eine Rehabilitationseinrichtung oder die Entlassung nach Hause **wegen sonstiger Erkrankungen oder anderer, die Mobilisation bzw. die Entlassung erschwerender Umstände**, die nicht mit der Behandlung der Herzerkrankung in unmittelbarem Zusammenhang stehen, nicht möglich ist. Dazu können z.B. Stoffwechselerkrankungen und alle Erkrankungen, die eine verzögerte Mobilisation begründen, gehören.

Das Vorliegen einer sonstigen, also zusätzlichen **„Erkrankung"** ist also nicht die

(Fortsetzung zur Kommentierung von FP 09.051/09.052)

einzige mögliche Voraussetzung für die Abrechnung einer „Weiterbehandlungspauschale" (= B-Pauschale). Maßgeblich für die Abrechenbarkeit der „Weiterbehandlungspauschale" ist vielmehr die Erfüllung der beiden folgenden Kriterien:

1. Der Patient muss nach Ablauf der „Akutbehandlungspauschale" (= A-Pauschale) weiterhin „krankenhausbehandlungsbedürftig" i.S. des Sozialrechts sein, d. h. Rehabilitationsfähigkeit oder Entlassungsfähigkeit sind nicht erreicht.
2. Die weiter notwendige Krankenhausbehandlung resultiert nicht aus „indikationsspezifischen" Komplikationen.

Somit ist klargestellt, dass neben sonstigen bzw. zusätzlichen Krankheiten auch **andere Umstände**, die nicht als indikationsspezifische Komplikationen gelten, eine Abrechnungsfähigkeit der B-Pauschale begründen können.

Liegen krankenhausbehandlungsbedürftige, die Rehabilitationsfähigkeit oder die Entlassungsfähigkeit verzögernde Komplikationen während der Akutbehandlung vor oder treten sie während dieses Zeitraums auf, so muss für die Abrechnung der Weiterbehandlungspauschale die Grenzverweildauer der Akutbehandlungspauschale nicht abgewartet werden. Die Weiterbehandlungspauschale kann direkt im Anschluss an die Wundheilung abgerechnet werden. *„Als erster Belegungstag der Mindestverweildauer der B-Pauschale* [Weiterbehandlungspauschale] *ist* [in diesem Fall] *das Kalenderdatum der Wundheilung in der Rechnung anzugeben."* Aus Gründen der Nachvollziehbarkeit kann im Normalfall die definierte „der Bewertungsrelation zugrundegelegte durchschnittliche Verweildauer" als Termin der Wundheilung angenommen werden. Dieses Datum ist i.R. der Rechnungslegung den Kostenträgern zu übermitteln. Die Grenzverweildauern der Akutbehandlungs- und der Weiterbehandlungspauschale sind zu addieren zur Feststellung der Frist, nach der im Fall der Notwendigkeit weiterer stationärer Behandlung tagesgleiche Pflegesätze abgerechnet werden können.

14. Folgelieferung 12/01

Das bedeutet umgekehrt, dass für Patienten, bei denen die äußere Wundheilung abgeschlossen ist und die an diesem Termin rehabilitationsfähig sind, die „Weiterbehandlungspauschale" 09.052 nicht abgerechnet werden kann. Für die Krankenkassen besteht die Möglichkeit, diesen Sachverhalt im Einzelfall durch den Medizinischen Dienst überprüfen zu lassen.

Die Aufteilung von Behandlungsfällen in "Akutbehandlungspauschalen" und "Weiterbehandlungspauschalen" in Verbindung mit Mindestzeiträumen der Behandlung hat in einigen Fällen zu Streitigkeiten zwischen Krankenhäusern und Krankenkassen bezüglich der korrekten Abrechnung geführt. Im Grunde war streitig, ob nach der Feststellung der Wundheilung tagesgleiche Pflegesätze abgerechnet werden können, wenn zum einen keine indikationsspezifischen Komplikationen vorliegen, die eine Behandlung im Rahmen der "Akutbehandlungspauschale" über den Termin der Wundheilung hinaus notwendig gemacht hätten, und zum anderen die Patienten vor Erreichen der Mindestverweildauer der B-Pauschale entlassen werden.

Zwischenzeitlich ist hierzu ein Urteil des Bundessozialgerichtes ergangen (Az: B 3 KR 16/00 R). Danach hat ein Krankenhaus unter Beachtung der besonderen o.g. Konstellation Anspruch auf die Vergütung tagesgleicher Pflegesätze ab dem Tag der Wundheilung bis zur Entlassung. Zur ausführlichen Begründung verweisen wir auf die Erläuterungen zur FP-Gruppe 9.

Für die „Weiterbehandlungspauschale" 09.052 ist weiterhin ein **Mindestaufenthalt** von 5 Belegungstagen definiert. Ist wegen Multimorbidität oder schlechter Mobilisierbarkeit des Patienten ein längerer Krankenhausaufenthalt innerhalb der „Weiterbehandlungspauschale" erforderlich, so wird ab dem 16. Behandlungstag (Grenzverweildauer) der tagesgleiche Pflegesatz abgerechnet.

Wird ein Patient vor Abschluss der Wundheilung in eine andere Abteilung oder ein anderes Akutkrankenhaus verlegt, so erfolgt die **Aufteilung der FP 09.051** zwischen der verlegenden und der aufnehmenden Einheit, wie bisher schon in der BPflV geregelt. Die aufnehmende Einheit kann nach Abschluss der Wundheilung die „Weiterbehandlungspauschale" 09.052 abrechnen, wenn die übrigen definierten Voraussetzungen (s.o.) gegeben sind.

Die neuen Abrechnungs-Bestimmungen des Koordinierungsausschusses der Selbstverwaltung, Ausschuss zur Weiterentwicklung und Pflege von Fallpauschalen und Sonderentgelten, führen hierzu unter Punkt 7. folgendes auf: *„Erbringt ein Krankenhaus die Leistung einer Fallpauschale zur Weiterbehandlung (B-Pauschale) in den Gruppen 9 und 17 zusätzlich zu der Operationsleistung (A-Pauschale), beginnt die B-Pauschale am Tag der Wundheilung. Die Grenz-Verweildauer der A-Pauschale (Spalte 8) wird in diesem Fall zur Grenz-Verweildauer der B-Pauschale hinzugerechnet. Als erster Belegungstag der Mindestverweildauer der B-Pauschale ist das Kalenderdatum der Wundheilung in der Rechnung anzugeben. Erfolgt die Weiterbehandlung (B-Pauschale) in einem anderen Krankenhaus, so ist der Aufnahmetag in diesem Krankenhaus der erste Belegungstag der Mindestverweildauer der B-Pauschale. Der Entlassungstag wird in bezug auf die Mindestbelegung der B-Pauschale nicht mitgezählt."*

Durch die Teilung der alten FP 09.05 in die FP 09.051 („Akutbehandlungspauschale") und die FP 09.052 („Weiterbehandlungspauschale") stößt die Leistungsbeschreibung der FP über ICD und OPS-301 an ihre Grenzen. Die in Worten definierten FP lassen sich über die Klassifikationssysteme ICD und OPS-301 nicht mehr eindeutig unterscheiden. So lässt sich die „Weiterbehandlungspauschale" 09.052 über diese Merkmale nicht in allen Fällen eindeutig von den folgenden „Weiterbehandlungspauschalen" 09.062, 09.072 und 09.082 unterscheiden. Dies

14. Folgelieferung 12/01

(Fortsetzung zur Kommentierung von FP 09.051/09.052)

ist von Bedeutung, da die Mindestverweildauern und damit die Entgelte differieren. Keiner dieser „Weiterbehandlungspauschalen“ kann ein OPS zugeordnet werden, da die erforderlichen Schlüssel in dieser Systematik nicht vorgesehen und nicht enthalten sind. Man behilft sich bei der Dokumentation durch die Kombination eines echten Diagnosenschlüssels mit einem ICD-Code, der keine Diagnose, sondern eine Behandlung bzw. einen Zustand definiert: Z48.8 (Sonstige näher bezeichnete Nachbehandlung nach chirurgischem Eingriff) bzw. Z95.1 (Vorhandensein eines aortokoronaren Bypasses). Die Logik dieser Systematik ist schwer zu vermitteln. Die Kombination von z.B. einem Schlüssel I25.10,11,8,9 mit dem Schlüssel Z48.8 ist überhaupt nicht aussagefähig, da mit dieser Kombination z.B. auch der Zustand nach einer Blinddarmoperation bei (zufälligem) Vorliegen einer Herzkrankheit dokumentiert werden könnte.

Gruppe 9: Operationen am Herzen

FP 09.061/09.062

Kommentierung:

Die FP 09.061 unterscheidet sich von der FP 09.051 nur dadurch, dass neben dem koronarchirurgischen Eingriff eine **Herzklappe** nicht rekonstruiert, sondern **ersetzt** wird. Im Rahmen der Umstellung von der ICD-9 auf die ICD-10 wurden den FP 09.061 und 09.062 eine große Zahl von Diagnosencodes der ICD-10 zugeordnet. Das Spektrum der erfassten Diagnosen wurde präzisiert, hat sich aber gegenüber dem Umfang der zuvor zugeordneten Codes der ICD-9 nicht verändert.

Bei der Umstellung von der ICD-9 auf die ICD-10 wurden einige Schlüssel für die Entgelte mit der Ergänzung „a)" versehen. Diese Schlüssel sind sogenannte „Stern-Kodes", die nach den Codierregeln der ICD-10 und für die Abrechnung zwingend mit einem führenden „Kreuz-Kode" kombiniert werden müssen. Für eine korrekte Abrechnung müssen beide Schlüssel übermittelt werden.

Allerdings hat der Koordinierungsausschuss zur Weiterentwicklung von Fallpauschalen und Sonderentgelten es versäumt, den Fehler des Verordnungsgebers zu korrigieren und für die Übermittlung der Diagnosen die Kombination von mindestens 2 ICD-Schlüsseln, die sich auf die beiden den Klappeneingriff und den Koronareingriff begründenden Grunderkrankungen beziehen, verbindlich zu machen (analog der Leistungsdokumentation über den OPS). So steht es dem Leistungserbringer frei, entweder einen auf die koronare Herzkrankheit bezogenen oder einen auf die Klappenerkrankung bezogenen ICD-Schlüssel zu dokumentieren. Die Dokumentation zum Zweck der Abrechnung ist hierdurch nicht beeinträchtigt, da das führende Merkmal der FP, die Operation, über die vorgegebenen, kombiniert zu übermittelnden OPS exakt abgebildet wird.

Auf Grund der überarbeiteten Zuordnung von Diagnosen- und Operations-Schlüsseln nach ICD-10-SGB V und OPS-301 Version 2.0 (s.o.) zu den FP 09.061 und 09.062 ändern sich die Vorgaben für die Dokumentation bezüglich der Diagnosen-Schlüssel an einem Punkt; der Schlüssel I25.10,11 ermöglicht eine Differenzierung auf der 5. Stelle.

Der praktische Operations-Schlüssel 5-362.0,1,x, der direkt einen Kombinationseingriff abgebildet hat, ist entfallen. Deshalb müssen nun auch bei dieser FP, analog z.B. zu der FP 09.051, immer **zwei OPS kombiniert** werden, ein Operations-Schlüssel für die Klappenchirurgie und einen für die Koronarchirurgie.

Bezüglich des koronarchirurgischen Eingriffes gilt, dass Anzahl und Art der Bypässe für die Abrechnung unerheblich sind.

Bezüglich der Verschlüsselung der Diagnose gelten die entsprechenden Erläuterungen der FP 09.051.

14. Folgelieferung 12/01

Auf Grund der Neustrukturierung der FP für die Abrechnung von Leistungen der Herzchirurgie, die die Abrechnung von **2 Fallpauschalen für einen Fall** ermöglicht, ergibt sich eine komplexe Abrechnungssystematik (siehe auch Erläuterungen zur FP-Gruppe 9).

Die in der 5. Änderungsverordnung zur BPflV neu definierte FP 09.061 umfasst die Versorgungsleistung bis zum Abschluss der **äußeren Wundheilung.** Diese ist üblicherweise durch das Entfernen von Klammern oder Fäden gekennzeichnet und in der Krankenakte dokumentiert. Bei einer Verwendung von resorbierbaren Fäden oder auf Dauer versenkten Nähten, bei denen eine Entfernung nicht erforderlich ist, ist vom üblichen Zeitpunkt des Abschlusses der äußeren Wundheilung auszugehen. Dieser Zeitpunkt ist erreicht und im Entgeltkatalog festgelegt mit dem 14. (13,67ten) Behandlungstag.

Kommt es zu einer Wundinfektion, so kann nicht von einem Abschluss der Wundheilung gesprochen werden. In diesem Fall wird die Grenzverweildauer von 21 Tagen wirksam, nach deren Ablauf das Krankenhaus den allgemeinen tagesgleichen Pflegesatz abrechnet. Gleiches gilt für **behandlungsspezifische Komplikationen** („indikationsspezifische Komplikationen"), die in direktem Zusammenhang mit der Behandlung der Grunderkrankung (Operation) stehen, wie z.B. Lungenentzündungen, Thrombosen oder Druckgeschwüre (Decubitus) und in der Herzchirurgie besonders neurologische und renale Komplikationen. Die Inanspruchnahme der „Weiterbehandlungspauschale" 09.062 (s.u.) ist unter diesen Bedingungen nicht möglich.

Die **„Weiterbehandlungspauschale" 09.062** ist primär vorgesehen für die Abrechnung der Versorgung von Patienten, deren Wundheilung zwar abgeschlossen ist, die aber die **Rehabilitationsfähigkeit** (bzw. „AHB-Fähigkeit"; AHB = **Anschlussheilbehandlung**) noch nicht erreicht haben. Die „Weiterbehandlungspauschale" 09.062 kann aber grundsätzlich dann abgerechnet werden, wenn die direkte Verlegung in eine Rehabilitationseinrichtung oder die Entlassung nach Hause **wegen sonstiger Erkrankungen oder anderer, die Mobilisation bzw. die Entlassung erschwerender Umstände**, die nicht mit der Behandlung der Herzerkrankung in unmittelbarem Zusammenhang stehen, nicht möglich ist. Dazu können z.B. Stoffwechselerkrankungen und alle Erkrankungen, die eine verzögerte Mobilisation begründen, gehören.

Das Vorliegen einer sonstigen, also zusätzlichen **„Erkrankung"** ist also nicht die einzige mögliche Voraussetzung für die Abrechnung einer „Weiterbehandlungspauschale" (= B-Pauschale). Maßgeblich für die Abrechenbarkeit der „Weiterbehandlungspauschale" ist vielmehr die Erfüllung der beiden folgenden Kriterien:

1. Der Patient muss nach Ablauf der „Akutbehandlungspauschale" (= A-Pauschale) weiterhin „krankenhausbehandlungsbedürftig" i.S. des Sozialrechts sein, d. h. Rehabilitationsfähigkeit oder Entlassungsfähigkeit sind nicht erreicht.

(Fortsetzung zur Kommentierung von FP 09.061/09.062)

2. Die weiter notwendige Krankenhausbehandlung resultiert nicht aus „indikationsspezifischen" Komplikationen.

Somit ist klargestellt, dass neben sonstigen bzw. zusätzlichen Krankheiten auch **andere Umstände**, die nicht als indikationsspezifische Komplikationen gelten, eine Abrechnungsfähigkeit der B-Pauschale begründen können.

Liegen krankenhausbehandlungsbedürftige, die Rehabilitationsfähigkeit oder die Entlassungsfähigkeit verzögernde Komplikationen während der Akutbehandlung vor oder treten sie während dieses Zeitraums auf, so muss für die Abrechnung der Weiterbehandlungspauschale die Grenzverweildauer der Akutbehandlungspauschale nicht abgewartet werden. Die Weiterbehandlungspauschale kann direkt im Anschluss an die Wundheilung abgerechnet werden. *„Als erster Belegungstag der Mindestverweildauer der B-Pauschale* [Weiterbehandlungspauschale] *ist* [in diesem Fall] *das Kalenderdatum der Wundheilung in der Rechnung anzugeben.*" Aus Gründen der Nachvollziehbarkeit kann im Normalfall die definierte „der Bewertungsrelation zugrundegelegte durchschnittliche Verweildauer" als Termin der Wundheilung angenommen werden. Dieses Datum ist i.R. der Rechnungslegung den Kostenträgern zu übermitteln. Die Grenzverweildauern der Akutbehandlungs- und der Weiterbehandlungspauschale sind zu addieren zur Feststellung der Frist, nach der im Fall der Notwendigkeit weiterer stationärer Behandlung tagesgleiche Pflegesätze abgerechnet werden können.

Das bedeutet umgekehrt, dass für Patienten, bei denen die äußere Wundheilung abgeschlossen ist und die an diesem Termin rehabilitationsfähig sind, die „Weiterbehandlungspauschale" 09.062 nicht abgerechnet werden kann. Für die Krankenkassen besteht die Möglichkeit, diesen Sachverhalt im Einzelfall durch den Medizinischen Dienst überprüfen zu lassen.

Die Aufteilung von Behandlungsfällen in "Akutbehandlungspauschalen" und "Weiterbehandlungspauschalen" in Verbindung mit Mindestzeiträumen der Behandlung hat in einigen Fällen zu Streitigkeiten zwischen Krankenhäusern und Krankenkassen bezüglich der korrekten Abrechnung geführt. Im Grunde war streitig, ob nach der Feststellung der Wundheilung tagesgleiche Pflegesätze abgerechnet werden können, wenn zum einen keine indikationsspezifischen Komplikationen vorliegen, die eine Behandlung im Rahmen der "Akutbehandlungspauschale" über den Termin der Wundheilung hinaus notwendig gemacht hätten, und zum anderen die Patienten vor Erreichen der Mindestverweildauer der B-Pauschale entlassen werden.

Zwischenzeitlich ist hierzu ein Urteil des Bundessozialgerichtes ergangen (Az: B 3 KR 16/00 R). Danach hat ein Krankenhaus unter Beachtung der besonderen

14. Folgelieferung 12/01

o.g. Konstellation Anspruch auf die Vergütung tagesgleicher Pflegesätze ab dem Tag der Wundheilung bis zur Entlassung. Zur ausführlichen Begründung verweisen wir auf die Erläuterungen zur FP-Gruppe 9.

Für die „Weiterbehandlungspauschale" 09.062 ist weiterhin ein **Mindestaufenthalt** von 4 Belegungstagen definiert. Ist wegen Multimorbidität oder schlechter Mobilisierbarkeit des Patienten ein längerer Krankenhausaufenthalt innerhalb der „Weiterbehandlungspauschale" erforderlich, so wird ab dem 15. Behandlungstag (Grenzverweildauer) der tagesgleiche Pflegesatz abgerechnet.

Wird ein Patient vor Abschluss der Wundheilung in eine andere Abteilung oder ein anderes Akutkrankenhaus verlegt, so erfolgt die **Aufteilung der FP 09.061** zwischen der verlegenden und der aufnehmenden Einheit, wie bisher schon in der BPflV geregelt. Die aufnehmende Einheit kann nach Abschluss der Wundheilung die „Weiterbehandlungspauschale" 09.062 abrechnen, wenn die übrigen definierten Voraussetzungen (s.o.) gegeben sind.

Die neuen Abrechnungs-Bestimmungen des Koordinierungsausschusses der Selbstverwaltung, Ausschuss zur Weiterentwicklung und Pflege von Fallpauschalen und Sonderentgelten, führen hierzu unter Punkt 7. folgendes auf: „*Erbringt ein Krankenhaus die Leistung einer Fallpauschale zur Weiterbehandlung (B-Pauschale) in den Gruppen 9 und 17 zusätzlich zu der Operationsleistung (A-Pauschale), beginnt die B-Pauschale am Tag der Wundheilung. Die Grenz-Verweildauer der A-Pauschale (Spalte 8) wird in diesem Fall zur Grenz-Verweildauer der B-Pauschale hinzugerechnet. Als erster Belegungstag der Mindestverweildauer der B-Pauschale ist das Kalenderdatum der Wundheilung in der Rechnung anzugeben. Erfolgt die Weiterbehandlung (B-Pauschale) in einem anderen Krankenhaus, so ist der Aufnahmetag in diesem Krankenhaus der erste Belegungstag der Mindestverweildauer der B-Pauschale. Der Entlassungstag wird in bezug auf die Mindestbelegung der B-Pauschale nicht mitgezählt.*"

Durch die Teilung der alten FP 09.06 in die FP 09.061 („Akutbehandlungspauschale") und die FP 09.062 („Weiterbehandlungspauschale") stößt die Leistungsbeschreibung der FP über ICD und OPS-301 an ihre Grenzen. Die in Worten definierten FP lassen sich über die Klassifikationssysteme ICD und OPS-301 nicht mehr eindeutig unterscheiden. So lässt sich die „Weiterbehandlungspauschale" 09.062 über diese Merkmale nicht in allen Fällen eindeutig von den „Weiterbehandlungspauschalen" 09.052, 09.072 und 09.082 unterscheiden. Dies ist von Bedeutung, da die Mindestverweildauern und damit die Entgelte differieren. Keiner dieser „Weiterbehandlungspauschalen" kann ein OPS zugeordnet werden, da die erforderlichen Schlüssel in dieser Systematik nicht vorgesehen und nicht enthalten sind. Man behilft sich bei der Dokumentation durch die Kombination eines echten Diagnosenschlüssels mit einem ICD-Code, der keine Diagnose, sondern eine Behandlung bzw. einen Zustand definiert: Z48.8 (Sonstige näher bezeichnete Nachbehandlung nach chirurgischem Eingriff) bzw. Z95.1,2,3,4,9 (Vorhandensein

(Fortsetzung zur Kommentierung von FP 09.061/09.062)

eines aortokoronaren Bypasses oder „ersetzter" Herzklappen). Die Logik dieser Systematik ist schwer zu vermitteln. Die Kombination von z.B. einem Schlüssel I25.10,11,8,9 mit dem Schlüssel Z48.8 ist überhaupt nicht aussagefähig, da mit dieser Kombination z.B. auch der Zustand nach einer Blinddarmoperation bei (zufälligem) Vorliegen einer Herzkrankheit dokumentiert werden könnte.

14. Folgelieferung 12/01

Gruppe 9: Operationen am Herzen

FP 09.071/09.072

Kommentierung:

Die FP 09.071 beschreibt komplexe Eingriffe am Herzen, bei denen **koronarchirurgische Eingriffe** mit Eingriffen an den Herzsepten (= Trennwände zwischen Vorhöfen und Herzkammern), am Herzmuskel, an Koronaraneurysmen (= Aussackungen der Herzkranzgefäße) und an der Aorta (= große Körperschlagader) **kombiniert** werden. Im Rahmen der Umstellung von der ICD-9 auf die ICD-10 wurden den FP 09.071 und 09.072 eine große Zahl von Diagnosencodes der ICD-10 zugeordnet. Das Spektrum der erfassten Diagnosen wurde präzisiert, hat sich aber gegenüber dem Umfang der zuvor zugeordneten Codes der ICD-9 nicht verändert.

Bei der Umstellung von der ICD-9 auf die ICD-10 wurden ein Schlüssel für die Entgelte mit der Ergänzung „a)“ versehen. Dieser Schlüssel ist ein sogenannter „Stern-Kode“, der nach den Codierregeln der ICD-10 und für die Abrechnung zwingend mit einem führenden „Kreuz-Kode“ kombiniert werden muss. Für eine korrekte Abrechnung müssen beide Schlüssel übermittelt werden.

Auf Grund der überarbeiteten Zuordnung von Diagnosen- und Operations-Schlüsseln nach ICD-10-SGB V und OPS-301 Version 2.0 (s.o.) zu den FP 09.051 und 09.052 ändern sich die Vorgaben für die Dokumentation bezüglich der Diagnosen-Schlüssel an einem Punkt; der Schlüssel I25.10,11 ermöglicht eine Differenzierung auf der 5. Stelle.

Die Eingriffe sind jeweils durch die **Kombination von zwei OPS** abzubilden. Die Anlage von Bypässen ist hinsichtlich Anzahl und Art für die Abrechnung dieser FP unerheblich, möglich sind für die Dokumentation des koronarchirurgischen Teileingriffes die Schlüssel: OPS **5-361 oder 5-363.4.** Die Bypassoperationen müssen bei dieser FP mit einem herzchirurgischen Eingriff z.B. am Herzseptum (Trennwand), an einem Aneurysma oder am Herzmuskel kombiniert sein. Ausgenommen sind Kombinationen mit Eingriffen an den Herzklappen, die über andere FP vergütet werden.

Auf Grund der Neustrukturierung der FP für die Abrechnung von Leistungen der Herzchirurgie, die die Abrechnung von **2 Fallpauschalen für einen Fall** ermöglicht, ergibt sich eine komplexe Abrechnungssystematik (siehe auch Erläuterungen zur FP-Gruppe 9).

Die in der 5. Änderungsverordnung zur BPflV neu definierte FP 09.071 umfasst die Versorgungsleistung bis zum Abschluss der **äußeren Wundheilung.** Diese ist üblicherweise durch das Entfernen von Klammern oder Fäden gekennzeichnet und in der Krankenakte dokumentiert. Bei einer Verwendung von resorbierbaren

14. Folgelieferung 12/01

Fäden oder auf Dauer versenkten Nähten, bei denen eine Entfernung nicht erforderlich ist, ist vom üblichen Zeitpunkt des Abschlusses der äußeren Wundheilung auszugehen. Dieser Zeitpunkt ist erreicht und im Entgeltkatalog festgelegt mit dem 13. (12,82ten) Behandlungstag.

Kommt es zu einer Wundinfektion, so kann nicht von einem Abschluss der Wundheilung gesprochen werden. In diesem Fall wird die Grenzverweildauer von 20 Tagen wirksam, nach deren Ablauf das Krankenhaus den allgemeinen tagesgleichen Pflegesatz abrechnet. Gleiches gilt für **behandlungsspezifische Komplikationen** („indikationsspezifische Komplikationen"), die in direktem Zusammenhang mit der Behandlung der Grunderkrankung (Operation) stehen, wie z.B. Lungenentzündungen, Thrombosen oder Druckgeschwüre (Decubitus) und in der Herzchirurgie besonders neurologische und renale Komplikationen. Die Inanspruchnahme der „Weiterbehandlungspauschale" 09.072 (s.u.) ist unter diesen Bedingungen nicht möglich.

Die **„Weiterbehandlungspauschale" 09.072** ist primär vorgesehen für die Abrechnung der Versorgung von Patienten, deren Wundheilung zwar abgeschlossen ist, die aber die **Rehabilitationsfähigkeit** (bzw. „AHB-Fähigkeit"; AHB = **Anschlussheilbehandlung**) noch nicht erreicht haben. Die „Weiterbehandlungspauschale" 09.072 kann aber grundsätzlich dann abgerechnet werden, wenn die direkte Verlegung in eine Rehabilitationseinrichtung oder die Entlassung nach **Hause wegen sonstiger Erkrankungen oder anderer, die Mobilisation bzw. die Entlassung erschwerender Umstände**, die nicht mit der Behandlung der Herzerkrankung in unmittelbarem Zusammenhang stehen, nicht möglich ist. Dazu können z.B. Stoffwechselerkrankungen und alle Erkrankungen, die eine verzögerte Mobilisation begründen, gehören.

14. Folgelieferung 12/01

Das Vorliegen einer sonstigen, also zusätzlichen **„Erkrankung"** ist also nicht die einzige mögliche Voraussetzung für die Abrechnung einer „Weiterbehandlungspauschale" (= B-Pauschale). Maßgeblich für die Abrechenbarkeit der „Weiterbehandlungspauschale" ist vielmehr die Erfüllung der beiden folgenden Kriterien:

1. Der Patient muss nach Ablauf der „Akutbehandlungspauschale" (= A-Pauschale) weiterhin „krankenhausbehandlungsbedürftig" i.S. des Sozialrechts sein, d. h. Rehabilitationsfähigkeit oder Entlassungsfähigkeit sind nicht erreicht.
2. Die weiter notwendige Krankenhausbehandlung resultiert nicht aus „indikationsspezifischen" Komplikationen.

Somit ist klargestellt, dass neben sonstigen bzw. zusätzlichen Krankheiten auch **andere Umstände**, die nicht als indikationsspezifische Komplikationen gelten, eine Abrechnungsfähigkeit der B-Pauschale begründen können.

Liegen krankenhausbehandlungsbedürftige, die Rehabilitationsfähigkeit oder die Entlassungsfähigkeit verzögernde Komplikationen während der Akutbehand-

(Fortsetzung zur Kommentierung von FP 09.071/09.072)

lung vor oder treten sie während dieses Zeitraums auf, so muss für die Abrechnung der Weiterbehandlungspauschale die Grenzverweildauer der Akutbehandlungspauschale nicht abgewartet werden. Die Weiterbehandlungspauschale kann direkt im Anschluss an die Wundheilung abgerechnet werden. *„Als erster Belegungstag der Mindestverweildauer der B-Pauschale* [Weiterbehandlungspauschale] *ist* [in diesem Fall] *das Kalenderdatum der Wundheilung in der Rechnung anzugeben.“* Aus Gründen der Nachvollziehbarkeit kann im Normalfall die definierte „der Bewertungsrelation zugrundegelegte durchschnittliche Verweildauer“ als Termin der Wundheilung angenommen werden. Dieses Datum ist i.R. der Rechnungslegung den Kostenträgern zu übermitteln. Die Grenzverweildauern der Akutbehandlungs- und der Weiterbehandlungspauschale sind zu addieren zur Feststellung der Frist, nach der im Fall der Notwendigkeit weiterer stationärer Behandlung tagesgleiche Pflegesätze abgerechnet werden können.

9

Das bedeutet umgekehrt, dass für Patienten, bei denen die äußere Wundheilung abgeschlossen ist und die an diesem Termin rehabilitationsfähig sind, die „Weiterbehandlungspauschale“ 09.072 nicht abgerechnet werden kann. Für die Krankenkassen besteht die Möglichkeit, diesen Sachverhalt im Einzelfall durch den Medizinischen Dienst überprüfen zu lassen.

Die Aufteilung von Behandlungsfällen in ”Akutbehandlungspauschalen” und ”Weiterbehandlungspauschalen” in Verbindung mit Mindestzeiträumen der Behandlung hat in einigen Fällen zu Streitigkeiten zwischen Krankenhäusern und Krankenkassen bezüglich der korrekten Abrechnung geführt. Im Grunde war streitig, ob nach der Feststellung der Wundheilung tagesgleiche Pflegesätze abgerechnet werden können, wenn zum einen keine indikationsspezifischen Komplikationen vorliegen, die eine Behandlung im Rahmen der ”Akutbehandlungspauschale” über den Termin der Wundheilung hinaus notwendig gemacht hätten, und zum anderen die Patienten vor Erreichen der Mindestverweildauer der B-Pauschale entlassen werden.

Zwischenzeitlich ist hierzu ein Urteil des Bundessozialgerichtes ergangen (Az: B 3 KR 16/00 R). Danach hat ein Krankenhaus unter Beachtung der besonderen o.g. Konstellation Anspruch auf die Vergütung tagesgleicher Pflegesätze ab dem Tag der Wundheilung bis zur Entlassung. Zur ausführlichen Begründung verweisen wir auf die Erläuterungen zur FP-Gruppe 9.

Für die „Weiterbehandlungspauschale“ 09.072 ist weiterhin ein **Mindestaufenthalt** von 7 Belegungstagen definiert. Ist wegen Multimorbidität oder schlechter Mobilisierbarkeit des Patienten ein längerer Krankenhausaufenthalt innerhalb der „Weiterbehandlungspauschale“ erforderlich, so wird ab dem 20. Behandlungstag (Grenzverweildauer) der tagesgleiche Pflegesatz abgerechnet.

14. Folgelieferung 12/01

Wird ein Patient vor Abschluss der Wundheilung in eine andere Abteilung oder ein anderes Akutkrankenhaus verlegt, so erfolgt die **Aufteilung der FP 09.071** zwischen der verlegenden und der aufnehmenden Einheit, wie bisher schon in der BPflV geregelt. Die aufnehmende Einheit kann nach Abschluss der Wundheilung die „Weiterbehandlungspauschale" 09.072 abrechnen, wenn die übrigen definierten Voraussetzungen (s.o.) gegeben sind.

Die neuen Abrechnungs-Bestimmungen des Koordinierungsausschusses der Selbstverwaltung, Ausschuss zur Weiterentwicklung und Pflege von Fallpauschalen und Sonderentgelten, führen hierzu unter Punkt 7. folgendes auf: *„Erbringt ein Krankenhaus die Leistung einer Fallpauschale zur Weiterbehandlung (B-Pauschale) in den Gruppen 9 und 17 zusätzlich zu der Operationsleistung (A-Pauschale), beginnt die B-Pauschale am Tag der Wundheilung. Die Grenz-Verweildauer der A-Pauschale (Spalte 8) wird in diesem Fall zur Grenz-Verweildauer der B-Pauschale hinzugerechnet. Als erster Belegungstag der Mindestverweildauer der B-Pauschale ist das Kalenderdatum der Wundheilung in der Rechnung anzugeben. Erfolgt die Weiterbehandlung (B-Pauschale) in einem anderen Krankenhaus, so ist der Aufnahmetag in diesem Krankenhaus der erste Belegungstag der Mindestverweildauer der B-Pauschale. Der Entlassungstag wird in bezug auf die Mindestbelegung der B-Pauschale nicht mitgezählt."*

Durch die Teilung der alten FP 09.07 in die FP 09.071 („Akutbehandlungspauschale") und die FP 09.072 („Weiterbehandlungspauschale") stößt die Leistungsbeschreibung der FP über ICD und OPS-301 an ihre Grenzen. Die in Worten definierten FP lassen sich über die Klassifikationssysteme ICD und OPS-301 nicht mehr eindeutig unterscheiden. So lässt sich die „Weiterbehandlungspauschale" 09.072 über diese Merkmale nicht in allen Fällen eindeutig von den „Weiterbehandlungspauschalen" 09.052, 09.062 und 09.082 unterscheiden. Dies ist von Bedeutung, da die Mindestverweildauern und damit die Entgelte differieren. Keiner dieser „Weiterbehandlungspauschalen" kann ein OPS zugeordnet werden, da die erforderlichen Schlüssel in dieser Systematik nicht vorgesehen und nicht enthalten sind. Man behilft sich bei der Dokumentation über die Kombination eines echten Diagnosenschlüssels mit einem ICD-Code, der keine Diagnose, sondern eine Behandlung bzw. einen Zustand definiert: Z48.8 (Sonstige näher bezeichnete Nachbehandlung nach chirurgischem Eingriff) bzw. Z95.1 (Vorhandensein eines aortokoronaren Bypasses). Die Logik dieser Systematik ist schwer zu vermitteln. Die Kombination von z.B einem Schlüssel I25.10,11,8,9 mit dem Schlüssel Z48.8 ist überhaupt nicht aussagefähig, da mit dieser Kombination z.B. auch der Zustand nach einer Blinddarmoperation bei (zufälligem) Vorliegen einer Herzkrankheit dokumentiert werden könnte.

14. Folgelieferung 12/01

Gruppe 9: Operationen am Herzen

FP 09.081/09.082

Kommentierung:

Die FP 09.081 beinhaltet die **Korrektur** (nicht den Ersatz!) einer Herzklappe bei **erworbenen Herzklappenfehlern.** Im Rahmen der Umstellung von der ICD-9 auf die ICD-10 wurden den FP 09.081 und 09.082 eine große Zahl von Diagnosencodes der ICD-10 zugeordnet. Das Spektrum der erfassten Diagnosen wurde präzisiert, hat sich aber gegenüber dem Umfang der zuvor zugeordneten Codes der ICD-9 nicht verändert.

Bei der Umstellung von der ICD-9 auf die ICD-10 wurden einige Schlüssel für die Entgelte mit der Ergänzung „a)" versehen. Diese Schlüssel sind sogenannte „Stern-Kodes", die nach den Codierregeln der ICD-10 und für die Abrechnung zwingend mit einem führenden „Kreuz-Kode" kombiniert werden müssen. Für eine korrekte Abrechnung müssen beide Schlüssel übermittelt werden.

Auf Grund der überarbeiteten Zuordnung von Operations-Schlüsseln nach OPS-301 Version 2.0 (s.o.) zu den FP 09.081 und 09.082 ändern sich die Vorgaben für die Dokumentation. Die Veränderungen bei den zugeordneten Operations-Schlüsseln erfolgten zur Einhaltung einer stringenteren Systematik, erlauben z.T. eine differenzierte Abbildung der Eingriffe, ändern aber nichts Wesentliches am Umfang der FP.

Die Ursache bzw. die Art der Herzklappenerkrankung ist für die Abrechnung der FP unerheblich, ebenso, welche Herzklappe betroffen ist. So werden alle Arten von Klappenfehlern – überwiegend rheumatisch bedingte Klappenfehler, wie Mitralklappenfehler, Aortenklappenfehler, kombinierte Aorten- und Mitralklappenfehler, Erkrankungen der beiden anderen Herzklappen, sowie nicht rheumatisch bedingte Klappenfehler – erfasst.

Die Abrechnung der FP verlangt die **offene** Valvulotomie (= Klappenspaltung; OPS **5-350.1,3,5,7**). Sie umfasst ferner die Valvuloplastik der verschiedenen Herzklappen (= Wiederherstellung der Klappe; OPS **5-353.0-5,x,y**) sowie andere Operationen an den Herzklappen (OPS **5-354, fünfte Stelle: 0-3, sechste Stelle: 1-y**). Auf der 6. Stelle wird bei dieser Codierung der spezifische Eingriff (Entkalkung, Prothesenfixation u.a.) dokumentiert.

Auf Grund der Neustrukturierung der FP für die Abrechnung von Leistungen der Herzchirurgie, die die Abrechnung von **2 Fallpauschalen für einen Fall** ermöglicht, ergibt sich eine komplexe Abrechnungssystematik (siehe auch Erläuterungen zur FP-Gruppe 9).

Die in der 5. Änderungsverordnung zur BPflV neu definierte FP 09.081 umfasst *die Versorgungsleistung* bis zum Abschluss der **äußeren Wundheilung.** Diese ist

14. Folgelieferung 12/01

üblicherweise durch das Entfernen von Klammern oder Fäden gekennzeichnet und in der Krankenakte dokumentiert. Bei einer Verwendung von resorbierbaren Fäden oder auf Dauer versenkten Nähten, bei denen eine Entfernung nicht erforderlich ist, ist vom üblichen Zeitpunkt des Abschlusses der äußeren Wundheilung auszugehen. Dieser Zeitpunkt ist erreicht und im Entgeltkatalog festgelegt mit dem 13. (13,49ten) Behandlungstag.Kommt es zu einer Wundinfektion, so kann nicht von einem Abschluss der Wundheilung gesprochen werden. In diesem Fall wird die Grenzverweildauer von 21 Tagen wirksam, nach deren Ablauf das Krankenhaus den allgemeinen tagesgleichen Pflegesatz abrechnet. Gleiches gilt für **behandlungsspezifische Komplikationen** („indikationsspezifische Komplikationen"), die in direktem Zusammenhang mit der Behandlung der Grunderkrankung (Operation) stehen, wie z.B. Lungenentzündungen, Thrombosen oder Druckgeschwüre (Decubitus) und in der Herzchirurgie besonders neurologische und renale Komplikationen. Die Inanspruchnahme der „Weiterbehandlungspauschale" 09.082 (s.u.) ist unter diesen Bedingungen nicht möglich.

Die **„Weiterbehandlungspauschale" 09.082** ist primär vorgesehen für die Abrechnung der Versorgung von Patienten, deren Wundheilung zwar abgeschlossen ist, die aber die **Rehabilitationsfähigkeit** (bzw. „AHB-Fähigkeit"; AHB = **Anschlussheilbehandlung**) noch nicht erreicht haben. Die „Weiterbehandlungspauschale" 09.082 kann aber grundsätzlich dann abgerechnet werden, wenn die direkte Verlegung in eine Rehabilitationseinrichtung oder die Entlassung nach Hause wegen sonstiger **Erkrankungen oder anderer, die Mobilisation bzw. die Entlassung erschwerender Umstände**, die nicht mit der Behandlung der Herzerkrankung in unmittelbarem Zusammenhang stehen, nicht möglich ist. Dazu können z.B. Stoffwechselerkrankungen und alle Erkrankungen, die eine verzögerte Mobilisation begründen, gehören.

Das Vorliegen einer sonstigen, also zusätzlichen **„Erkrankung"** ist also nicht die einzige mögliche Voraussetzung für die Abrechnung einer „Weiterbehandlungspauschale" (= B-Pauschale). Maßgeblich für die Abrechenbarkeit der „Weiterbehandlungspauschale" ist vielmehr die Erfüllung der beiden folgenden Kriterien:

1. Der Patient muss nach Ablauf der „Akutbehandlungspauschale" (= A-Pauschale) weiterhin „krankenhausbehandlungsbedürftig" i.S. des Sozialrechts sein, d. h. Rehabilitationsfähigkeit oder Entlassungsfähigkeit sind nicht erreicht.
2. Die weiter notwendige Krankenhausbehandlung resultiert nicht aus „indikationsspezifischen" Komplikationen.

Somit ist klargestellt, dass neben sonstigen bzw. zusätzlichen Krankheiten auch **andere Umstände**, die nicht als indikationsspezifische Komplikationen gelten, eine Abrechnungsfähigkeit der B-Pauschale begründen können.

Liegen krankenhausbehandlungsbedürftige, die Rehabilitationsfähigkeit oder die Entlassungsfähigkeit verzögernde Komplikationen während der Akutbehand-

14. Folgelieferung 12/01

(Fortsetzung zur Kommentierung von FP 09.081/09.082)

lung vor oder treten sie während dieses Zeitraums auf, so muss für die Abrechnung der Weiterbehandlungspauschale die Grenzverweildauer der Akutbehandlungspauschale nicht abgewartet werden. Die Weiterbehandlungspauschale kann direkt im Anschluss an die Wundheilung abgerechnet werden. *„Als erster Belegungstag der Mindestverweildauer der B-Pauschale* [Weiterbehandlungspauschale] *ist* [in diesem Fall] *das Kalenderdatum der Wundheilung in der Rechnung anzugeben.“* Aus Gründen der Nachvollziehbarkeit kann im Normalfall die definierte „der Bewertungsrelation zugrundegelegte durchschnittliche Verweildauer“ als Termin der Wundheilung angenommen werden. Dieses Datum ist i.R. der Rechnungslegung den Kostenträgern zu übermitteln. Die Grenzverweildauern der Akutbehandlungs- und der Weiterbehandlungspauschale sind zu addieren zur Feststellung der Frist, nach der im Fall der Notwendigkeit weiterer stationärer Behandlung tagesgleiche Pflegesätze abgerechnet werden können.

Das bedeutet umgekehrt, dass für Patienten, bei denen die äußere Wundheilung abgeschlossen ist und die an diesem Termin rehabilitationsfähig sind, die „Weiterbehandlungspauschale“ 09.082 nicht abgerechnet werden kann. Für die Krankenkassen besteht die Möglichkeit, diesen Sachverhalt im Einzelfall durch den Medizinischen Dienst überprüfen zu lassen.

Die Aufteilung von Behandlungsfällen in ”Akutbehandlungspauschalen” und ”Weiterbehandlungspauschalen” in Verbindung mit Mindestzeiträumen der Behandlung hat in einigen Fällen zu Streitigkeiten zwischen Krankenhäusern und Krankenkassen bezüglich der korrekten Abrechnung geführt. Im Grunde war streitig, ob nach der Feststellung der Wundheilung tagesgleiche Pflegesätze abgerechnet werden können, wenn zum einen keine indikationsspezifischen Komplikationen vorliegen, die eine Behandlung im Rahmen der ”Akutbehandlungspauschale” über den Termin der Wundheilung hinaus notwendig gemacht hätten, und zum anderen die Patienten vor Erreichen der Mindestverweildauer der B-Pauschale entlassen werden.

Zwischenzeitlich ist hierzu ein Urteil des Bundessozialgerichtes ergangen (Az: B 3 KR 16/00 R). Danach hat ein Krankenhaus unter Beachtung der besonderen o.g. Konstellation Anspruch auf die Vergütung tagesgleicher Pflegesätze ab dem Tag der Wundheilung bis zur Entlassung. Zur ausführlichen Begründung verweisen wir auf die Erläuterungen zur FP-Gruppe 9.

Für die „Weiterbehandlungspauschale“ 09.082 ist weiterhin ein **Mindestaufenthalt** von 5 Belegungstagen definiert. Ist wegen Multimorbidität oder schlechter Mobilisierbarkeit des Patienten ein längerer Krankenhausaufenthalt innerhalb der „Weiterbehandlungspauschale“ erforderlich, so wird ab dem 17. Behandlungstag (Grenzverweildauer) der tagesgleiche Pflegesatz abgerechnet.

14. Folgelieferung 12/01

Wird ein Patient vor Abschluss der Wundheilung in eine andere Abteilung oder ein anderes Akutkrankenhaus verlegt, so erfolgt die **Aufteilung der FP 09.081** zwischen der verlegenden und der aufnehmenden Einheit, wie bisher schon in der BPflV geregelt. Die aufnehmende Einheit kann nach Abschluss der Wundheilung die „Weiterbehandlungspauschale" 09.082 abrechnen, wenn die übrigen definierten Voraussetzungen (s.o.) gegeben sind.

Die neuen Abrechnungs-Bestimmungen des Koordinierungsausschusses der Selbstverwaltung, Ausschuss zur Weiterentwicklung und Pflege von Fallpauschalen und Sonderentgelten, führen hierzu unter Punkt 7. folgendes auf: *„Erbringt ein Krankenhaus die Leistung einer Fallpauschale zur Weiterbehandlung (B-Pauschale) in den Gruppen 9 und 17 zusätzlich zu der Operationsleistung (A-Pauschale), beginnt die B-Pauschale am Tag der Wundheilung. Die Grenz-Verweildauer der A-Pauschale (Spalte 8) wird in diesem Fall zur Grenz-Verweildauer der B-Pauschale hinzugerechnet. Als erster Belegungstag der Mindestverweildauer der B-Pauschale ist das Kalenderdatum der Wundheilung in der Rechnung anzugeben. Erfolgt die Weiterbehandlung (B-Pauschale) in einem anderen Krankenhaus, so ist der Aufnahmetag in diesem Krankenhaus der erste Belegungstag der Mindestverweildauer der B-Pauschale. Der Entlassungstag wird in bezug auf die Mindestbelegung der B-Pauschale nicht mitgezählt."*

Durch die Teilung der alten FP 09.08 in die FP 09.081 („Akutbehandlungspauschale") und die FP 09.082 („Weiterbehandlungspauschale") stößt die Leistungsbeschreibung der FP über ICD und OPS-301 an ihre Grenzen. Die in Worten definierten FP lassen sich über die Klassifikationssysteme ICD und OPS-301 nicht mehr eindeutig unterscheiden. So lässt sich die „Weiterbehandlungspauschale" 09.082 über diese Merkmale nicht in allen Fällen eindeutig von den „Weiterbehandlungspauschalen" 09.052 und 09.062 unterscheiden. Dies ist von Bedeutung, da die Mindestverweildauern und damit die Entgelte differieren. Keiner dieser „Weiterbehandlungspauschalen" kann ein OPS zugeordnet werden, da die erforderlichen Schlüssel in dieser Systematik nicht vorgesehen und nicht enthalten sind. Man behilft sich bei der Dokumentation durch die Kombination eines echten Diagnosenschlüssels mit einem ICD-Code, der keine Diagnose, sondern eine Behandlung definiert: Z48.8 (Sonstige näher bezeichnete Nachbehandlung nach chirurgischem Eingriff). Die Logik dieser Systematik ist schwer zu vermitteln. Die Kombination von z.B. einem Schlüssel I06.1 mit dem Schlüssel Z48.8 ist überhaupt nicht aussagefähig, da mit dieser Kombination z.B. auch der Zustand nach einer Blinddarmoperation bei (zufälligem) Vorliegen einer rheumatischen Aortenklappeninsuffizienz dokumentiert werden könnte.

14. Folgelieferung 12/01

Gruppe 9: Operationen am Herzen FP 09.091/09.092

Kommentierung:

Die FP 09.091 beinhaltet den **Ersatz** (nicht die Korrektur!) einer erkrankten Herzklappe bei **erworbenen Herzklappenfehlern.** Im Rahmen der Umstellung von der ICD-9 auf die ICD-10 wurden den FP 09.091 und 09.092 eine große Zahl von Diagnosencodes der ICD-10 zugeordnet. Das Spektrum der erfassten Diagnosen wurde präzisiert, hat sich aber gegenüber dem Umfang der zuvor zugeordneten Codes der ICD-9 nicht verändert.

Bei der Umstellung von der ICD-9 auf die ICD-10 wurden einige Schlüssel für die Entgelte mit der Ergänzung „a)" versehen. Diese Schlüssel sind sogenannte „Stern-Kodes", die nach den Codierregeln der ICD-10 und für die Abrechnung zwingend mit einem führenden „Kreuz-Kode" kombiniert werden müssen. Für eine korrekte Abrechnung müssen beide Schlüssel übermittelt werden.

Auf Grund der überarbeiteten Zuordnung von Operations-Schlüsseln nach OPS-301 Version 2.0 (s.o.) zu den FP 09.091 und 09.092 ändern sich die Vorgaben für die Dokumentation. Die Veränderungen bei den zugeordneten Operations-Schlüsseln erfolgten zur Einhaltung einer stringenteren Systematik, erlauben z.T. eine differenzierte Abbildung der Eingriffe, z.B. je nachdem ob eine Operation offen-chirurgisch oder thorakoskopisch durchgeführt wurde. Bei manchen Schlüsseln hat sich eine Veränderung der im Text genannten Herzklappe bzw. des Operationsverfahrens ergeben.

Die Ursache bzw. die Art der Herzklappenerkrankung ist für die Abrechnung der FP unerheblich, ebenso, welche Herzklappe betroffen ist (OPS **5-351.0-4**). Bei den OPS 5-351.1/2 wird auf der fünften Stelle dokumentiert, ob ein Eingriff an der Mitralklappe offen-chirurgisch oder thorakoskopisch (= endoskopisch) durchgeführt wurde. Die Art des Implantats (Xenotransplantat (= vom Tier), Allotransplantat (= von der Leiche) oder Kunstprothese) wird auf der **sechsten Stelle** verschlüsselt (OPS 5-351.0-3 **1-4**).

Bezüglich der Diagnose werden alle Arten von Klappenfehlern, überwiegend rheumatisch bedingte Klappenfehler, wie Mitralklappenfehler, Aortenklappenfehler, kombinierte Aorten- und Mitralklappenfehler, Erkrankungen der beiden anderen Herzklappen, sowie nicht rheumatisch bedingte Klappenfehler, erfasst.

Auf Grund der Neustrukturierung der FP für die Abrechnung von Leistungen der Herzchirurgie, die die Abrechnung von **2 Fallpauschalen für einen Fall** ermöglicht, ergibt sich eine komplexe Abrechnungssystematik (siehe auch Erläuterungen zur FP-Gruppe 9).

9

14. Folgelieferung 12/01

Die in der 5. Änderungsverordnung zur BPflV neu definierte FP 09.091 umfasst die Versorgungsleistung bis zum Abschluss der **äußeren Wundheilung.** Diese ist üblicherweise durch das Entfernen von Klammern oder Fäden gekennzeichnet und in der Krankenakte dokumentiert. Bei einer Verwendung von resorbierbaren Fäden oder auf Dauer versenkten Nähten, bei denen eine Entfernung nicht erforderlich ist, ist vom üblichen Zeitpunkt des Abschlusses der äußeren Wundheilung auszugehen. Dieser Zeitpunkt ist erreicht und im Entgeltkatalog festgelegt mit dem 13. (12,92ten) Behandlungstag.

Kommt es zu einer Wundinfektion, so kann nicht von einem Abschluss der Wundheilung gesprochen werden. In diesem Fall wird die Grenzverweildauer von 19 Tagen wirksam, nach deren Ablauf das Krankenhaus den allgemeinen tagesgleichen Pflegesatz abrechnet. Gleiches gilt für **behandlungsspezifische Komplikationen** („indikationsspezifische Komplikationen"), die in direktem Zusammenhang mit der Behandlung der Grunderkrankung (Operation) stehen, wie z.B. Lungenentzündungen, Thrombosen oder Druckgeschwüre (Decubitus) und in der Herzchirurgie besonders neurologische und renale Komplikationen. Die Inanspruchnahme der „Weiterbehandlungspauschale" 09.092 (s.u.) ist unter diesen Bedingungen nicht möglich.

Die **„Weiterbehandlungspauschale" 09.092** ist primär vorgesehen für die Abrechnung der Versorgung von Patienten, deren Wundheilung zwar abgeschlossen ist, die aber die **Rehabilitationsfähigkeit** (bzw. „AHB-Fähigkeit"; AHB = **Anschlussheilbehandlung**) noch nicht erreicht haben. Die „Weiterbehandlungspauschale" 09.092 kann aber grundsätzlich dann abgerechnet werden, wenn die direkte Verlegung in eine Rehabilitationseinrichtung oder die Entlassung nach Hause **wegen sonstiger Erkrankungen oder anderer, die Mobilisation bzw. die Entlassung erschwerender Umstände,** die nicht mit der Behandlung der Herzerkrankung in unmittelbarem Zusammenhang stehen, nicht möglich ist. Dazu können z.B. Stoffwechselerkrankungen und alle Erkrankungen, die eine verzögerte Mobilisation begründen, gehören.

Das Vorliegen einer sonstigen, also zusätzlichen **„Erkrankung"** ist also nicht die einzige mögliche Voraussetzung für die Abrechnung einer „Weiterbehandlungspauschale" (= B-Pauschale). Maßgeblich für die Abrechenbarkeit der „Weiterbehandlungspauschale" ist vielmehr die Erfüllung der beiden folgenden Kriterien:

1. Der Patient muss nach Ablauf der „Akutbehandlungspauschale" (= A-Pauschale) weiterhin „krankenhausbehandlungsbedürftig" i.S. des Sozialrechts sein, d. h. Rehabilitationsfähigkeit oder Entlassungsfähigkeit sind nicht erreicht.
2. Die weiter notwendige Krankenhausbehandlung resultiert nicht aus „indikationsspezifischen" Komplikationen.

14. Folgelieferung 12/01

(Fortsetzung zur Kommentierung von FP 09.091/09.092)

Somit ist klargestellt, dass neben sonstigen bzw. zusätzlichen Krankheiten auch **andere Umstände**, die nicht als indikationsspezifische Komplikationen gelten, eine Abrechnungsfähigkeit der B-Pauschale begründen können.

Liegen krankenhausbehandlungsbedürftige, die Rehabilitationsfähigkeit oder die Entlassungsfähigkeit verzögernde Komplikationen während der Akutbehandlung vor oder treten sie während dieses Zeitraums auf, so muss für die Abrechnung der Weiterbehandlungspauschale die Grenzverweildauer der Akutbehandlungspauschale nicht abgewartet werden. Die Weiterbehandlungspauschale kann direkt im Anschluss an die Wundheilung abgerechnet werden. *„Als erster Belegungstag der Mindestverweildauer der B-Pauschale* [Weiterbehandlungspauschale] *ist* [in diesem Fall] *das Kalenderdatum der Wundheilung in der Rechnung anzugeben.*" Aus Gründen der Nachvollziehbarkeit kann im Normalfall die definierte „der Bewertungsrelation zugrundegelegte durchschnittliche Verweildauer" als Termin der Wundheilung angenommen werden. Dieses Datum ist i.R. der Rechnungslegung den Kostenträgern zu übermitteln. Die Grenzverweildauern der Akutbehandlungs- und der Weiterbehandlungspauschale sind zu addieren zur Feststellung der Frist, nach der im Fall der Notwendigkeit weiterer stationärer Behandlung tagesgleiche Pflegesätze abgerechnet werden können.

Das bedeutet umgekehrt, dass für Patienten, bei denen die äußere Wundheilung abgeschlossen ist und die an diesem Termin rehabilitationsfähig sind, die „Weiterbehandlungspauschale" 09.092 nicht abgerechnet werden kann. Für die Krankenkassen besteht die Möglichkeit, diesen Sachverhalt im Einzelfall durch den Medizinischen Dienst überprüfen zu lassen.

Die Aufteilung von Behandlungsfällen in "Akutbehandlungspauschalen" und "Weiterbehandlungspauschalen" in Verbindung mit Mindestzeiträumen der Behandlung hat in einigen Fällen zu Streitigkeiten zwischen Krankenhäusern und Krankenkassen bezüglich der korrekten Abrechnung geführt. Im Grunde war streitig, ob nach der Feststellung der Wundheilung tagesgleiche Pflegesätze abgerechnet werden können, wenn zum einen keine indikationsspezifischen Komplikationen vorliegen, die eine Behandlung im Rahmen der "Akutbehandlungspauschale" über den Termin der Wundheilung hinaus notwendig gemacht hätten, und zum anderen die Patienten vor Erreichen der Mindestverweildauer der B-Pauschale entlassen werden.

Zwischenzeitlich ist hierzu ein Urteil des Bundessozialgerichtes ergangen (Az: B 3 KR 16/00 R). Danach hat ein Krankenhaus unter Beachtung der besonderen o.g. Konstellation Anspruch auf die Vergütung tagesgleicher Pflegesätze ab dem Tag der Wundheilung bis zur Entlassung. Zur ausführlichen Begründung verweisen wir auf die Erläuterungen zur FP-Gruppe 9.

9

14. Folgelieferung 12/01

Für die „Weiterbehandlungspauschale" 09.092 ist weiterhin ein **Mindestaufenthalt** von 5 Belegungstagen definiert. Ist wegen Multimorbidität oder schlechter Mobilisierbarkeit des Patienten ein längerer Krankenhausaufenthalt innerhalb der „Weiterbehandlungspauschale" erforderlich, so wird ab dem 16. Behandlungstag (Grenzverweildauer) der tagesgleiche Pflegesatz abgerechnet.

Wird ein Patient vor Abschluss der Wundheilung in eine andere Abteilung oder ein anderes Akutkrankenhaus verlegt, so erfolgt die **Aufteilung der FP 09.091** zwischen der verlegenden und der aufnehmenden Einheit, wie bisher schon in der BPflV geregelt. Die aufnehmende Einheit kann nach Abschluss der Wundheilung die „Weiterbehandlungspauschale" 09.092 abrechnen, wenn die übrigen definierten Voraussetzungen (s.o.) gegeben sind.

Die neuen Abrechnungs-Bestimmungen des Koordinierungsausschusses der Selbstverwaltung, Ausschuss zur Weiterentwicklung und Pflege von Fallpauschalen und Sonderentgelten, führen hierzu unter Punkt 7. folgendes auf: *„Erbringt ein Krankenhaus die Leistung einer Fallpauschale zur Weiterbehandlung (B-Pauschale) in den Gruppen 9 und 17 zusätzlich zu der Operationsleistung (A-Pauschale), beginnt die B-Pauschale am Tag der Wundheilung. Die Grenz-Verweildauer der A-Pauschale (Spalte 8) wird in diesem Fall zur Grenz-Verweildauer der B-Pauschale hinzugerechnet. Als erster Belegungstag der Mindestverweildauer der B-Pauschale ist das Kalenderdatum der Wundheilung in der Rechnung anzugeben. Erfolgt die Weiterbehandlung (B-Pauschale) in einem anderen Krankenhaus, so ist der Aufnahmetag in diesem Krankenhaus der erste Belegungstag der Mindestverweildauer der B-Pauschale. Der Entlassungstag wird in bezug auf die Mindestbelegung der B-Pauschale nicht mitgezählt."*

Durch die Teilung der alten FP 09.09 in die FP 09.091 („Akutbehandlungspauschale") und die FP 09.092 („Weiterbehandlungspauschale") stößt die Leistungsbeschreibung der FP über ICD und OPS-301 an ihre Grenzen. Die in Worten definierten FP lassen sich über die Klassifikationssysteme ICD und OPS-301 nicht mehr eindeutig unterscheiden. So lässt sich die „Weiterbehandlungspauschale" 09.092 über diese Merkmale nicht in allen Fällen eindeutig von den folgenden „Weiterbehandlungspauschalen" 09.102, 09.112, 09.122 und 09.132 unterscheiden. Dies ist von Bedeutung, da die Mindestverweildauern und damit die Entgelte differieren. Keiner dieser „Weiterbehandlungspauschalen" kann ein OPS zugeordnet werden, da die erforderlichen Schlüssel in dieser Systematik nicht vorgesehen und nicht enthalten sind. Man behilft sich bei der Dokumentation durch die Kombination eines echten Diagnosenschlüssels mit einem ICD-Code, der keine Diagnose, sondern eine Behandlung bzw. einen Zustand definiert: Z48.8 (Sonstige näher bezeichnete Nachbehandlung nach chirurgischem Eingriff) bzw. Z95.2,3,4,9 (Vorhandensein „ersetzter" Herzklappen). Die Logik dieser Systematik ist schwer zu vermitteln. Die Kombination von z.B. einem Schlüssel I06.1 mit dem Schlüssel Z48.8 ist überhaupt nicht aussagefähig, da mit dieser Kombination z.B. auch der

14. Folgelieferung 12/01

(Fortsetzung zur Kommentierung von FP 09.091/09.092)

Zustand nach einer Blinddarmoperation bei (zufälligem) Vorliegen einer rheumatischen Aortenklappeninsuffizienz dokumentiert werden könnte.

Gruppe 9: Operationen am Herzen

FP 09.101/09.102

Kommentierung:

Die FP 09.101 ist die **Kombination** einer **Korrektur** einer Herzklappe mit dem **Ersatz** einer anderen Herzklappe bei **erworbenen Herzklappenfehlern.** Im Rahmen der Umstellung von der ICD-9 auf die ICD-10 wurden den FP 09.101 und 09.102 eine große Zahl von Diagnosencodes der ICD-10 zugeordnet. Das Spektrum der erfassten Diagnosen wurde präzisiert, hat sich aber gegenüber dem Umfang der zuvor zugeordneten Codes der ICD-9 nicht verändert.

Bei der Umstellung von der ICD-9 auf die ICD-10 wurden einige Schlüssel für die Entgelte mit der Ergänzung „a)" versehen. Diese Schlüssel sind sogenannte „Stern-Kodes", die nach den Codierregeln der ICD-10 und für die Abrechnung zwingend mit einem führenden „Kreuz-Kode" kombiniert werden müssen. Für eine korrekte Abrechnung müssen beide Schlüssel übermittelt werden.

9

Auf Grund der überarbeiteten Zuordnung von Operations-Schlüsseln nach OPS-301 Version 2.0 (s.o.) zu den FP 09.101 und 09.102 ändern sich die Vorgaben für die Dokumentation. Die Veränderungen bei den zugeordneten Operations-Schlüsseln erfolgten zur Einhaltung einer stringenteren Systematik, erlauben z.T. eine differenzierte Abbildung der Eingriffe, z.B. je nachdem ob eine Valvulotomie (= Klappensprengung) offen-chirurgisch oder thorakoskopisch durchgeführt wurde. Bei manchen Schlüsseln hat sich eine Veränderung der im Text genannten Herzklappe bzw. des Operationsverfahrens ergeben. Bei den OPS 5-351.1/2 wird nun auf der fünften Stelle dokumentiert, ob ein Eingriff an der Mitralklappe offen-chirurgisch oder thorakoskopisch (= endoskopisch) durchgeführt wurde.

14. Folgelieferung 12/01

Die Ursache bzw. die Art der Herzklappenerkrankungen ist für die Abrechnung der FP unerheblich, ebenso, welche Herzklappen betroffen sind. So werden alle Arten von Klappenfehlern, überwiegend rheumatisch bedingte Klappenfehler, wie Mitralklappenfehler, Aortenklappenfehler, kombinierte Aorten- und Mitralklappenfehler, Erkrankungen der beiden anderen Herzklappen, sowie nicht rheumatisch bedingte Klappenfehler, erfasst.

Für die Darstellung der Leistung müssen die Teileingriffe durch die Kombination von **zwei OPS** dokumentiert werden. So wird der **Klappenersatz** über die OPS **5-351.0-4_** dargestellt. Die Art des Implantats (Xenotransplantat (= vom Tier), Allotransplantat (= von der Leiche) oder Kunstprothese) wird auf der **sechsten Stelle** verschlüsselt (OPS 5-351.0-3 **1-4**).

Die **Korrektur** wird je nach Eingriffsart über OPS **5-353.0-5/x,y** (Valvuloplastik = Wiederherstellung einer Klappe) oder über OPS **5-350.0-7/x,y** (Valvulotomie = „Klappensprengung") oder über OPS **5-354.0-3_** (andere Operationen an den Herzklappen, insbesondere die Prothesen/Klappen-Refixation) dargestellt. Bei dem OPS 5-354.0-3 wird der Eingriff auf der 6. Stelle über die Codes: 0-7/x, weiter differenziert (5-354.0-3 **0-7/x**, z.B. Prothesenrefixation, subvalvuläre Resektion, Entkalkung).

Auf Grund der Neustrukturierung der FP für die Abrechnung von Leistungen der Herzchirurgie, die die Abrechnung von 2 **Fallpauschalen für einen Fall** ermöglicht, ergibt sich eine komplexe Abrechnungssystematik (siehe auch Erläuterungen zur FP-Gruppe 9).Die in der 5. Änderungsverordnung zur BPflV neu definierte FP 09.101 umfasst die Versorgungsleistung bis zum Abschluss der äußeren Wundheilung. Diese ist üblicherweise durch das Entfernen von Klammern oder Fäden gekennzeichnet und in der Krankenakte dokumentiert. Bei einer Verwendung von resorbierbaren Fäden oder auf Dauer versenkten Nähten, bei denen eine Entfernung nicht erforderlich ist, ist vom üblichen Zeitpunkt des Abschlusses der **äußeren Wundheilung** auszugehen. Dieser Zeitpunkt ist erreicht und im Entgeltkatalog festgelegt mit dem 14. (13,73ten) Behandlungstag.

Kommt es zu einer Wundinfektion, so kann nicht von einem Abschluss der Wundheilung gesprochen werden. In diesem Fall wird die Grenzverweildauer von 20 Tagen wirksam, nach deren Ablauf das Krankenhaus den allgemeinen tagesgleichen Pflegesatz abrechnet. Gleiches gilt für **behandlungsspezifische Komplikationen** („indikationsspezifische Komplikationen"), die in direktem Zusammenhang mit der Behandlung der Grunderkrankung (Operation) stehen, wie z.B. Lungenentzündungen, Thrombosen oder Druckgeschwüre (Decubitus) und in der Herzchirurgie besonders neurologische und renale Komplikationen. Die Inanspruchnahme der „Weiterbehandlungspauschale" 09.102 (s.u.) ist unter diesen Bedingungen nicht möglich.

Die **„Weiterbehandlungspauschale" 09.102** ist primär vorgesehen für die Abrechnung der Versorgung von Patienten, deren Wundheilung zwar abgeschlossen ist, die aber die **Rehabilitationsfähigkeit** (bzw. „AHB-Fähigkeit"; AHB = **Anschlussheilbehandlung**) noch nicht erreicht haben. Die „Weiterbehandlungspauschale" 09.102 kann aber grundsätzlich dann abgerechnet werden, wenn die direkte Verlegung in eine Rehabilitationseinrichtung oder die Entlassung nach Hause **wegen sonstiger Erkrankungen oder anderer, die Mobilisation bzw. die Entlassung erschwerender Umstände**, die nicht mit der Behandlung der Herzerkrankung in unmittelbarem Zusammenhang stehen, nicht möglich ist. Dazu können z.B. Stoffwechselerkrankungen und alle Erkrankungen, die eine verzögerte Mobilisation begründen, gehören.

Das Vorliegen einer sonstigen, also zusätzlichen **„Erkrankung"** ist also nicht die einzige mögliche Voraussetzung für die Abrechnung einer „Weiterbehandlungspauschale" (= B-Pauschale). Maßgeblich für die Abrechenbarkeit der „Weiterbehandlungspauschale" ist vielmehr die Erfüllung der beiden folgenden Kriterien:

14. Folgelieferung 12/01

(Fortsetzung zur Kommentierung von FP 09.101/09.102)

1. Der Patient muss nach Ablauf der „Akutbehandlungspauschale" (= A-Pauschale) weiterhin „krankenhausbehandlungsbedürftig" i.S. des Sozialrechts sein, d. h. Rehabilitationsfähigkeit oder Entlassungsfähigkeit sind nicht erreicht.
2. Die weiter notwendige Krankenhausbehandlung resultiert nicht aus „indikationsspezifischen" Komplikationen.Somit ist klargestellt, dass neben sonstigen bzw. zusätzlichen Krankheiten auch **andere Umstände**, die nicht als indikationsspezifische Komplikationen gelten, eine Abrechnungsfähigkeit der B-Pauschale begründen können.

Liegen krankenhausbehandlungsbedürftige, die Rehabilitationsfähigkeit oder die Entlassungsfähigkeit verzögernde Komplikationen während der Akutbehandlung vor oder treten sie während dieses Zeitraums auf, so muss für die Abrechnung der Weiterbehandlungspauschale die Grenzverweildauer der Akutbehandlungspauschale nicht abgewartet werden. Die Weiterbehandlungspauschale kann direkt im Anschluss an die Wundheilung abgerechnet werden. *„Als erster Belegungstag der Mindestverweildauer der B-Pauschale* [Weiterbehandlungspauschale] *ist* [in diesem Fall] *das Kalenderdatum der Wundheilung in der Rechnung anzugeben.*" Aus Gründen der Nachvollziehbarkeit kann im Normalfall die definierte „der Bewertungsrelation zugrundegelegte durchschnittliche Verweildauer" als Termin der Wundheilung angenommen werden. Dieses Datum ist i.R. der Rechnungslegung den Kostenträgern zu übermitteln. Die Grenzverweildauern der Akutbehandlungs- und der Weiterbehandlungspauschale sind zu addieren zur Feststellung der Frist, nach der im Fall der Notwendigkeit weiterer stationärer Behandlung tagesgleiche Pflegesätze abgerechnet werden können.

Das bedeutet umgekehrt, dass für Patienten, bei denen die äußere Wundheilung abgeschlossen ist und die an diesem Termin rehabilitationsfähig sind, die „Weiterbehandlungspauschale" 09.102 nicht abgerechnet werden kann. Für die Krankenkassen besteht die Möglichkeit, diesen Sachverhalt im Einzelfall durch den Medizinischen Dienst überprüfen zu lassen.

Die Aufteilung von Behandlungsfällen in "Akutbehandlungspauschalen" und "Weiterbehandlungspauschalen" in Verbindung mit Mindestzeiträumen der Behandlung hat in einigen Fällen zu Streitigkeiten zwischen Krankenhäusern und Krankenkassen bezüglich der korrekten Abrechnung geführt. Im Grunde war streitig, ob nach der Feststellung der Wundheilung tagesgleiche Pflegesätze abgerechnet werden können, wenn zum einen keine indikationsspezifischen Komplikationen vorliegen, die eine Behandlung im Rahmen der "Akutbehandlungspauschale" über den Termin der Wundheilung hinaus notwendig gemacht hätten, und zum anderen die Patienten vor Erreichen der Mindestverweildauer der B-Pauschale entlassen werden.

14. Folgelieferung 12/01

Zwischenzeitlich ist hierzu ein Urteil des Bundessozialgerichtes ergangen (Az: B 3 KR 16/00 R). Danach hat ein Krankenhaus unter Beachtung der besonderen o.g. Konstellation Anspruch auf die Vergütung tagesgleicher Pflegesätze ab dem Tag der Wundheilung bis zur Entlassung. Zur ausführlichen Begründung verweisen wir auf die Erläuterungen zur FP-Gruppe 9.

Für die „Weiterbehandlungspauschale" 09.102 ist weiterhin ein **Mindestaufenthalt** von 8 Belegungstagen definiert. Ist wegen Multimorbidität oder schlechter Mobilisierbarkeit des Patienten ein längerer Krankenhausaufenthalt innerhalb der „Weiterbehandlungspauschale" erforderlich, so wird ab dem 22. Behandlungstag (Grenzverweildauer) der tagesgleiche Pflegesatz abgerechnet.

Wird ein Patient vor Abschluss der Wundheilung in eine andere Abteilung oder ein anderes Akutkrankenhaus verlegt, so erfolgt die **Aufteilung der FP 09.101** zwischen der verlegenden und der aufnehmenden Einheit, wie bisher schon in der BPflV geregelt. Die aufnehmende Einheit kann nach Abschluss der Wundheilung die „Weiterbehandlungspauschale" 09.102 abrechnen, wenn die übrigen, definierten Voraussetzungen (s.o.) gegeben sind.

Die neuen Abrechnungs-Bestimmungen des Koordinierungsausschusses der Selbstverwaltung, Ausschuss zur Weiterentwicklung und Pflege von Fallpauschalen und Sonderentgelten, führen hierzu unter Punkt 7. folgendes auf: *„Erbringt ein Krankenhaus die Leistung einer Fallpauschale zur Weiterbehandlung (B-Pauschale) in den Gruppen 9 und 17 zusätzlich zu der Operationsleistung (A-Pauschale), beginnt die B-Pauschale am Tag der Wundheilung. Die Grenz-Verweildauer der A-Pauschale (Spalte 8) wird in diesem Fall zur Grenz-Verweildauer der B-Pauschale hinzugerechnet. Als erster Belegungstag der Mindestverweildauer der B-Pauschale ist das Kalenderdatum der Wundheilung in der Rechnung anzugeben. Erfolgt die Weiterbehandlung (B-Pauschale) in einem anderen Krankenhaus, so ist der Aufnahmetag in diesem Krankenhaus der erste Belegungstag der Mindestverweildauer der B-Pauschale. Der Entlassungstag wird in bezug auf die Mindestbelegung der B-Pauschale nicht mitgezählt."*

Durch die Teilung der alten FP 09.10 in die FP 09.101 („Akutbehandlungspauschale") und die FP 09.102 („Weiterbehandlungspauschale") stößt die Leistungsbeschreibung der FP über ICD und OPS-301 an ihre Grenzen. Die in Worten definierten FP lassen sich über die Klassifikationssysteme ICD und OPS-301 nicht mehr eindeutig unterscheiden. So lässt sich die „Weiterbehandlungspauschale" 09.102 über diese Merkmale nicht in allen Fällen eindeutig von den „Weiterbehandlungspauschalen" 09.092, 09.112, 09.122 und 09.132 unterscheiden. Dies ist von Bedeutung, da die Mindestverweildauern und damit die Entgelte differieren. Keiner dieser „Weiterbehandlungspauschalen" kann ein OPS zugeordnet werden, da die erforderlichen Schlüssel in dieser Systematik nicht vorgesehen und nicht enthalten sind. Man behilft sich bei der Dokumentation durch die Kombination eines echten Diagnosenschlüssels mit einem ICD-Code, der keine Diagnose, son-

14. Folgelieferung 12/01

(Fortsetzung zur Kommentierung von FP 09.101/09.102)

dern eine Behandlung bzw. einen Zustand definiert: Z48.8 (Sonstige näher bezeichnete Nachbehandlung nach chirurgischem Eingriff) bzw. Z95.2,3,4,9 (Vorhandensein „ersetzter" Herzklappen). Die Logik dieser Systematik ist schwer zu vermitteln. Die Kombination von z.B. einem Schlüssel I06.1 mit dem Schlüssel Z48.8 ist überhaupt nicht aussagefähig, da mit dieser Kombination z.B. auch der Zustand nach einer Blinddarmoperation bei (zufälligem) Vorliegen einer rheumatischen Aortenklappeninsuffizienz dokumentiert werden könnte.

Gruppe 9: Operationen am Herzen

FP 09.111/09.112

Kommentierung:

Die FP 09.111 beinhaltet den **Ersatz** (nicht die Korrektur!) von zwei erkrankten Herzklappen bei **erworbenen Herzklappenfehlern**. Die FP 09.111 entspricht damit der FP 09.091 mit dem Unterschied, dass ein Ersatzeingriff an **zwei Herzklappen** erfolgt. Im Rahmen der Umstellung von der ICD-9 auf die ICD-10 wurden den FP 09.111 und 09.112 eine große Zahl von Diagnosencodes der ICD-10 zugeordnet. Das Spektrum der erfassten Diagnosen wurde präzisiert, hat sich aber gegenüber dem Umfang der zuvor zugeordneten Codes der ICD-9 nicht verändert.

Bei der Umstellung von der ICD-9 auf die ICD-10 wurden einige Schlüssel für die Entgelte mit der Ergänzung „a)" versehen. Diese Schlüssel sind sogenannte „Stern-Kodes", die nach den Codierregeln der ICD-10 und für die Abrechnung zwingend mit einem führenden „Kreuz-Kode" kombiniert werden müssen. Für eine korrekte Abrechnung müssen beide Schlüssel übermittelt werden.

Auf Grund der überarbeiteten Zuordnung von Operations-Schlüsseln nach OPS-301 Version 2.0 (s.o.) zu den FP 09.111 und 09.112 ändern sich die Vorgaben für die Dokumentation. Die Veränderungen bei den zugeordneten Operations-Schlüsseln betreffen vor allem die Ablösung von Kombinationscodes, die Eingriffe an zwei Herzklappen abgebildet haben, durch Codes, die stringent nur noch Eingriffe an einer Herzklappe abbilden und die dann ihrerseits kombiniert werden müssen.

Die Ursache bzw. die Art der Herzklappenerkrankungen ist für die Abrechnung der FP unerheblich, ebenso, welche Herzklappen betroffen sind. So werden alle Arten von Klappenfehlern, überwiegend rheumatisch bedingte Klappenfehler, wie Mitralklappenfehler, Aortenklappenfehler, kombinierte Aorten- und Mitralklappenfehler, Erkrankungen der beiden anderen Herzklappen, sowie nicht rheumatisch bedingte Klappenfehler, erfasst.

Der Klappenersatz wird über die OPS **5-351.0,1,3,4 _** dargestellt. Der Schlüssel 5-351.2_ entfällt, da er thorakoskopische Eingriffe an der Mitralklappe abbildet. Die Art des Implantats: Xenotransplantat (= vom Tier), Allotransplantat (= von der Leiche), Kunstprothese oder ein anderes Implantat wird auf der **sechsten Stelle** verschlüsselt.

Auf Grund der Neustrukturierung der FP für die Abrechnung von Leistungen der Herzchirurgie, die die Abrechnung von **2 Fallpauschalen für einen Fall** ermöglicht, ergibt sich eine komplexe Abrechnungssystematik (siehe auch Erläuterungen zur FP-Gruppe 9).

Die in der 5. Änderungsverordnung zur BPflV neu definierte FP 09.111 umfasst

14. Folgelieferung 12/01

die Versorgungsleistung bis zum Abschluss der **äußeren Wundheilung.** Diese ist üblicherweise durch das Entfernen von Klammern oder Fäden gekennzeichnet und in der Krankenakte dokumentiert. Bei einer Verwendung von resorbierbaren Fäden oder auf Dauer versenkten Nähten, bei denen eine Entfernung nicht erforderlich ist, ist vom üblichen Zeitpunkt des Abschlusses der äußeren Wundheilung auszugehen. Dieser Zeitpunkt ist erreicht und im Entgeltkatalog festgelegt mit dem 15. (14,56ten) Behandlungstag.

Kommt es zu einer Wundinfektion, so kann nicht von einem Abschluss der Wundheilung gesprochen werden. In diesem Fall wird die Grenzverweildauer von 23 Tagen wirksam, nach deren Ablauf das Krankenhaus den allgemeinen tagesgleichen Pflegesatz abrechnet. Gleiches gilt für **behandlungsspezifische Komplikationen** („indikationsspezifische Komplikationen"), die in direktem Zusammenhang mit der Behandlung der Grunderkrankung (Operation) stehen, wie z.B. Lungenentzündungen, Thrombosen oder Druckgeschwüre (Decubitus) und in der Herzchirurgie besonders neurologische und renale Komplikationen. Die Inanspruchnahme der „Weiterbehandlungspauschale" 09.112 (s.u.) ist unter diesen Bedingungen nicht möglich.

Die **„Weiterbehandlungspauschale" 09.112** ist primär vorgesehen für die Abrechnung der Versorgung von Patienten, deren Wundheilung zwar abgeschlossen ist, die aber die **Rehabilitationsfähigkeit** (bzw. „AHB-Fähigkeit"; AHB = **Anschlussheilbehandlung**) noch nicht erreicht haben. Die „Weiterbehandlungspauschale" 09.112 kann aber grundsätzlich dann abgerechnet werden, wenn die direkte Verlegung in eine Rehabilitationseinrichtung oder die Entlassung nach Hause **wegen sonstiger Erkrankungen oder anderer, die Mobilisation bzw. die Entlassung erschwerender Umstände**, die nicht mit der Behandlung der Herzerkrankung in unmittelbarem Zusammenhang stehen, nicht möglich ist. Dazu können z.B. Stoffwechselerkrankungen und alle Erkrankungen, die eine verzögerte Mobilisation begründen, gehören.

Das Vorliegen einer sonstigen, also zusätzlichen **„Erkrankung"** ist also nicht die einzige mögliche Voraussetzung für die Abrechnung einer „Weiterbehandlungspauschale" (= B-Pauschale). Maßgeblich für die Abrechenbarkeit der „Weiterbehandlungspauschale" ist vielmehr die Erfüllung der beiden folgenden Kriterien:

1. Der Patient muss nach Ablauf der „Akutbehandlungspauschale" (= A-Pauschale) weiterhin „krankenhausbehandlungsbedürftig" i.S. des Sozialrechts sein, d. h. Rehabilitationsfähigkeit oder Entlassungsfähigkeit sind nicht erreicht.
2. Die weiter notwendige Krankenhausbehandlung resultiert nicht aus „indikationsspezifischen" Komplikationen.

Somit ist klargestellt, dass neben sonstigen bzw. zusätzlichen Krankheiten auch **andere Umstände**, die nicht als indikationsspezifische Komplikationen gelten,

14. Folgelieferung 12/01

(Fortsetzung zur Kommentierung von FP 09.111/09.112)

eine Abrechnungsfähigkeit der B-Pauschale begründen können.

Liegen krankenhausbehandlungsbedürftige, die Rehabilitationsfähigkeit oder die Entlassungsfähigkeit verzögernde Komplikationen während der Akutbehandlung vor oder treten sie während dieses Zeitraums auf, so muss für die Abrechnung der Weiterbehandlungspauschale die Grenzverweildauer der Akutbehandlungspauschale nicht abgewartet werden. Die Weiterbehandlungspauschale kann direkt im Anschluss an die Wundheilung abgerechnet werden. *„Als erster Belegungstag der Mindestverweildauer der B-Pauschale* [Weiterbehandlungspauschale] *ist* [in diesem Fall] *das Kalenderdatum der Wundheilung in der Rechnung anzugeben.“* Aus Gründen der Nachvollziehbarkeit kann im Normalfall die definierte „der Bewertungsrelation zugrundegelegte durchschnittliche Verweildauer“ als Termin der Wundheilung angenommen werden. Dieses Datum ist i.R. der Rechnungslegung den Kostenträgern zu übermitteln. Die Grenzverweildauern der Akutbehandlungs- und der Weiterbehandlungspauschale sind zu addieren zur Feststellung der Frist, nach der im Fall der Notwendigkeit weiterer stationärer Behandlung tagesgleiche Pflegesätze abgerechnet werden können.

9

Das bedeutet umgekehrt, dass für Patienten, bei denen die äußere Wundheilung abgeschlossen ist und die an diesem Termin rehabilitationsfähig sind, die „Weiterbehandlungspauschale“ 09.112 nicht abgerechnet werden kann. Für die Krankenkassen besteht die Möglichkeit, diesen Sachverhalt im Einzelfall durch den Medizinischen Dienst überprüfen zu lassen.

14. Folgelieferung 12/01

Die Aufteilung von Behandlungsfällen in "Akutbehandlungspauschalen" und "Weiterbehandlungspauschalen" in Verbindung mit Mindestzeiträumen der Behandlung hat in einigen Fällen zu Streitigkeiten zwischen Krankenhäusern und Krankenkassen bezüglich der korrekten Abrechnung geführt. Im Grunde war streitig, ob nach der Feststellung der Wundheilung tagesgleiche Pflegesätze abgerechnet werden können, wenn zum einen keine indikationsspezifischen Komplikationen vorliegen, die eine Behandlung im Rahmen der "Akutbehandlungspauschale" über den Termin der Wundheilung hinaus notwendig gemacht hätten, und zum anderen die Patienten vor Erreichen der Mindestverweildauer der B-Pauschale entlassen werden.

Zwischenzeitlich ist hierzu ein Urteil des Bundessozialgerichtes ergangen (Az: B 3 KR 16/00 R). Danach hat ein Krankenhaus unter Beachtung der besonderen o.g. Konstellation Anspruch auf die Vergütung tagesgleicher Pflegesätze ab dem Tag der Wundheilung bis zur Entlassung. Zur ausführlichen Begründung verweisen wir auf die Erläuterungen zur FP-Gruppe 9.

Für die „Weiterbehandlungspauschale“ 09.112 ist weiterhin ein **Mindestaufenthalt** von 5 Belegungstagen definiert. Ist wegen Multimorbidität oder schlechter Mobilisierbarkeit des Patienten ein längerer Krankenhausaufenthalt innerhalb der „Weiterbehandlungspauschale" erforderlich, so wird ab dem 17. Behandlungstag (Grenzverweildauer) der tagesgleiche Pflegesatz abgerechnet.

Wird ein Patient vor Abschluss der Wundheilung in eine andere Abteilung oder ein anderes Akutkrankenhaus verlegt, so erfolgt die **Aufteilung der FP 09.111** zwischen der verlegenden und der aufnehmenden Einheit, wie bisher schon in der BPflV geregelt. Die aufnehmende Einheit kann nach Abschluss der Wundheilung die „Weiterbehandlungspauschale" 09.112 abrechnen, wenn die übrigen definierten Voraussetzungen (s.o.) gegeben sind.

Die neuen Abrechnungs-Bestimmungen des Koordinierungsausschusses der Selbstverwaltung, Ausschuss zur Weiterentwicklung und Pflege von Fallpauschalen und Sonderentgelten, führen hierzu unter Punkt 7. folgendes auf: *„Erbringt ein Krankenhaus die Leistung einer Fallpauschale zur Weiterbehandlung (B-Pauschale) in den Gruppen 9 und 17 zusätzlich zu der Operationsleistung (A-Pauschale), beginnt die B-Pauschale am Tag der Wundheilung. Die Grenz-Verweildauer der A-Pauschale (Spalte 8) wird in diesem Fall zur Grenz-Verweildauer der B-Pauschale hinzugerechnet. Als erster Belegungstag der Mindestverweildauer der B-Pauschale ist das Kalenderdatum der Wundheilung in der Rechnung anzugeben. Erfolgt die Weiterbehandlung (B-Pauschale) in einem anderen Krankenhaus, so ist der Aufnahmetag in diesem Krankenhaus der erste Belegungstag der Mindestverweildauer der B-Pauschale. Der Entlassungstag wird in bezug auf die Mindestbelegung der B-Pauschale nicht mitgezählt."*

Durch die Teilung der alten FP 09.11 in die FP 09.111 („Akutbehandlungspauschale") und die FP 09.112 („Weiterbehandlungspauschale") stößt die Leistungsbeschreibung der FP über ICD und OPS-301 an ihre Grenzen. Die in Worten definierten FP lassen sich über die Klassifikationssysteme ICD und OPS-301 nicht mehr eindeutig unterscheiden. So lässt sich die „Weiterbehandlungspauschale" 09.112 über diese Merkmale nicht in allen Fällen eindeutig von den „Weiterbehandlungspauschalen" 09.092, 09.102, 09.122 und 09.132 unterscheiden. Dies ist von Bedeutung, da die Mindestverweildauern und damit die Entgelte differieren. Keiner dieser „Weiterbehandlungspauschalen" kann ein OPS zugeordnet werden, da die erforderlichen Schlüssel in dieser Systematik nicht vorgesehen und nicht enthalten sind. Man behilft sich bei der Dokumentation durch die Kombination eines echten Diagnosenschlüssels mit einem ICD-Code, der keine Diagnose, sondern eine Behandlung bzw. einen Zustand definiert: Z48.8 (Sonstige näher bezeichnete Nachbehandlung nach chirurgischem Eingriff) bzw. Z95.2,3,4,9 (Vorhandensein „ersetzter" Herzklappen). Die Logik dieser Systematik ist schwer zu vermitteln. Die Kombination von z.B. einem Schlüssel I06.1 mit dem Schlüssel Z48.8 ist überhaupt nicht aussagefähig, da mit dieser Kombination z.B. auch der Zustand nach einer Blinddarmoperation bei (zufälligem) Vorliegen einer rheumatischen Aortenklappeninsuffizienz dokumentiert werden könnte.

14. Folgelieferung 12/01

Gruppe 9: Operationen am Herzen

FP 09.121/09.122

Kommentierung:

Die FP 09.121 beschreibt einen **Rezidiveingriff** an einer voroperierten Herzklappe, der zum **Klappenersatz** führt. Insofern unterscheidet sich der Begriff „Rezidiv" hier nach der Interpretation der Arbeitsgruppe Entgeltsysteme des Bundesministeriums für Gesundheit von dem Begriffsverständnis bei der FP 09.041, wo allgemein von einem Wiederholungseingriff an einem voroperierten Herzen ausgegangen wird. Im Rahmen der Umstellung von der ICD-9 auf die ICD-10 wurden den FP 09.121 und 09.122 eine große Zahl von Diagnosencodes der ICD-10 zugeordnet. Das Spektrum der erfassten Diagnosen wurde präzisiert, hat sich aber gegenüber dem Umfang der zuvor zugeordneten Codes der ICD-9 nicht verändert.

Bei der Umstellung von der ICD-9 auf die ICD-10 wurden einige Schlüssel für die Entgelte mit der Ergänzung „a)" versehen. Diese Schlüssel sind sogenannte „Stern-Kodes", die nach den Codierregeln der ICD-10 und für die Abrechnung zwingend mit einem führenden „Kreuz-Kode" kombiniert werden müssen. Für eine korrekte Abrechnung müssen beide Schlüssel übermittelt werden.

Auf Grund der überarbeiteten Zuordnung von Operations-Schlüsseln nach OPS-301 Version 2.0 (s.o.) zu den FP 09.121 und 09.122 ändern sich die Vorgaben für die Dokumentation. Die Veränderungen bei den zugeordneten Operations-Schlüsseln erfolgten zur Einhaltung einer stringenteren Systematik. Sie erlauben z.T. eine differenziertere Abbildung der Eingriffe, so wird z.B. die Art sowohl des vorhandenen als auch des eingesetzten Implantates über einen Schlüssel abgebildet. Bei manchen Schlüsseln hat sich eine Veränderung der im Text genannten Herzklappe bzw. des Operationsverfahrens ergeben. Bei den OPS 5-351.1/2 wird nun auf der fünften Stelle dokumentiert, ob ein Eingriff an der Mitralklappe offen-chirurgisch oder thorakoskopisch (= endoskopisch) durchgeführt wurde.

Die Art des Implantats, z.B. Xenotransplantat (= vom Tier), Allotransplantat (= von der Leiche) oder Kunstprothese, wird auf der sechsten Stelle des OPS verschlüsselt.

Die Ursache bzw. die Art der Herzklappenerkrankung ist für die Abrechnung der FP unerheblich, ebenso, welche Herzklappe betroffen ist. So werden alle Arten von Klappenfehlern, überwiegend rheumatisch bedingte Klappenfehler, wie Mitralklappenfehler, Aortenklappenfehler, kombinierte Aorten- und Mitralklappenfehler, Erkrankungen der beiden anderen Herzklappen, sowie nicht rheumatisch bedingte Klappenfehler, erfasst.

Verschlüsselt wird der Ersatz einer Herzklappe durch eine Prothese über den *OPS* **5-351.0-4_** in **Kombination mit OPS 5-379.5**, der die Reoperation – den

14. Folgelieferung 12/01

Rezidiveingriff – spezifiziert. **Alternativ** kann als **Einzelcode** einer der OPS **5-352.0-3/y** dokumentiert werden, die verschiedene Klappenwechseloperationen spezifizieren. Hierbei ist zu bemerken, dass der geforderte 4-stellige Code alle auf der 5. Stelle aufgeführten Wechseloperationen beinhaltet (Aorten-, Mitral-, Pulmonal-, Trikuspidalklappe).

Auf Grund der Neustrukturierung der FP für die Abrechnung von Leistungen der Herzchirurgie, die die Abrechnung von **2 Fallpauschalen für einen Fall** ermöglicht, ergibt sich eine komplexe Abrechnungssystematik (siehe auch Erläuterungen zur FP-Gruppe 9).

Die in der 5. Änderungsverordnung zur BPflV neu definierte FP 09.121 umfasst die Versorgungsleistung bis zum Abschluss der **äußeren Wundheilung.** Diese ist üblicherweise durch das Entfernen von Klammern oder Fäden gekennzeichnet und in der Krankenakte dokumentiert. Bei einer Verwendung von resorbierbaren Fäden oder auf Dauer versenkten Nähten, bei denen eine Entfernung nicht erforderlich ist, ist vom üblichen Zeitpunkt des Abschlusses der äußeren Wundheilung auszugehen. Dieser Zeitpunkt ist erreicht und im Entgeltkatalog festgelegt mit dem 15. (14,83ten) Behandlungstag.

Kommt es zu einer Wundinfektion, so kann nicht von einem Abschluss der Wundheilung gesprochen werden. In diesem Fall wird die Grenzverweildauer von 21 Tagen wirksam, nach deren Ablauf das Krankenhaus den allgemeinen tagesgleichen Pflegesatz abrechnet. Gleiches gilt für **behandlungsspezifische Komplikationen** („indikationsspezifische Komplikationen"), die in direktem Zusammenhang mit der Behandlung der Grunderkrankung (Operation) stehen, wie z.B. Lungenentzündungen, Thrombosen oder Druckgeschwüre (Decubitus) und in der Herzchirurgie besonders neurologische und renale Komplikationen. Die Inanspruchnahme der „Weiterbehandlungspauschale" 09.122 (s.u.) ist unter diesen Bedingungen nicht möglich.

Die **„Weiterbehandlungspauschale" 09.122** ist primär vorgesehen für die Abrechnung der Versorgung von Patienten, deren Wundheilung zwar abgeschlossen ist, die aber die **Rehabilitationsfähigkeit** (bzw. „AHB-Fähigkeit"; AHB = **Anschlussheilbehandlung**) noch nicht erreicht haben. Die „Weiterbehandlungspauschale" 09.122 kann aber grundsätzlich dann abgerechnet werden, wenn die direkte Verlegung in eine Rehabilitationseinrichtung oder die Entlassung nach Hause **wegen sonstiger Erkrankungen oder anderer, die Mobilisation bzw. die Entlassung erschwerender Umstände**, die nicht mit der Behandlung der Herzerkrankung in unmittelbarem Zusammenhang stehen, nicht möglich ist. Dazu können z.B. Stoffwechselerkrankungen und alle Erkrankungen, die eine verzögerte Mobilisation begründen, gehören.

Das Vorliegen einer sonstigen, also zusätzlichen **„Erkrankung"** ist also nicht die einzige mögliche Voraussetzung für die Abrechnung einer „Weiterbehand-

14. Folgelieferung 12/01

(Fortsetzung zur Kommentierung von FP 09.121/09.122)

lungspauschale" (= B-Pauschale). Maßgeblich für die Abrechenbarkeit der „Weiterbehandlungspauschale" ist vielmehr die Erfüllung der beiden folgenden Kriterien:

1. Der Patient muss nach Ablauf der „Akutbehandlungspauschale" (= A-Pauschale) weiterhin „krankenhausbehandlungsbedürftig" i.S. des Sozialrechts sein, d. h. Rehabilitationsfähigkeit oder Entlassungsfähigkeit sind nicht erreicht.
2. Die weiter notwendige Krankenhausbehandlung resultiert nicht aus „indikationsspezifischen" Komplikationen.Somit ist klargestellt, dass neben sonstigen bzw. zusätzlichen Krankheiten auch **andere Umstände**, die nicht als indikationsspezifische Komplikationen gelten, eine Abrechnungsfähigkeit der B-Pauschale begründen können.

Liegen krankenhausbehandlungsbedürftige, die Rehabilitationsfähigkeit oder die Entlassungsfähigkeit verzögernde Komplikationen während der Akutbehandlung vor oder treten sie während dieses Zeitraums auf, so muss für die Abrechnung der Weiterbehandlungspauschale die Grenzverweildauer der Akutbehandlungspauschale nicht abgewartet werden. Die Weiterbehandlungspauschale kann direkt im Anschluss an die Wundheilung abgerechnet werden. *„Als erster Belegungstag der Mindestverweildauer der B-Pauschale* [Weiterbehandlungspauschale] *ist* [in diesem Fall] *das Kalenderdatum der Wundheilung in der Rechnung anzugeben."* Aus Gründen der Nachvollziehbarkeit kann im Normalfall die definierte „der Bewertungsrelation zugrundegelegte durchschnittliche Verweildauer" als Termin der Wundheilung angenommen werden. Dieses Datum ist i.R. der Rechnungslegung den Kostenträgern zu übermitteln. Die Grenzverweildauern der Akutbehandlungs- und der Weiterbehandlungspauschale sind zu addieren zur Feststellung der Frist, nach der im Fall der Notwendigkeit weiterer stationärer Behandlung tagesgleiche Pflegesätze abgerechnet werden können.

Das bedeutet umgekehrt, dass für Patienten, bei denen die äußere Wundheilung abgeschlossen ist und die an diesem Termin rehabilitationsfähig sind, die „Weiterbehandlungspauschale" 09.122 nicht abgerechnet werden kann. Für die Krankenkassen besteht die Möglichkeit, diesen Sachverhalt im Einzelfall durch den Medizinischen Dienst überprüfen zu lassen.

Die Aufteilung von Behandlungsfällen in "Akutbehandlungspauschalen" und "Weiterbehandlungspauschalen" in Verbindung mit Mindestzeiträumen der Behandlung hat in einigen Fällen zu Streitigkeiten zwischen Krankenhäusern und Krankenkassen bezüglich der korrekten Abrechnung geführt. Im Grunde war streitig, ob nach der Feststellung der Wundheilung tagesgleiche Pflegesätze abgerechnet werden können, wenn zum einen keine indikationsspezifischen Komplikationen vorliegen, die eine Behandlung im Rahmen der "Akutbehandlungspau-

14. Folgelieferung 12/01

schale" über den Termin der Wundheilung hinaus notwendig gemacht hätten, und zum anderen die Patienten vor Erreichen der Mindestverweildauer der B-Pauschale entlassen werden.

Zwischenzeitlich ist hierzu ein Urteil des Bundessozialgerichtes ergangen (Az: B 3 KR 16/00 R). Danach hat ein Krankenhaus unter Beachtung der besonderen o.g. Konstellation Anspruch auf die Vergütung tagesgleicher Pflegesätze ab dem Tag der Wundheilung bis zur Entlassung. Zur ausführlichen Begründung verweisen wir auf die Erläuterungen zur FP-Gruppe 9.

Für die „Weiterbehandlungspauschale" 09.122 ist weiterhin ein **Mindestaufenthalt** von 6 Belegungstagen definiert. Ist wegen Multimorbidität oder schlechter Mobilisierbarkeit des Patienten ein längerer Krankenhausaufenthalt innerhalb der „Weiterbehandlungspauschale" erforderlich, so wird ab dem 18. Behandlungstag (Grenzverweildauer) der tagesgleiche Pflegesatz abgerechnet.

Wird ein Patient vor Abschluss der Wundheilung in eine andere Abteilung oder ein anderes Akutkrankenhaus verlegt, so erfolgt die **Aufteilung der FP 09.121** zwischen der verlegenden und der aufnehmenden Einheit, wie bisher schon in der BPflV geregelt. Die aufnehmende Einheit kann nach Abschluss der Wundheilung die „Weiterbehandlungspauschale" 09.122 abrechnen, wenn die übrigen definierten Voraussetzungen (s.o.) gegeben sind.

Die neuen Abrechnungs-Bestimmungen des Koordinierungsausschusses der Selbstverwaltung, Ausschuss zur Weiterentwicklung und Pflege von Fallpauschalen und Sonderentgelten, führen hierzu unter Punkt 7. folgendes auf: *„Erbringt ein Krankenhaus die Leistung einer Fallpauschale zur Weiterbehandlung (B-Pauschale) in den Gruppen 9 und 17 zusätzlich zu der Operationsleistung (A-Pauschale), beginnt die B-Pauschale am Tag der Wundheilung. Die Grenz-Verweildauer der A-Pauschale (Spalte 8) wird in diesem Fall zur Grenz-Verweildauer der B-Pauschale hinzugerechnet. Als erster Belegungstag der Mindestverweildauer der B-Pauschale ist das Kalenderdatum der Wundheilung in der Rechnung anzugeben. Erfolgt die Weiterbehandlung (B-Pauschale) in einem anderen Krankenhaus, so ist der Aufnahmetag in diesem Krankenhaus der erste Belegungstag der Mindestverweildauer der B-Pauschale. Der Entlassungstag wird in bezug auf die Mindestbelegung der B-Pauschale nicht mitgezählt."*

Durch die Teilung der alten FP 09.12 in die FP 09.121 („Akutbehandlungspauschale") und die FP 09.122 („Weiterbehandlungspauschale") stößt die Leistungsbeschreibung der FP über ICD und OPS-301 an ihre Grenzen. Die in Worten definierten FP lassen sich über die Klassifikationssysteme ICD und OPS-301 nicht mehr eindeutig unterscheiden. So lässt sich die „Weiterbehandlungspauschale" 09.122 über diese Merkmale nicht in allen Fällen eindeutig von den „Weiterbehandlungspauschalen" 09.092, 09.102, 09.112 und 09.132 unterscheiden. Dies ist von Bedeutung, da die Mindestverweildauern und damit die Entgelte differieren. Keiner dieser „Weiterbehandlungspauschalen" kann ein OPS zugeordnet werden,

14. Folgelieferung 12/01

(Fortsetzung zur Kommentierung von FP 09.121/09.122)

da die erforderlichen Schlüssel in dieser Systematik nicht vorgesehen und nicht enthalten sind. Man behilft sich bei der Dokumentation durch die Kombination eines echten Diagnosenschlüssels mit einem ICD-Code, der keine Diagnose, sondern eine Behandlung bzw. einen Zustand definiert: Z48.8 (Sonstige näher bezeichnete Nachbehandlung nach chirurgischem Eingriff) bzw. Z95.2,3,4,9 (Vorhandensein „ersetzter" Herzklappen). Die Logik dieser Systematik ist schwer zu vermitteln. Die Kombination von z.B. einem Schlüssel I06.1 mit dem Schlüssel Z48.8 ist überhaupt nicht aussagefähig, da mit dieser Kombination z.B. auch der Zustand nach einer Blinddarmoperation bei (zufälligem) Vorliegen einer rheumatischen Aortenklappeninsuffienz dokumentiert werden könnte.

Gruppe 9: Operationen am Herzen

FP 09.131/09.132

Kommentierung:

Die FP 09.131 beschreibt einen **Rezidiveingriff** an **zwei voroperierten Herzklappen.** Insofern unterscheidet sich der Begriff „Rezidiv" hier nach der Interpretation der Arbeitsgruppe Entgeltsysteme von dem Begriffsverständnis bei der FP 09.041, wo allgemein von einem Wiederholungseingriff an einem voroperierten Herzen ausgegangen wird.

Im Rahmen der Umstellung von der ICD-9 auf die ICD-10 wurden den FP 09.131 und 09.132 eine große Zahl von Diagnosencodes der ICD-10 zugeordnet. Das Spektrum der erfassten Diagnosen wurde präzisiert, hat sich aber gegenüber dem Umfang der zuvor zugeordneten Codes der ICD-9 nicht verändert.

Bei der Umstellung von der ICD-9 auf die ICD-10 wurden einige Schlüssel für die Entgelte mit der Ergänzung „a)" versehen. Diese Schlüssel sind sogenannte „Stern-Kodes", die nach den Codierregeln der ICD-10 und für die Abrechnung zwingend mit einem führenden „Kreuz-Kode" kombiniert werden müssen. Für eine korrekte Abrechnung müssen beide Schlüssel übermittelt werden.

Auf Grund der überarbeiteten Zuordnung von Operations-Schlüsseln nach OPS-301 Version 2.0 (s.o.) zu den FP 09.131 und 09.132 ändern sich die Vorgaben für die Dokumentation. Die Veränderungen bei den zugeordneten Operations-Schlüsseln betreffen vor allem die Ablösung von Kombinationscodes, die Eingriffe an zwei Herzklappen abgebildet haben, durch Codes, die stringent nur noch Eingriffe an einer Herzklappe abbilden und die dann ihrerseits kombiniert werden müssen. Grundlage ist eine Veränderung der im Text genannten Herzklappe bzw. des Operationsverfahrens bei manchen Schlüsseln.

Die Codiermöglichkeiten bei dieser FP sind vielfältig und sehr komplex, wobei nun durchgehend Zweifach-Kombinationen von OPS zu dokumentieren sind.

Die Ursache bzw. die Art der Herzklappenerkrankungen ist für die Abrechnung der FP unerheblich, ebenso, welche Herzklappen betroffen sind. So werden alle Arten von Klappenfehlern, überwiegend rheumatisch bedingte Klappenfehler, wie Mitralklappenfehler, Aortenklappenfehler, kombinierte Aorten- und Mitralklappenfehler, Erkrankungen der beiden anderen Herzklappen, sowie nicht rheumatisch bedingte Klappenfehler erfasst.

Auf Grund der Neustrukturierung der FP für die Abrechnung von Leistungen der Herzchirurgie, die die Abrechnung von **2 Fallpauschalen für einen Fall** ermöglicht, ergibt sich eine komplexe Abrechnungssystematik (siehe auch Erläuterungen zur FP-Gruppe 9).

Die in der 5. Änderungsverordnung zur BPflV neu definierte FP 09.131 umfasst

14. Folgelieferung 12/01

die Versorgungsleistung bis zum Abschluss der **äußeren Wundheilung.** Diese ist üblicherweise durch das Entfernen von Klammern oder Fäden gekennzeichnet und in der Krankenakte dokumentiert. Bei einer Verwendung von resorbierbaren Fäden oder auf Dauer versenkten Nähten, bei denen eine Entfernung nicht erforderlich ist, ist vom üblichen Zeitpunkt des Abschlusses der äußeren Wundheilung auszugehen. Dieser Zeitpunkt ist erreicht und im Entgeltkatalog festgelegt mit dem 14. (13,62ten) Behandlungstag.

Kommt es zu einer Wundinfektion, so kann nicht von einem Abschluss der Wundheilung gesprochen werden. In diesem Fall wird die Grenzverweildauer von 20 Tagen wirksam, nach deren Ablauf das Krankenhaus den allgemeinen tagesgleichen Pflegesatz abrechnet. Gleiches gilt für **behandlungsspezifische Komplikationen** („indikationsspezifische Komplikationen"), die in direktem Zusammenhang mit der Behandlung der Grunderkrankung (Operation) stehen, wie z.B. Lungenentzündungen, Thrombosen oder Druckgeschwüre (Decubitus) und in der Herzchirurgie besonders neurologische und renale Komplikationen. Die Inanspruchnahme der „Weiterbehandlungspauschale" 09.132 (s.u.) ist unter diesen Bedingungen nicht möglich.

Die **„Weiterbehandlungspauschale" 09.132** ist primär vorgesehen für die Abrechnung der Versorgung von Patienten, deren Wundheilung zwar abgeschlossen ist, die aber die **Rehabilitationsfähigkeit** (bzw. „AHB-Fähigkeit"; AHB = **Anschlussheilbehandlung**) noch nicht erreicht haben. Die „Weiterbehandlungspauschale" 09.132 kann aber grundsätzlich dann abgerechnet werden, wenn die direkte Verlegung in eine Rehabilitationseinrichtung oder die Entlassung nach Hause **wegen sonstiger Erkrankungen oder anderer, die Mobilisation bzw. die Entlassung erschwerender Umstände**, die nicht mit der Behandlung der Herzerkrankung in unmittelbarem Zusammenhang stehen, nicht möglich ist. Dazu können z.B. Stoffwechselerkrankungen und alle Erkrankungen, die eine verzögerte Mobilisation begründen, gehören.

Das Vorliegen einer sonstigen, also zusätzlichen **„Erkrankung"** ist also nicht die einzige mögliche Voraussetzung für die Abrechnung einer „Weiterbehandlungspauschale" (= B-Pauschale). Maßgeblich für die Abrechenbarkeit der „Weiterbehandlungspauschale" ist vielmehr die Erfüllung der beiden folgenden Kriterien:

1. Der Patient muss nach Ablauf der „Akutbehandlungspauschale" (= A-Pauschale) weiterhin „krankenhausbehandlungsbedürftig" i.S. des Sozialrechts sein, d.h. Rehabilitationsfähigkeit oder Entlassungsfähigkeit sind nicht erreicht.
2. Die weiter notwendige Krankenhausbehandlung resultiert nicht aus „indikationsspezifischen" Komplikationen.

Somit ist klargestellt, dass neben sonstigen bzw. zusätzlichen Krankheiten auch **andere Umstände**, die nicht als indikationsspezifische Komplikationen gelten, eine Abrechnungsfähigkeit der B-Pauschale begründen können.

14. Folgelieferung 12/01

(Fortsetzung zur Kommentierung von FP 09.131/09.132)

Liegen krankenhausbehandlungsbedürftige, die Rehabilitationsfähigkeit oder die Entlassungsfähigkeit verzögernde Komplikationen während der Akutbehandlung vor oder treten sie während dieses Zeitraums auf, so muss für die Abrechnung der Weiterbehandlungspauschale die Grenzverweildauer der Akutbehandlungspauschale nicht abgewartet werden. Die Weiterbehandlungspauschale kann direkt im Anschluss an die Wundheilung abgerechnet werden. *„Als erster Belegungstag der Mindestverweildauer der B-Pauschale* [Weiterbehandlungspauschale] *ist* [in diesem Fall] *das Kalenderdatum der Wundheilung in der Rechnung anzugeben.*" Aus Gründen der Nachvollziehbarkeit bzw. Nachprüfbarkeit wird in der Praxis im Normalfall die definierte „der Bewertungsrelation zugrundegelegte durchschnittliche Verweildauer" als Termin der Wundheilung angenommen werden. Dieses Datum ist i.R. der Rechnungslegung den Kostenträgern zu übermitteln. Die Grenzverweildauern der Akutbehandlungs- und der Weiterbehandlungspauschale sind zu addieren zur Feststellung der Frist, nach der im Fall der Notwendigkeit weiterer stationärer Behandlung tagesgleiche Pflegesätze abgerechnet werden können.Das bedeutet umgekehrt, dass für Patienten, bei denen die äußere Wundheilung abgeschlossen ist und die an diesem Termin rehabilitationsfähig sind, die „Weiterbehandlungspauschale" 09.132 nicht abgerechnet werden kann. Für die Krankenkassen besteht die Möglichkeit, diesen Sachverhalt im Einzelfall durch den Medizinischen Dienst überprüfen zu lassen.

Die Aufteilung von Behandlungsfällen in "Akutbehandlungspauschalen" und "Weiterbehandlungspauschalen" in Verbindung mit Mindestzeiträumen der Behandlung hat in einigen Fällen zu Streitigkeiten zwischen Krankenhäusern und Krankenkassen bezüglich der korrekten Abrechnung geführt. Im Grunde war streitig, ob nach der Feststellung der Wundheilung tagesgleiche Pflegesätze abgerechnet werden können, wenn zum einen keine indikationsspezifischen Komplikationen vorliegen, die eine Behandlung im Rahmen der "Akutbehandlungspauschale" über den Termin der Wundheilung hinaus notwendig gemacht hätten, und zum anderen die Patienten vor Erreichen der Mindestverweildauer der B-Pauschale entlassen werden.

Zwischenzeitlich ist hierzu ein Urteil des Bundessozialgerichtes ergangen (Az: B 3 KR 16/00 R). Danach hat ein Krankenhaus unter Beachtung der besonderen o.g. Konstellation Anspruch auf die Vergütung tagesgleicher Pflegesätze ab dem Tag der Wundheilung bis zur Entlassung. Zur ausführlichen Begründung verweisen wir auf die Erläuterungen zur FP-Gruppe 9.

Für die „Weiterbehandlungspauschale" 09.132 ist weiterhin ein **Mindestaufenthalt** von 7 Belegungstagen definiert. Ist wegen Multimorbidität oder schlechter Mobilisierbarkeit des Patienten ein längerer Krankenhausaufenthalt innerhalb

14. Folgelieferung 12/01

der „Weiterbehandlungspauschale" erforderlich, so wird ab dem 19. Behandlungstag (Grenzverweildauer) der tagesgleiche Pflegesatz abgerechnet.

Wird ein Patient vor Abschluss der Wundheilung in eine andere Abteilung oder ein anderes Akutkrankenhaus verlegt, so erfolgt die **Aufteilung der FP 09.131** zwischen der verlegenden und der aufnehmenden Einheit, wie bisher schon in der BPflV geregelt. Die aufnehmende Einheit kann nach Abschluss der Wundheilung die „Weiterbehandlungspauschale" 09.132 abrechnen, wenn die übrigen definierten Voraussetzungen (s.o.) gegeben sind.

Die neuen Abrechnungs-Bestimmungen des Koordinierungsausschusses der Selbstverwaltung, Ausschuss zur Weiterentwicklung und Pflege von Fallpauschalen und Sonderentgelten, führen hierzu unter Punkt 7. folgendes auf: *„Erbringt ein Krankenhaus die Leistung einer Fallpauschale zur Weiterbehandlung (B-Pauschale) in den Gruppen 9 und 17 zusätzlich zu der Operationsleistung (A-Pauschale), beginnt die B-Pauschale am Tag der Wundheilung. Die Grenz-Verweildauer der A-Pauschale (Spalte 8) wird in diesem Fall zur Grenz-Verweildauer der B-Pauschale hinzugerechnet. Als erster Belegungstag der Mindestverweildauer der B-Pauschale ist das Kalenderdatum der Wundheilung in der Rechnung anzugeben. Erfolgt die Weiterbehandlung (B-Pauschale) in einem anderen Krankenhaus, so ist der Aufnahmetag in diesem Krankenhaus der erste Belegungstag der Mindestverweildauer der B-Pauschale. Der Entlassungstag wird in bezug auf die Mindestbelegung der B-Pauschale nicht mitgezählt."*

Durch die Teilung der alten FP 09.13 in die FP 09.131 („Akutbehandlungspauschale") und die FP 09.132 („Weiterbehandlungspauschale") stößt die Leistungsbeschreibung der FP über ICD und OPS-301 an ihre Grenzen. Die in Worten definierten FP lassen sich über die Klassifikationssysteme ICD und OPS-301 nicht mehr eindeutig unterscheiden. So lässt sich die „Weiterbehandlungspauschale" 09.132 über diese Merkmale nicht in allen Fällen eindeutig von den „Weiterbehandlungspauschalen" 09.092, 09.102, 09.112 und 09.122 unterscheiden. Dies ist von Bedeutung, da die Mindestverweildauern und damit die Entgelte differieren. Keiner dieser „Weiterbehandlungspauschalen" kann ein OPS zugeordnet werden, da die erforderlichen Schlüssel in dieser Systematik nicht vorgesehen und nicht enthalten sind. Man behilft sich bei der Dokumentation durch die Kombination eines echten Diagnosenschlüssels mit eine m ICD-Code, der keine Diagnose, sondern eine Behandlung bzw. einen Zustand definiert: Z48.8 (Sonstige näher bezeichnete Nachbehandlung nach chirurgischem Eingriff) bzw. Z95.2,3,4,9 (Vorhandensein „ersetzter" Herzklappen). Die Logik dieser Systematik ist schwer zu vermitteln. Die Kombination von z.B. einem Schlüssel I06.1 mit dem Schlüssel Z48.8 ist überhaupt nicht aussagefähig, da mit dieser Kombination z.B. auch der Zustand nach einer Blinddarmoperation bei (zufälligem) Vorliegen einer rheumatischen Aortenklappeninsuffizienz dokumentiert werden könnte.

Gruppe 16: Geburten und geburtshilfliche Operationen **FP 16.01**

Kommentierung:

Mit der FP 16.01 wird der Aufwand für die **Versorgung** eines **Neugeborenen**, ggf. **auch** eines **Mehrlings** (Zwilling, Drilling etc.) vergütet. So ist z.B. bei gesunden Drillingen die FP 3-fach abzurechnen (siehe Beispiele unten). Erfasst wird die Versorgung von Neugeborenen, die ab dem 260. Schwangerschaftstag (ab der 38. SSW) geboren wurden. Im Rahmen der Umstellung von der ICD-9 auf die ICD-10 wurden der FP 16.01 sechs Diagnosencodes der ICD-10 zugeordnet. Das Spektrum der erfassten Diagnosen hat sich gegenüber dem Umfang der zuvor zugeordneten Codes der ICD-9 nicht verändert. Allerdings wird nun über die zugeordneten Codes der ICD-10 der Geburtsort explizit benannt: Innerhalb des Krankenhauses (Z38.0; Z38.3; Z38.6) oder außerhalb des Krankenhauses (Z38.1; Z38.4; Z38.7). Einschränkend gilt, dass die FP 16.01 nur für Neugeborene mit einem Geburtsgewicht von mehr als 2499g abgerechnet wird. Dies ergibt sich aus der Zuordnung von ICD-10-Schlüsseln zu den FP 16.01 und 16.02. Während der FP 16.01 nur "allgemeine" ICD-Schlüssel zugeordnet sind, ist der FP 16.02 ein in Bezug auf das Geburtsgewicht eindeutiger ICD-Schlüssel zugeordnet: P07.1 (Neugeborene mit sonstigem niedrigem Geburtsgewicht, Geburtsgewicht von 1000 - 2499g). Gemäß den allgemeinen Abrechnungsbestimmungen ist diese Zuordnung führend bei der Generierung der Pauschale.

Die Versorgungsleistung am Neugeborenen wird, abweichend vom Verfahren bei Operationen, die mehrheitlich im 5. Kapitel ICPM aufgeführt sind, durch einen Schlüssel aus dem 9. Kapitel („Ergänzende Maßnahmen") beschrieben: OPS 9-262.0, postpartale Routineversorgung des Neugeborenen. Es ergibt sich z.B. für die Dokumentation und Abrechnung von gesund geborenen Drillingen: ICD Z38.6 oder Z38.7 (sonstiger Mehrling, alle Geschwister lebend geboren) + OPS 9-262.0 (Postpartale Versorgung des Neugeborenen – Routineversorgung). Diese Schlüssel-Kombination wird dreimal dokumentiert, um drei FP abzurechnen. Es ist für die Abrechnung der FP 16.01 unerheblich, ob die Geburt innerhalb oder außerhalb des Krankenhauses erfolgt ist, denn die FP 16.01 vergütet (lediglich) die Versorgung des Neugeborenen ab der Verbringung ins Kinderzimmer bzw. auf die Säuglingsstation der geburtshilflichen Abteilung, auch bei „Rooming-In".

Die Leistungen für die Mutter werden über die entsprechenden Entbindungs-FP abgerechnet.

14. Folgelieferung 12/01

Zu bemerken ist, dass bei Mehrlingsgeburten nur für die lebend Geborenen die FP abgerechnet werden kann. Totgeborene können nicht als FP abgerechnet werden. Für sämtliche lebenden Neugeborenen ist jeweils ein ICD-Schlüssel zu dokumentieren (siehe Teil I und Erläuterungen zur Fallpauschalengruppe 16, zum Thema 9. Kapitel ICPM, „Ergänzende Maßnahmen“).

Durch die 5. Änderungsverordnung zur Bundespflegesatzverordnung ist geregelt, dass die FP 16.01 für alle Neugeborenen abgerechnet wird, die mindestens einen Belegungstag im Säuglingszimmer, auf der Säuglingsstation oder in der Entbindungsabteilung, auch im Zimmer der Mutter („Rooming-In“), verbleiben.

Wird ein Kind innerhalb des ersten Belegungstages aus Krankheitsgründen verlegt, so kommt die FP 16.01 nicht zur Anwendung. Dabei ist es unerheblich, ob die Verlegung intern oder extern erfolgt. Anderenfalls wäre die FP bei externer Verlegung regelmäßig abrechenbar, da jedes noch so kurze (nicht nachprüfbare) Verweilen auf dem Kinderzimmer leistungsbegründend wäre. In der Folge käme es bei entsprechend organisierter Verlegungspraxis zur regelhaften Doppelfinanzierung dieses Tages. Dies kann, wie die komplizierte Formulierung des Entgelts deutlich macht, nicht Intention des Verordnungsgebers gewesen sein. Weiterhin stellt sich die Frage, ob der Geburtstag des Neugeborenen „Aufnahmetag“ im Sinne der Abrechnungsbestimmungen ist, insbesondere dann, wenn die Geburt außerhalb des Krankenhauses erfolgt ist und die Verbringung des Kindes auf die Kinderstation am Folgetag passiert. Es fehlt auch eine Begründung dafür, warum externe Verlegungen die FP und einen tagesgleichen Pflegesatz (in der aufnehmenden Abteilung) auslösen sollten, während für interne Verlegungen bei vergleichbarem Resourcenaufwand nur der tagesgleiche Pflegesatz und nicht zusätzlich die FP abgerechnet werden kann. Dass hier eine unangemessene Möglichkeit zur Doppelfinanzierung gesucht wird, ist deutlich, wenn man bedenkt, dass traditionell gewachsene Einheiten aus geburtshilflichen Abteilungen und Kinderkliniken zunehmend in betriebswirtschaftlich eigenständige Einheiten umgewandelt werden, so dass in diesen Fällen regelhaft „externe Verlegungen“ erfolgen würden. Die Versorgung in der aufnehmenden Abteilung (z. B. Intensivstation, Pädiatrie) wird über tagesgleiche Pflegesätze der entsprechenden Einrichtung vergütet. Wird das Kind nach einer Versorgung in einer anderen Abteilung wieder auf die Entbindungsstation (Säuglingszimmer usw.) zurückverlegt und verbleibt dort vor dem Entlassungs- bzw. Verlegungstag (intern oder extern) für mindestens zwei Belegungstage, so kann die FP 16.01 abgerechnet werden. Eine zweimalige Abrechnung der FP 16.01 – für den oder die Tag(e) vor einer Verlegung und für den oder die Tag(e) nach einer Rückverlegung in die geburtshilfliche Abteilung – ist nicht möglich.

Durch die 5. Änderungsverordnung zur Bundespflegesatzverordnung ist der Begriff „gesundes Neugeborene“ entfallen, da die Eigenschaft „gesund“ kein klar

14. Folgelieferung 12/01

(Fortsetzung zur Kommentierung von FP 16.01)

definiertes Kriterium ist. Aus Praktikabilitätsgründen orientiert sich der Verordnungsgeber daran, wo das Kind versorgt bzw. gepflegt wird. Damit wird auch bestätigt, dass Befindlichkeitsstörungen oder eine geringgradige Gelbsucht (Ikterus neonatorum), die auf der Säuglingsstation behandelt werden können, im Leistungsumfang der FP 16.01 enthalten sind.

Nach Auffassung der Arbeitsgruppe Entgeltsysteme des BMG und der Institute, die die Entgelte kalkuliert haben, werden die Leistungen für die Versorgung des Neugeborenen im Kreißsaal über die „mütterlichen" Entgelte vergütet. Dies ist auch daran zu erkennen, dass die „mütterlichen" Pauschalen für die Entbindung von Mehrlingen deutlich höher bemessen sind als die entsprechenden Pauschalen für Einlingsgeburten.

Eine **Grenzverweildauer** auf der Entbindungsstation ist nicht sachlogisch. Wenn ein Neugeborenes erkrankt, wird es in eine pädiatrische Abteilung verlegt. In diesem Fall wird die Versorgung ab der Verlegung in die pädiatrische Abteilung über deren tagesgleiche Pflegesätze vergütet. Sollte das Neugeborene wegen eines verlängerten Krankenhausaufenthaltes der Mutter nicht entlassen werden können, so wird die weitere Versorgung des Neugeborenen nicht zusätzlich vergütet.

14. Folgelieferung 12/01

Gruppe 16: Geburten und geburtshilfliche Operationen

FP 16.02

Kommentierung:

Im Rahmen der Umstellung von der ICD-9 auf die ICD-10 wurden der FP 16.02 zwei Diagnosencodes der ICD-10 zugeordnet. Das Spektrum der „Diagnosen“ hat sich bei dieser Fallpauschale gegenüber dem Umfang der zuvor zugeordneten Codes der ICD-9 verändert. So wird mit dem Code P07.1 ein völlig neues Kriterium in das Abrechnungssystem gebracht, das Gewicht des Neugeborenen. Mit diesem Code und damit verbindlich für die Abrechnung der FP 16.02 werden Kinder erfasst mit einem Geburtsgewicht von 1000-2499g. Gemäß den allgemeinen Abrechnungsbestimmungen gilt, dass diese Zuordnung vor der textlichen Definition der FP zu berücksichtigen ist. D.h., dass auch die Versorgung von nach der 37. SSW lebend Geborenen mit einem Geburtsgwicht zwischen 1000g und 2499g über die FP 16.02 abrechenbar ist. Weiterhin weicht die zeitliche Bestimmung des ICD-Codes P07.3 (Schwangerschaftsdauer von der 28. bis zur 37. Woche) von der textlichen Definition der FP (Schwangerschaftsdauer von der 33. bis zur 37. Woche) ab. Gemäß den Abrechnungsbestimmungen für den FP-Katalog hat ein Klassifikationsschlüssel Vorrang vor der textlichen Definition der FP, wenn er eindeutig ist. Dies ist hier der Fall, d.h. **alle mindergewichtigen Kinder ab 1000g Geburtsgewicht und/oder alle ab der 28. Schwangerschaftswoche geborenen Frühgeborenen** sind über die FP 16.02 abzurechnen. Diese vorzeitigen Geburten gelten grundsätzlich als Risikogeburten.

Die FP 16.02 wird nur für jene Frühgeborenen abgerechnet, die nach der Geburt auf der geburtshilflichen Abteilung verbleiben können, weil sie keine verlegungsrelevanten oder intensivmedizinische Versorgung begründenden Erkrankungen aufweisen. Muss ein Frühgeborenes verlegt oder intensiv-medizinisch versorgt werden, so kann nach der 5. Änderungsverordnung zur Bundespflegesatzverordnung die FP 16.02 nur abgerechnet werden, wenn das Neugeborene mindestens einen Belegungstag im Säuglingszimmer, auf der Säuglingsstation oder in der Entbindungsabteilung, auch im Zimmer der Mutter (Rooming-In), verbleibt. Wird das Kind innerhalb des ersten Belegungstages verlegt, so kommt die FP 16.02 nicht zur Anwendung. Dabei ist es unerheblich, ob die Verlegung intern oder extern erfolgt. Anderenfalls wäre die FP bei externer Verlegung regelmäßig abrechenbar, da jedes noch so kurze (nicht nachprüfbare) Verweilen auf dem Kinderzimmer leistungsbegründend wäre. In der Folge käme es bei entsprechend organisierter Verlegungspraxis zur regelhaften Doppelfinanzierung dieses Tages. Dies kann, wie die komplizierte Formulierung des Entgelts deutlich macht,

14. Folgelieferung 12/01

nicht Intention des Verordnungsgebers gewesen sein. Weiterhin stellt sich die Frage, ob der Geburtstag des Neugeborenen „Aufnahmetag" im Sinne der Abrechnungsbestimmungen ist. Es fehlt auch eine Begründung dafür, warum externe Verlegungen die FP und einen tagesgleichen Pflegesatz (in der aufnehmenden Abteilung) auslösen sollten, während für interne Verlegungen bei vergleichbarem Resourcenaufwand nur der tagesgleiche Pflegesatz und nicht zusätzlich die FP abgerechnet werden kann. Dass hier eine unangemessene Möglichkeit zur Doppelfinanzierung gesucht wird, ist deutlich, wenn man bedenkt, dass traditionell gewachsene Einheiten aus geburtshilflichen Abteilungen und Kinderkliniken zunehmend in betriebswirtschaftlich eigenständige Einheiten umgewandelt werden, so dass in diesen Fällen regelhaft „externe Verlegungen" erfolgen würden. Die Versorgung in der aufnehmenden Abteilung (z. B. Intensivstation, Pädiatrie) wird über tagesgleiche Pflegesätze der entsprechenden Einrichtung vergütet. Wird das Kind wieder auf die Entbindungsstation (Säuglingszimmer, Rooming-In usw.) zurückverlegt und verbleibt es dort bis zur Entlassung bzw. Verlegung (intern oder extern) für mindestens zwei Belegungstage, so kann die FP 16.02 zusätzlich zu den tagesgleichen Pflegesätzen der verlegenden Abteilung abgerechnet werden. Eine zweimalige Abrechnung der FP 16.02 – für den oder die Tag(e) vor einer Verlegung und für den oder die Tag(e) nach einer Rückverlegung in die geburtshilfliche Abteilung – ist nicht möglich.

Bei Mehrlingsfrühgeburten muss für jedes lebende Neugeborene zur Abrechnung der FP jeweils die Schlüsselkombination ICD P07.1 oder P07.3 kombiniert mit dem OPS 9-262.1 dokumentiert werden.

Beispiel: Bei der Frühgeburt von Drillingen ist ein Kind tot geboren. Abgerechnet wird zweimal die FP 16.02, jeweils unter Dokumentation von ICD P07.1 oder P07.3 kombiniert mit dem OPS 9-262.1 (spezielle Versorgung, Risiko-Neugeborenes). Für die Versorgung des totgeborenen Mehrlings erfolgt keine Vergütung.

Die Leistungen für die Mutter werden über die entsprechenden Entbindungs-FP abgerechnet.

14. Folgelieferung 12/01

Erläuterungen zur Fallpauschalengruppe 17:

Im Rahmen der 5. Änderungsverordnung zur Bundespflegesatzverordnung im Jahr 1997 hat der Verordnungsgeber wichtige strukturelle Veränderungen in der Fallpauschalengruppe 17 eingeführt. Dies betrifft insbesondere jene Pauschalen, die typischerweise durch eine hohe Verweildauer gekennzeichnet sind. Bei diesen Pauschalen entwickelte sich eine Praxis, die Patienten relativ frühzeitig aus der primär versorgenden in eine weiterversorgende Einheit zu verlegen. Diese Praxis führte zudem zu einer außerordentlichen Belastung der Kostenträger, da eine vorzeitige, direkte Verlegung von Patienten in Rehabilitationseinrichtungen ohne (adäquate) rechtskonforme Aufteilung des Erlöses de facto zu einer doppelten Vergütung von Leistungen führte. Der Grund waren Forderungen von Rehabilitationseinrichtungen nach höheren Vergütungen, um den gestiegenen Behandlungsaufwand für z.T. noch nicht voll rehabilitationsfähige – eigentlich noch krankenhauspflichtige – Patienten zu entgelten.

Die Arbeitsgruppe Entgeltsysteme des Bundesministeriums für Gesundheit hat daraufhin im Auftrag des Verordnungsgebers eine Neustrukturierung dieser Leistungskomplexe vorgenommen. Die in Frage kommenden Fallpauschalen wurden in eine „Akutbehandlungspauschale" und eine „Weiterbehandlungspauschale" geteilt. Dass beide Pauschalen als Fallpauschalen definiert wurden und kombiniert für einen Fall abgerechnet werden können, steht eigentlich im Widerspruch zum Begriff der Fallpauschale. Daher werden die Fallpauschalen in diesem Handbuch auch als „Akutbehandlungspauschale" und „Weiterbehandlungspauschale" bezeichnet.

Beide Pauschalen sind für die Vergütung von akutstationären Krankenhausleistungen und nicht von Rehabilitationsleistungen vorgesehen. Die „Akutbehandlungspauschale" vergütet die Leistungen von der Aufnahme des Patienten bis zum Abschluss der Wundheilung inklusive von Leistungen zur Beherrschung operationsspezifischer Komplikationen (wie z.B. Wundinfektionen, Thrombosen oder Lungenentzündungen) bis zum Erreichen der Grenzverweildauer. Die „Weiterbehandlungspauschale" vergütet Leistungen bis zum Erreichen der Rehabilitationsfähigkeit, die durch sonstige, nicht in unmittelbarem Zusammenhang mit der Hauptleistung stehende Erkrankungen bedingt sind. Dazu zählen z.B. kardiale oder zerebrale Dysfunktionen oder aber andere die Mobilisation der Patienten erschwerende Umstände. Das Vorliegen einer sonstigen, also zusätzlichen „Erkrankung" ist daher nicht unabdingbare Voraussetzung für die Berechtigung zur Abrechnung einer B-Pauschale. Maßgebend ist: 17

1. Der Patient muss nach der A-Pauschale weiterhin „krankenhausbehandlungsbedürftig" sein; die Rehabilitationsfähigkeit bzw. die Entlassungsfähigkeit ist also nicht erreicht.

2. Die weitere notwendige Krankenhausbehandlung resultiert nicht aus „indikationsspezifischen“ Komplikationen.

Somit ist klargestellt, dass neben sonstigen bzw. zusätzlichen Krankheiten auch andere Umstände, die nicht als indikationsspezifische Komplikationen gelten, eine Abrechnungsfähigkeit der B-Pauschale begründen können.

Liegen solche behandlungsbedürftige, die Rehabilitationsfähigkeit verzögernde Komplikationen während der Akutbehandlung vor oder treten sie während dieses Zeitraums auf, so muss für die Abrechnung der Weiterbehandlungspauschale die Grenzverweildauer der Akutbehandlungspauschale nicht abgewartet werden, sondern die Weiterbehandlungspauschale kann direkt im Anschluss an die Wundheilung abgerechnet werden (s.u.; Abrechnungsbestimmungen zum bundesweiten Fallpauschalenkatalog für Krankenhäuser, Nr. 5).

Die „Weiterbehandlungspauschale“ kann nicht abgerechnet werden für Patienten, die nach Inanspruchnahme der „Akutbehandlungspauschale“ die Rehabilitationsfähigkeit erreicht haben. Rehabilitationsfähigkeit liegt grundsätzlich vor, wenn ein Patient gehfähig ist (auch mit Gehhilfen), wenn er selbstständig essen und trinken kann und seine tägliche Hygiene selbst bewältigt. Entsprechende Regelungen finden sich in den §§ 40 und 107 ff. SGB V sowie in Vereinbarungen der Selbstverwaltung. Weiterbehandlungspauschalen können – gemäß Textdefinition der Akutbehandlungspauschalen – auch nicht abgerechnet werden für solche Patienten, bei denen die Wundheilung nicht abgeschlossen ist (Sekundärheilungen nach Wundinfektionen) und für Patienten, bei denen andere behandlungsbedürftige, „indikationsspezifische Komplikationen“ (behandlungsspezifische bzw. operationsspezifische Komplikationen) vorliegen.

Den geteilten Pauschalen werden erstmalig Mindestzeiträume für die Behandlung zugeordnet. Die „Akutbehandlungspauschale“ umfasst mindestens den Zeitraum bis zum Abschluss der äußeren Wundheilung. Diese ist in der Krankenakte dokumentiert über die Entfernung von Fäden und/oder Klammern. Bei resorbierbaren Fäden oder auf Dauer versenkten Nähten, bei denen eine Entfernung nicht erforderlich ist, wird vom üblichen Zeitpunkt des Abschlusses der äußeren Wundheilung ausgegangen. Dieser Zeitpunkt ist im Entgeltkatalog für jede einzelne Leistung definiert als die „der Bewertungsrelation zugrundegelegte durchschnittliche Verweildauer“. Für die „Weiterbehandlungspauschalen“ wurden jeweils Mindestverweildauern in Tagen festgesetzt.

Die Aufteilung von Behandlungsfällen in "Akutbehandlungspauschalen" und "Weiterbehandlungspauschalen" in dieser FP-Gruppe in Verbindung mit Mindestzeiträumen der Behandlung hat in einigen Fällen zu Streitigkeiten zwischen Krankenhäusern und Krankenkassen bezüglich der korrekten Abrechnung geführt.

In zwei gleichgelagerten Fällen war im Grunde streitig, ob nach Feststellung der Wundheilung tagesgleiche Pflegesätze abgerechnet werden können. In den beklagten Fällen lagen keine indikationsspezifischen Komplikationen vor, die eine Behandlung im Rahmen der "Akutbehandlungspauschale" über den Termin der Wundheilung hinaus notwendig gemacht hätte. In beiden Fällen waren die Patienten jeweils vor Erreichen der Mindestverweildauer der B-Pauschalen entlassen worden. Das Krankenhaus hatte daraufhin für die Belegungstage zwischen der Feststellung der Wundheilung und der Entlassung tagesgleiche Pflegesätze in Rechnung gestellt. Die beklagte Krankenkasse hatte die Bezahlung der tagesgleichen Pflegesätze abgelehnt.

Zwischenzeitlich ist ein Urteil des Bundessozialgerichtes bezüglich dieser beiden Fälle ergangen (Az: B 3 KR 16/00 R). Danach hat das Krankenhaus unter Beachtung der besonderen Konstellation Anspruch auf die Vergütung tagesgleicher Pflegesätze ab dem Tag der Wundheilung bis zur Entlassung.

Es ist davon auszugehen, dass dieses Urteil des BSG in allen gleichgelagerten Fällen der FP-Gruppen 9 und 17 bei geteilten FP (A- & B-Pauschale) zutrifft. Das BSG selbst weist in diesem Zusammenhang auf ein weiteres zur Zeit noch nicht veröffentlichtes Urteil hin (B 3 KR 5/00 R).

Das Urteil des BSG steht im Widerspruch zur Auffassung der Autoren und der Intention in der damaligen Arbeitsgruppe Entgeltssysteme des Bundesministeriums für Gesundheit. Danach ist davon auszugehen, dass mit der Akutbehandlungspauschale (A-Pauschale) unter folgenden Voraussetzungen sämtliche Leistungen eines Behandlungsfalles bis zur Entlassung abgegolten werden: Es liegen erstens keine operationsbedingten Komplikationen vor, die nach Erreichen der Grenzverweildauer grundsätzlich die Abrechnung tagesgleicher Pflegesätze erlauben würden. Zweitens wird die Mindestverweildauer der B-Pauschale gerechnet ab dem Zeitpunkt der festgestellten Wundheilung nicht erreicht. Dahinter steht die grundlegende Idee der FP, die eine Abrechnung von tagesgleichen Pflegesätzen nur bei Überschreiten der Grenzverweildauer erlaubt. Die an und für sich systemwidrige Ausnahme der Abrechnung einer FP in Verbindung mit tagesgleichen Pflegesätzen wurde zum Schutz der Krankenhäuser in die Abrechnungsbestimmungen aufgenommen, um übermäßige finanzielle Nachteile durch die Versorgung komplikationsgefährdeter Patienten zu vermeiden.

Eine besondere Regelung wurde getroffen für den Fall, dass ein Krankenhaus neben der Akutbehandlungspauschale auch die Weiterbehandlungspauschale abrechnet. Werden beide Pauschalen abgerechnet, so *„beginnt die B-Pauschale* [Weiterbehandlungspauschale] *am Tag der Wundheilung. Die Grenzverweildauer der A-Pauschale* [Akutbehandlungspauschale] *wird in diesem Falle zur Grenzverweildauer der B-Pauschale* [s.o.] *hinzugerechnet. Als erster Belegungstag der Mindestverweildauer der B-Pauschale* [s.o.] *ist das Kalenderdatum der Wundheilung in der*

Rechnung anzugeben." Aus Gründen der Nachvollziehbarkeit kann im Normalfall die für alle Akutbehandlungspauschalen definierte „der Bewertungsrelation zugrundegelegte durchschnittliche Verweildauer" als Termin der Wundheilung angenommen werden. Dieses Datum ist im Rahmen der Rechnungslegung den Kostenträgern zu übermitteln. Die Bestimmung bezüglich der Addition der Grenzverweildauern von Akutbehandlungs- und Weiterbehandlungspauschale legt fest, dass erst, wenn diese Frist erreicht ist, im Fall der Notwendigkeit weiterer stationärer Behandlung tagesgleiche Pflegesätze abgerechnet werden können.

Die „Weiterbehandlungspauschalen" fallen auch insofern aus dem Rahmen der bisherigen Fallpauschalen, als ihnen das sonst bestimmende Merkmal, die Hauptleistung Operation, fehlt. Sie können als die ersten konservativen Fallpauschalen bezeichnet werden. Diese Pauschalen lassen sehr deutlich die Grenzen der für die Klassifikation der Leistungen eingesetzten Schlüssel ICD und OPS-301 (OPS, bislang ICPM) erkennen. Die in Worten trennscharf und eindeutig definierten neuen „Weiterbehandlungspauschalen" lassen sich über die Klassifikationssysteme ICD und OPS-301 nicht immer unterscheiden. Der Rückschluss von einer Schlüsselkombination auf eine „Weiterbehandlungspauschale" ist z.T. nicht möglich. Den „konservativen Weiterbehandlungspauschalen" können zudem keine OPS-301-Schlüssel zugeordnet werden, da die erforderlichen Schlüssel in der Klassifikation nicht vorhanden sind. Damit verlieren die Klassifikationsschlüssel ICD und OPS-301 für die Identifikation und Abrechnung dieser Leistungen an Bedeutung. Die textliche Definition bleibt letztendlich der alleinige Maßstab.

Eine weitere Besonderheit ist die Definition von spezifischen Fallpauschalen für die endoprothetische Versorgung von Patienten mit Schenkelhalsfrakturen, die nur abgerechnet werden können, wenn die Patienten im Anschluss an die akutstationäre Behandlung in eine akutgeriatrische Abteilung einer Einrichtung gemäß Krankenhausplan/-vertrag nach §109 SGB V verlegt werden (FP 17.013 und FP 17.023). Im Gegensatz zu den korrespondierenden Pauschalen ohne diese Einschränkung können die Patienten bereits vor Abschluss der äußeren Wundheilung verlegt werden, wobei die aufnehmende Einheit die Versorgung ab dem Aufnahmetag über tagesgleiche Pflegesätze abrechnet. Die kombinierte Abrechnung der FP 17.013 und FP 17.023 mit „Weiterbehandlungspauschalen" ist ausgeschlossen.

Gruppe 17: Operationen an den Bewegungsorganen FP 17.011/012/013

Kommentierung:

Die FP 17.011 ist für den Einbau einer **Hüftgelenkstotalendoprothese nach einer geschlossenen Schenkelhalsfraktur** (ICD S72.00-08) oder einer **geschlossenen pertrochantären Oberschenkelfraktur** (= Bruch im Bereich der Rollhügel; S72.10,11) vorgesehen. Im Rahmen der Umstellung von der ICD-9 auf die ICD-10 wurden den FP 17.011, 17.012 und 17.013 die Diagnosencodes S72.00-08 und S72.10,11 der ICD-10 zugeordnet. Diese beiden Codes sind für die Abrechnung fünfstellig zu dokumentieren. Das Spektrum der erfassten Diagnosen hat sich gegenüber dem Umfang der zuvor zugeordneten Codes der ICD-9 nicht verändert. Auf Grund der überarbeiteten Zuordnung von Diagnosen- und Operations-Schlüsseln nach ICD-10-SGB V und OPS-301 Version 2.0 (s.o.) zu den FP 17.011 bis 17.013 ändern sich die Vorgaben für die Dokumentation. Nach dem Versionswechsel von der ICD-10-SGB V Version 1.3 zur Version 2.0 ist es nun möglich, über die 5. Stelle des Schlüssels S72.00-08 die Lokalisation einer Schenkelhalsfraktur exakt zu dokumentieren. Für die Dokumentation einer pertrochantären Fraktur steht nun ein weiterer Schlüssel zur Verfügung (S72.11), mit dem eine intertrochantäre Fraktur abgebildet werden kann.

14. Folgelieferung 12/01

In einer Fußnote zu den FP 17.011 bis 17.013 wird darauf hingewiesen, dass sich nach dem Versionswechsel von der ICD-10-SGB V Version 1.3 zur Version 2.0 der Befund „offene" oder „geschlossene" Fraktur nicht länger über die 5. Stelle des ICD-Schlüssels abbilden lässt. Eine offene Fraktur wird nun über einen zusätzlichen Code verschlüsselt. Offene Frakturen werden von den FP 17.011 bzw. 17.013 nicht erfasst.

Durch die Neuzuordnung von OPS-301-Schlüsseln zu den FP 17.011 und 17.013 ist es nun möglich, die Verankerung der Prothese (nicht zementiert, zementiert, teilzementiert) differenziert zu dokumentieren. Der Schlüssel 5-820.1 konnte entfallen. Gleiches gilt für den 5-stelligen OPS 5-820.2, weil den FP die differenzierter abbildenden 6-stelligen OPS 5-820.20,21,22,2y zugeordnet wurden. Es ist für die Abrechnung der FP also unerheblich, ob die Endoprothese zementiert, teilzementiert oder zementlos eingebracht wird. Die in wenigen Einzelfällen medizinisch erforderlichen spezialgefertigten Endoprothesen (computergesteuert gefräste Prothesen u.a., OPS 5-820.20,21,22,2y) sind nach Auffassung der „Arbeitsgruppe Entgeltsysteme" des Bundesministeriums für Gesundheit ebenfalls über die FP 17.011 abzurechnen. Spezialgefertigte Prothesen für die Versorgung bei einer tumorösen Zerstörung der Hüftknochen, die zu einer Fraktur geführt hat, können hingegen über die tagesgleichen Pflegesätze abgerechnet werden, da es sich nicht um eine Schenkelhalsfraktur im Sinne dieser FP, sondern um das eigenständige Krankheitsbild der bösartigen, tumorösen Gewebezerstörung handelt. Ausnahmsweise ist die operative Leistung in diesen Fällen über tagesgleiche Pflegesätze abzurechnen, da die korrespondierenden SE ebenfalls über ICD-Zuordnungen definiert sind.

Wenn bei einem Patienten mit einer Schenkelhalsfraktur das Hüftgelenk am betroffenen Bein arthrotisch verändert ist („Nebenbefund Coxarthrose"), so ist dennoch nur die FP 17.011 abrechenbar und nicht die FP 17.061 (Totalendoprothese bei Coxarthrose).

Auf Grund der Neustrukturierung der FP für die Abrechnung von Leistungen der Hüftendoprothetik, die die Abrechnung von **2 Fallpauschalen für einen Fall** ermöglicht, sowie die Ergänzung durch eine spezifische FP für Patienten, die nach der akutstationären Versorgung in eine geriatrische Krankenhausabteilung verlegt werden, ergibt sich eine komplexe Abrechnungssystematik.

Die in der 5. Änderungsverordnung zur BPflV neu definierte FP 17.011 umfasst die Versorgungsleistung bis zum Abschluss der **äußeren Wundheilung**. Diese ist üblicherweise durch das Entfernen von Klammern oder Fäden gekennzeichnet und in der Krankenakte dokumentiert. Bei einer Verwendung von resorbierbaren Fäden oder auf Dauer versenkten Nähten, bei denen eine Entfernung nicht erforderlich ist, ist vom üblichen Zeitpunkt des Abschlusses der äußeren Wundheilung auszugehen. Dieser Zeitpunkt ist erreicht und im Entgeltkatalog festgelegt mit dem 12. Behandlungstag.

Kommt es zu einer Wundinfektion, so kann nicht von einem Abschluss der Wundheilung gesprochen werden. In diesem Fall wird die Grenzverweildauer von 20 Tagen wirksam, nach deren Ablauf das Krankenhaus den allgemeinen tagesgleichen Pflegesatz abrechnet. Gleiches gilt für **behandlungsspezifische Komplikationen** („indikationsspezifische Komplikationen"), die in direktem Zusammenhang mit der Behandlung der Grunderkrankung (Operation) stehen, wie z.B. Lungenentzündungen, Thrombosen oder Druckgeschwüre (Decubitus). Die Inanspruchnahme der „Weiterbehandlungspauschale" 17.012 (s.u.) ist unter diesen Bedingungen nicht möglich.

Die **„Weiterbehandlungspauschale" 17.012** ist primär vorgesehen für die Abrechnung der Versorgung von Patienten, deren Wundheilung zwar abgeschlossen ist, die aber die **Rehabilitationsfähigkeit** (bzw. „AHB-Fähigkeit"; AHB = **Anschlussheilbehandlung**) noch nicht erreicht haben. Die „Weiterbehandlungspauschale" 17.012 kann aber grundsätzlich dann abgerechnet werden, wenn die direkte Verlegung in eine Rehabilitationseinrichtung oder die Entlassung nach Hause **wegen sonstiger Erkrankungen oder anderer, die Mobilisation bzw. die Entlassung erschwerender Umstände**, die nicht mit der Behandlung der Schen-

14. Folgelieferung 12/01

(Fortsetzung zur Kommentierung von FP 17.011/012/013)

kelhalsfraktur in unmittelbarem Zusammenhang stehen, nicht möglich ist. Dazu können z.B. zerebrale und kardiale Dysfunktionen und alle Erkrankungen, die eine verzögerte Mobilisation begründen, gehören.

Das Vorliegen einer sonstigen, also zusätzlichen **„Erkrankung"** ist also **nicht** die einzige mögliche Voraussetzung für die Abrechnung einer „Weiterbehandlungspauschale" (= B-Pauschale). Maßgeblich für die Abrechenbarkeit der „Weiterbehandlungspauschale" ist vielmehr die Erfüllung der beiden folgenden Kriterien:

1. Der Patient muss nach Ablauf der „Akutbehandlungspauschale" (= A-Pauschale) weiterhin „krankenhausbehandlungsbedürftig" i.S. des Sozialrechts sein, d. h. Rehabilitationsfähigkeit oder Entlassungsfähigkeit sind nicht erreicht.
2. Die weiter notwendige Krankenhausbehandlung resultiert nicht aus „indikationsspezifischen" Komplikationen.

Somit ist klargestellt, dass neben sonstigen bzw. zusätzlichen Krankheiten auch **andere Umstände**, die nicht als indikationsspezifische Komplikationen gelten, eine Abrechnungsfähigkeit der B-Pauschale begründen können.

Liegen krankenhausbehandlungsbedürftige, die Rehabilitationsfähigkeit oder die Entlassungsfähigkeit verzögernde Komplikationen während der Akutbehandlung vor oder treten sie während dieses Zeitraums auf, so muss für die Abrechnung der Weiterbehandlungspauschale die Grenzverweildauer der Akutbehandlungspauschale nicht abgewartet werden. Die Weiterbehandlungspauschale kann direkt im Anschluss an die Wundheilung abgerechnet werden. *„Als erster Belegungstag der Mindestverweildauer der B-Pauschale* [Weiterbehandlungspauschale] *ist* [in diesem Fall] *das Kalenderdatum der Wundheilung in der Rechnung anzugeben."* Aus Gründen der Nachvollziehbarkeit kann im Normalfall die definierte „der Bewertungsrelation zugrundegelegte durchschnittliche Verweildauer" als Termin der Wundheilung angenommen werden. Dieses Datum ist i.R. der Rechnungslegung den Kostenträgern zu übermitteln. Die Grenzverweildauern der Akutbehandlungs- und der Weiterbehandlungspauschale sind zu addieren zur Feststellung der Frist, nach der im Fall der Notwendigkeit weiterer stationärer Behandlung tagesgleiche Pflegesätze abgerechnet werden können.

Das bedeutet umgekehrt, dass für Patienten, bei denen die äußere Wundheilung abgeschlossen ist und die an diesem Termin rehabilitationsfähig sind, die „Weiterbehandlungspauschale" 17.012 nicht abgerechnet werden kann. Für die Krankenkassen besteht die Möglichkeit, diesen Sachverhalt im Einzelfall durch den Medizinischen Dienst überprüfen zu lassen.

Die Aufteilung von Behandlungsfällen in "Akutbehandlungspauschalen" und "Weiterbehandlungspauschalen" in Verbindung mit Mindestzeiträumen der

Behandlung hat in einigen Fällen zu Streitigkeiten zwischen Krankenhäusern und Krankenkassen bezüglich der korrekten Abrechnung geführt. Im Grunde war streitig, ob nach der Feststellung der Wundheilung tagesgleiche Pflegesätze abgerechnet werden können, wenn zum einen keine indikationsspezifischen Komplikationen vorliegen, die eine Behandlung im Rahmen der "Akutbehandlungspauschale" über den Termin der Wundheilung hinaus notwendig gemacht hätten, und zum anderen die Patienten vor Erreichen der Mindestverweildauer der B-Pauschale entlassen werden.

Zwischenzeitlich ist hierzu ein Urteil des Bundessozialgerichtes ergangen (Az: B 3 KR 16/00 R). Danach hat ein Krankenhaus unter Beachtung der besonderen o.g. Konstellation Anspruch auf die Vergütung tagesgleicher Pflegesätze ab dem Tag der Wundheilung bis zur Entlassung. Zur ausführlichen Begründung verweisen wir auf die Erläuterungen zur FP-Gruppe 17.

Für die „Weiterbehandlungspauschale" 17.012 ist weiterhin ein **Mindestaufenthalt** von 5 Belegungstagen definiert. Ist wegen Multimorbidität oder schlechter Mobilisierbarkeit des Patienten ein längerer Krankenhausaufenthalt innerhalb der „Weiterbehandlungspauschale" erforderlich, so wird ab dem 16. Behandlungstag (Grenzverweildauer) der tagesgleiche Pflegesatz abgerechnet.

Wird ein Patient vor Abschluss der Wundheilung in eine andere Abteilung oder ein anderes Akutkrankenhaus (exklusive einer akutgeriatrischen Krankenhauseinrichtung, s.u.) verlegt, so erfolgt die **Aufteilung der FP 17.011** zwischen der verlegenden und der aufnehmenden Einheit, wie bisher schon in der BPflV geregelt. Die aufnehmende Einheit kann nach Abschluss der Wundheilung die „Weiterbehandlungspauschale" 17.012 abrechnen, wenn die übrigen definierten Voraussetzungen (s.o.) gegeben sind.

Die neuen Abrechnungs-Bestimmungen des Koordinierungsausschusses der Selbstverwaltung, Ausschuss zur Weiterentwicklung und Pflege von Fallpauschalen und Sonderentgelten, führen hierzu unter Punkt 7. folgendes auf: *„Erbringt ein Krankenhaus die Leistung einer Fallpauschale zur Weiterbehandlung (B-Pauschale) in den Gruppen 9 und 17 zusätzlich zu der Operationsleistung (A-Pauschale), beginnt die B-Pauschale am Tag der Wundheilung. Die Grenz-Verweildauer der A-Pauschale (Spalte 8) wird in diesem Fall zur Grenz-Verweildauer der B-Pauschale hinzugerechnet. Als erster Belegungstag der Mindestverweildauer der B-Pauschale ist das Kalenderdatum der Wundheilung in der Rechnung anzugeben. Erfolgt die Weiterbehandlung (B-Pauschale) in einem anderen Krankenhaus, so ist der Aufnahmetag in diesem Krankenhaus der erste Belegungstag der Mindestverweildauer der B-Pauschale. Der Entlassungstag wird in bezug auf die Mindestbelegung der B-Pauschale nicht mitgezählt."*

Die Einrichtung akutgeriatrischer Abteilungen gemäß Krankenhausplan/-vertrag nach §109 SGB V bildet die Basis der **FP 17.013** (Versorgung mit einer Hüftendoprothese nach Schenkelhalsfraktur und **Verlegung in eine akutgeriatrische**

14. Folgelieferung 12/01

(Fortsetzung zur Kommentierung von FP 17.011/012/013)

Krankenhausabteilung). Es besteht aber keine Wahlmöglichkeit bei der Abrechnung. Wenn auf die endoprothetische Versorgung einer Schenkelhalsfraktur die Verlegung des Patienten in eine akutgeriatrische Krankenhausabteilung folgt, so kann immer nur die FP 17.013 abgerechnet werden und nicht die FP 17.011.

Die FP 17.013 erlaubt aber die Verlegung eines Patienten in eine akutgeriatrische Krankenhausabteilung **vor Abschluss der Wundheilung**, ohne dass – im Gegensatz zur FP 17.011 – die Pauschale mit der aufnehmenden Einheit geteilt werden muss. So erklärt sich, warum gegenüber der FP 17.011 im Leistungskatalog die ausgewiesene Verweildauer um 4 auf 8 Tage verkürzt und die Bewertung um 1050 Punkte verringert ist. Die aufnehmende akutgeriatrische Krankenhausabteilung rechnet die Versorgung des Patienten ab dem Aufnahmetag über tagesgleiche Pflegesätze ab.

Die kombinierte Abrechnung der FP 17.013 mit der „Weiterbehandlungspauschale" 17.012 (mit anschließender Verlegung in eine akutgeriatrische Krankenhausabteilung) ist nicht möglich, da dies in der Definition der FP 17.012 ausdrücklich ausgeschlossen ist.

Ist die Verlegung eines Patienten in eine akutgeriatrische Krankenhausabteilung vorgesehen und tritt i.R. der Behandlung nach der FP 17.013 eine Komplikation auf, die die Behandlung in der erstversorgenden Abteilung notwendig macht, so wird die Grenzverweildauer von 15 Tagen wirksam, d.h. ab diesem Zeitpunkt werden die Leistungen der erstversorgenden Abteilung über tagesgleiche Pflegesätze abgerechnet. Die anschließende Verlegung in eine akutgeriatrische Krankenhausabteilung wird davon nicht berührt.

Der Koordinierungsausschuss der Selbstverwaltung, Ausschuss zur Weiterentwicklung und Pflege von Fallpauschalen und Sonderentgelten, hat in den neuen Abrechnungs-Bestimmungen zu Fragen der Abrechnung der FP 17.013 und 17.023 unter Punkt 8. festgestellt: *„Die Fallpauschalen 17.013 und 17.023 gelten bis zur externen oder internen Verlegung in eine geriatrische Abteilung. Diese geriatrische Abteilung kann ab dem Verlegungstag tagesgleiche Pflegesätze berechnen. Bei einer „Wiederaufnahme" innerhalb der Grenzverweildauer in die Abteilung, in der die FP 17.013 oder 17.023 abgerechnet wurde, sind bei der Betrachtung der Grenzverweildauer die Tage, in denen tagesgleiche Pflegesätze der Akutgeriatrie abgerechnet wurden, nicht zu berücksichtigen."*

Durch die Teilung der alten FP 17.01 in die FP 17.011 („Akutbehandlungspauschale") und die FP 17.012 („Weiterbehandlungspauschale") und die zusätzliche Definition einer spezifischen FP 17.013 bei nachfolgender geriatrischer Versorgung, stößt die Leistungsbeschreibung der FP über ICD und OPS-301 an ihre Grenzen. Die in Worten definierten FP lassen sich über die Klassifikationssysteme

14. Folgelieferung 12/01

ICD und OPS-301 nicht mehr eindeutig unterscheiden. Damit verlieren sie für die Identifikation und Abrechnung dieser Leistungen an Bedeutung. Die textliche Definition erweist sich erneut als führendes Merkmal. So sind z.B. die FP 17.011 und FP 17.013 über identische ICD- und OPS-301-Schlüssel definiert und daher über diese Merkmale nicht zu unterscheiden.

Die FP 17.012 ist - da passende Schlüssel im OPS-301 nicht existieren - ganz ohne einen Prozeduren-Schlüssel definiert: Man behilft sich durch die Kombination eines echten Diagnosenschlüssels (S72.00 oder S72.10) mit einem ICD-Code, der keine Diagnose, sondern eine Behandlung bzw. einen Zustand definiert: Z48.8 (Sonstige näher bezeichnete Nachbehandlung nach chirurgischem Eingriff) bzw. Z96.6 (Vorhandensein von orthopädischen Gelenkimplantaten). Die Logik dieser Systematik ist schwer zu vermitteln.

Gruppe 17: Operationen an den Bewegungsorganen FP 17.021/022/023

Kommentierung:

Die FP 17.021 beschreibt den Einbau einer **Hüftkopfschaftprothese nach einer geschlossenen Schenkelhalsfraktur** (ICD S72.00-08) oder einer **geschlossenen pertrochantären Oberschenkelfraktur** (= Bruch im Bereich der Rollhügel; ICD S72.10,11). Im Rahmen der Umstellung von der ICD-9 auf die ICD-10 wurden den FP 17.021, 17.022 und 17.023 die Diagnosencodes S72.00-08 und S72.10,11 der ICD-10 zugeordnet. Diese beiden Codes sind für die Abrechnung fünfstellig zu dokumentieren. Das Spektrum der erfassten Diagnosen hat sich gegenüber dem Umfang der zuvor zugeordneten Codes der ICD-9 nicht verändert. Auf Grund der überarbeiteten Zuordnung von Diagnosen- und Operations-Schlüsseln nach ICD-10-SGB V und OPS-301 Version 2.0 (s.o.) zu den FP 17.021 bis 17.023 ändern sich die Vorgaben für die Dokumentation. Nach dem Versionswechsel von der ICD-10-SGB V Version 1.3 zur Version 2.0 ist es nun möglich, über die 5. Stelle des Schlüssels S72.00-08 die Lokalisation einer Schenkelhalsfraktur exakt zu dokumentieren. Für die Dokumentation einer pertrochantären Fraktur steht nun ein weiterer Schlüssel zur Verfügung (S72.11), mit dem eine intertrochantäre Fraktur abgebildet werden kann.

In einer Fußnote zu den FP 17.021 bis 17.023 wird darauf hingewiesen, dass sich nach dem Versionswechsel von der ICD-10-SGB V Version 1.3 zur Version 2.0 der Befund „offene" oder „geschlossene" Fraktur nicht länger über die 5. Stelle des ICD-Schlüssels abbilden läßt. Eine offene Fraktur wird nun über einen zusätzlichen Code verschlüsselt. Offene Frakturen werden von den FP 17.021 bzw. 17.023 nicht erfasst.

Durch die Neuzuordnung von OPS-301-Schlüsseln zu den FP 17.021 und 17.023 ist es nun möglich, die Verankerung der Prothese (nicht zementiert, zementiert, teilzementiert) differenziert zu dokumentieren. Die Operations-Schlüssel 5-820.3 und 5-820.4 konnten entfallen, weil den FP die differenzierter abbildenden 6-stelligen OPS zugeordnet wurden.

Im Gegensatz zur FP 17.011 bzw. zur FP 17.013 wird nur der Oberschenkelkopf und nicht die Hüftgelenkspfanne im Beckenknochen durch ein Implantat ersetzt (Unterschied zur Totalendoprothese). Die Art des Implantates (Femurkopfprothese oder Duokopfprothese = „Kopf-im-Kopfprothese") und die Art der Fixierung im Knochen (zementiert, nicht zementiert) sind also für die Abrechnung der FP unerheblich.

Auf Grund der Neustrukturierung der FP für die Abrechnung von Leistungen der Hüftendoprothetik, die die Abrechnung von **2 Fallpauschalen für einen Fall** ermöglicht, sowie die Ergänzung durch eine spezifische FP für Patienten, die nach der akutstationären Versorgung in eine geriatrische Krankenhausabteilung verlegt werden, ergibt sich eine komplexe Abrechnungssystematik.

Die in der 5. Änderungsverordnung zur BPflV neu definierte FP 17.021 umfasst die Versorgungsleistung bis zum Abschluss der **äußeren Wundheilung.** Diese ist üblicherweise durch das Entfernen von Klammern oder Fäden gekennzeichnet und in der Krankenakte dokumentiert. Bei einer Verwendung von resorbierbaren Fäden oder auf Dauer versenkten Nähten, bei denen eine Entfernung nicht erforderlich ist, ist vom üblichen Zeitpunkt des Abschlusses der äußeren Wundheilung auszugehen. Dieser Zeitpunkt ist erreicht und im Entgeltkatalog festgelegt mit dem 12. Behandlungstag.

Kommt es zu einer Wundinfektion, so kann nicht von einem Abschluss der Wundheilung gesprochen werden. In diesem Fall wird die Grenzverweildauer von 20 Tagen wirksam, nach deren Ablauf das Krankenhaus den allgemeinen tagesgleichen Pflegesatz abrechnet. Gleiches gilt für behandlungsspezifische Komplikationen („indikationsspezifische Komplikationen"), die in direktem Zusammenhang mit der Behandlung der Grunderkrankung (Operation) stehen, wie z.B. Lungenentzündungen, Thrombosen oder Druckgeschwüre (Decubitus). Die Inanspruchnahme der „Weiterbehandlungspauschale" 17.012 (s.u.) ist unter diesen Bedingungen nicht möglich.

Die **„Weiterbehandlungspauschale" 17.022** ist primär vorgesehen für die Abrechnung der Versorgung von Patienten, deren Wundheilung zwar abgeschlossen ist, die aber die **Rehabilitationsfähigkeit** (bzw. „AHB-Fähigkeit"; AHB = **Anschlussheilbehandlung**) noch nicht erreicht haben. Die „Weiterbehandlungspauschale" 17.022 kann aber grundsätzlich dann abgerechnet werden, wenn die direkte Verlegung in eine Rehabilitationseinrichtung oder die Entlassung nach Hause **wegen sonstiger Erkrankungen oder anderer, die Mobilisation bzw. die Entlassung erschwerender Umstände**, die nicht mit der Behandlung der Schenkelhalsfraktur in unmittelbarem Zusammenhang stehen, nicht möglich ist. Dazu können z. B. zerebrale und kardiale Dysfunktionen und alle Erkrankungen, die eine verzögerte Mobilisation begründen, gehören.

Das Vorliegen einer sonstigen, also zusätzlichen **„Erkrankung"** ist also **nicht** die einzige mögliche Voraussetzung für die Abrechnung einer „Weiterbehandlungspauschale" (= B-Pauschale). Maßgeblich für die Abrechenbarkeit der „Weiterbehandlungspauschale" ist vielmehr die Erfüllung der beiden folgenden Kriterien:

1. Der Patient muss nach Ablauf der „Akutbehandlungspauschale" (= A-Pauschale) weiterhin „krankenhausbehandlungsbedürftig" i.S. des Sozialrechts sein, d. h. Rehabilitationsfähigkeit oder Entlassungsfähigkeit sind nicht erreicht.
2. Die weiter notwendige Krankenhausbehandlung resultiert nicht aus „indikati-

14. Folgelieferung 12/01

(Fortsetzung zur Kommentierung von FP 17.021/022/023)

onsspezifischen“ Komplikationen.
Somit ist klargestellt, dass neben sonstigen bzw. zusätzlichen Krankheiten auch **andere Umstände**, die nicht als indikationsspezifische Komplikationen gelten, eine Abrechnungsfähigkeit der B-Pauschale begründen können.

Liegen krankenhausbehandlungsbedürftige, die Rehabilitationsfähigkeit oder die Entlassungsfähigkeit verzögernde Komplikationen während der Akutbehandlung vor oder treten sie während dieses Zeitraums auf, so muss für die Abrechnung der Weiterbehandlungspauschale die Grenzverweildauer der Akutbehandlungspauschale nicht abgewartet werden. Die Weiterbehandlungspauschale kann direkt im Anschluss an die Wundheilung abgerechnet werden. *„Als erster Belegungstag der Mindestverweildauer der B-Pauschale* [Weiterbehandlungspauschale] *ist* [in diesem Fall] *das Kalenderdatum der Wundheilung in der Rechnung anzugeben.“* Aus Gründen der Nachvollziehbarkeit kann im Normalfall die definierte „der Bewertungsrelation zugrundegelegte durchschnittliche Verweildauer“ als Termin der Wundheilung angenommen werden. Dieses Datum ist i.R. der Rechnungslegung den Kostenträgern zu übermitteln. Die Grenzverweildauern der Akutbehandlungs- und der Weiterbehandlungspauschale sind zu addieren zur Feststellung der Frist, nach der im Fall der Notwendigkeit weiterer stationärer Behandlung tagesgleiche Pflegesätze abgerechnet werden können.

Das bedeutet umgekehrt, dass für Patienten, bei denen die äußere Wundheilung abgeschlossen ist und die an diesem Termin rehabilitationsfähig sind, die „Weiterbehandlungspauschale“ 17.022 nicht abgerechnet werden kann. Für die Krankenkassen besteht die Möglichkeit, diesen Sachverhalt im Einzelfall durch den Medizinischen Dienst überprüfen zu lassen.

Die Aufteilung von Behandlungsfällen in "Akutbehandlungspauschalen" und "Weiterbehandlungspauschalen" in Verbindung mit Mindestzeiträumen der Behandlung hat in einigen Fällen zu Streitigkeiten zwischen Krankenhäusern und Krankenkassen bezüglich der korrekten Abrechnung geführt. Im Grunde war streitig, ob nach der Feststellung der Wundheilung tagesgleiche Pflegesätze abgerechnet werden können, wenn zum einen keine indikationsspezifischen Komplikationen vorliegen, die eine Behandlung im Rahmen der "Akutbehandlungspauschale" über den Termin der Wundheilung hinaus notwendig gemacht hätten, und zum anderen die Patienten vor Erreichen der Mindestverweildauer der B-Pauschale entlassen werden.

Zwischenzeitlich ist hierzu ein Urteil des Bundessozialgerichtes ergangen (Az: B 3 KR 16/00 R). Danach hat ein Krankenhaus unter Beachtung der besonderen o.g. Konstellation Anspruch auf die Vergütung tagesgleicher Pflegesätze ab dem Tag der Wundheilung bis zur Entlassung. Zur ausführlichen Begründung verweisen wir auf die Erläuterungen zur FP-Gruppe 17.

Für die „Weiterbehandlungspauschale" 17.022 ist weiterhin ein **Mindestaufenthalt** von 5 Belegungstagen definiert. Ist wegen Multimorbidität oder schlechter Mobilisierbarkeit des Patienten ein längerer Krankenhausaufenthalt innerhalb der „Weiterbehandlungspauschale" erforderlich, so wird ab dem 16. Behandlungstag (Grenzverweildauer) der tagesgleiche Pflegesatz abgerechnet.

Wird ein Patient vor Abschluss der Wundheilung in eine andere Abteilung oder ein anderes Akutkrankenhaus (exklusive einer akutgeriatrischen Krankenhauseinrichtung, s.u.) verlegt, so erfolgt die **Aufteilung der FP 17.021** zwischen der verlegenden und der aufnehmenden Einheit, wie bisher schon in der BPflV geregelt. Die aufnehmende Einheit kann nach Abschluss der Wundheilung die „Weiterbehandlungspauschale" 17.022 abrechnen, wenn die übrigen definierten Voraussetzungen (s.o.) gegeben sind.

Die neuen Abrechnungs-Bestimmungen des Koordinierungsausschusses der Selbstverwaltung, Ausschuss zur Weiterentwicklung und Pflege von Fallpauschalen und Sonderentgelten, führen hierzu unter Punkt 7. folgendes auf: *„Erbringt ein Krankenhaus die Leistung einer Fallpauschale zur Weiterbehandlung (B-Pauschale) in den Gruppen 9 und 17 zusätzlich zu der Operationsleistung (A-Pauschale), beginnt die B-Pauschale am Tag der Wundheilung. Die Grenz-Verweildauer der A-Pauschale (Spalte 8) wird in diesem Fall zur Grenz-Verweildauer der B-Pauschale hinzugerechnet. Als erster Belegungstag der Mindestverweildauer der B-Pauschale ist das Kalenderdatum der Wundheilung in der Rechnung anzugeben. Erfolgt die Weiterbehandlung (B-Pauschale) in einem anderen Krankenhaus, so ist der Aufnahmetag in diesem Krankenhaus der erste Belegungstag der Mindestverweildauer der B-Pauschale. Der Entlassungstag wird in bezug auf die Mindestbelegung der B-Pauschale nicht mitgezählt."*

Die Einrichtung akutgeriatrischer Abteilungen gemäß Krankenhausplan/-vertrag nach §109 SGB V bildet die Basis der **FP 17.023** (Versorgung mit einer Hüftkopf-/schaftprothese nach Schenkelhalsfraktur und **Verlegung in eine akutgeriatrische Krankenhausabteilung**). Es besteht aber keine Wahlmöglichkeit bei der Abrechnung. Wenn auf die endoprothetische Versorgung einer Schenkelhalsfraktur die Verlegung des Patienten in eine akutgeriatrische Krankenhausabteilung folgt, so kann immer nur die FP 17.023 abgerechnet werden und nicht die FP 17.021.

Die FP 17.023 erlaubt aber die Verlegung eines Patienten in eine akutgeriatrische Krankenhausabteilung **vor Abschluss der Wundheilung**, ohne dass – im Gegensatz zur FP 17.021 – die Pauschale mit der aufnehmenden Einheit geteilt werden muss. So erklärt sich, warum gegenüber der FP 17.021 im Leistungskatalog die ausgewiesene Verweildauer um 4 auf 8 Tage verkürzt und die Bewertung um 1050 Punkte verringert ist. Die aufnehmende akutgeriatrische Krankenhausabteilung rechnet die Versorgung des Patienten ab dem Aufnahmetag über tagesgleiche Pflegesätze ab.

14. Folgelieferung 12/01

(Fortsetzung zur Kommentierung von FP 17.021/022/023)

Die kombinierte Abrechnung der FP 17.023 mit der „Weiterbehandlungspauschale" 17.022 (mit anschließender Verlegung in eine akutgeriatrische Krankenhausabteilung) ist nicht möglich, da dies in der Definition der FP 17.022 ausdrücklich ausgeschlossen ist.

Ist die Verlegung eines Patienten in eine akutgeriatrische Krankenhausabteilung vorgesehen und tritt i.R. der Behandlung nach der FP 17.023 eine Komplikation auf, die die Behandlung in der erstversorgenden Abteilung notwendig macht, so wird die Grenzverweildauer von 15 Tagen wirksam, d.h. ab diesem Zeitpunkt werden die Leistungen der erstversorgenden Abteilung über tagesgleiche Pflegesätze abgerechnet. Die anschließende Verlegung in eine akutgeriatrische Krankenhausabteilung wird davon nicht berührt.

Der Koordinierungsausschuss der Selbstverwaltung, Ausschuss zur Weiterentwicklung und Pflege von Fallpauschalen und Sonderentgelten, hat in den neuen Abrechnungs-Bestimmungen zu Fragen der Abrechnung der FP 17.013 und 17.023 unter Punkt 8. festgestellt: *„Die Fallpauschalen 17.013 und 17.023 gelten bis zur externen oder internen Verlegung in eine geriatrische Abteilung. Diese geriatrische Abteilung kann ab dem Verlegungstag tagesgleiche Pflegesätze berechnen. Bei einer „Wiederaufnahme" innerhalb der Grenzverweildauer in die Abteilung, in der die FP 17.013 oder 17.023 abgerechnet wurde, sind bei der Betrachtung der Grenzverweildauer die Tage, in denen tagesgleiche Pflegesätze der Akutgeriatrie abgerechnet wurden, nicht zu berücksichtigen."*

Durch die Teilung der alten FP 17.02 in die FP 17.021 („Akutbehandlungspauschale") und die FP 17.022 („Weiterbehandlungspauschale") und die zusätzliche Definition einer spezifischen FP 17.023 bei nachfolgender geriatrischer Versorgung stößt die Leistungsbeschreibung der FP über ICD und OPS-301 an ihre Grenzen. Die in Worten definierten FP lassen sich über die Klassifikationssysteme ICD und OPS-301 nicht mehr eindeutig unterscheiden. Damit verlieren sie für die Identifikation und Abrechnung dieser Leistungen an Bedeutung. Die textliche Definition erweist sich erneut als führendes Merkmal. So sind z.B. die FP 17.021 und FP 17.023 über identische ICD- und OPS-301-Schlüssel definiert und daher über diese Merkmale nicht zu unterscheiden. Die FP 17.022 ist – da passende Schlüssel im OPS-301 nicht existieren – ganz ohne einen Prozeduren-Schlüssel definiert: Man behilft sich durch die Kombination eines echten Diagnosenschlüssels (S72.00 oder S72.10) mit einem ICD-Code, der keine Diagnose, sondern eine Behandlung bzw. einen Zustand definiert: Z48.8 (Sonstige näher bezeichnete Nachbehandlung nach chirurgischem Eingriff) bzw. Z96.6 (Vorhandensein von orthopädischen Gelenkimplantaten). Die Logik dieser Systematik ist schwer zu vermitteln.

14. Folgelieferung 12/01

Gruppe 17: Operationen an den Bewegungsorganen FP 17.061/17.062

Kommentierung:

Die FP 17.061 beschreibt den **Einbau einer Hüftgelenks-Totalendoprothese bei Gelenkverschleiß** (Coxarthrose). Für die Abrechnung bleibt dabei die Ursache der Coxarthrose grundsätzlich außer Betracht, d. h. es ist **unerheblich**, ob ein **primärer Gelenkverschleiß** oder ein **sekundärer Gelenkverschleiß** zugrunde liegt. Die Ursachen für einen sekundären Gelenkverschleiß können vielfältig sein, z.B. eine rheumatische Erkrankung, eine aseptische Knochennekrose, eine Hüftfehlstellung, ein Zustand nach Knochenbruch oder eine andere Ursache. Nach den Abrechnungsbestimmungen für Fallpauschalen gemäß dem bundesweiten Fallpauschalen-Katalog für Krankenhäuser gilt: „Maßgeblich für die Zuordnung eines Patienten zu einer FP und damit für deren Abrechenbarkeit ist die im Entgeltkatalog ausgewiesene Leistung in Verbindung mit der genannten Hauptdiagnose für den Krankenhausaufenthalt oder einer entsprechenden Diagnose".

Im Rahmen der Umstellung von der ICD-9 auf die ICD-10 wurden den FP 17.061 und 17.062 eine größere Zahl von Diagnosencodes der ICD-10 zugeordnet. Das Spektrum der erfassten Diagnosen hat sich gegenüber dem Umfang der zuvor zugeordneten Codes der ICD-9 nicht verändert. Bei der Umstellung von der ICD-9 auf die ICD-10 wurden einige Schlüssel für die Entgelte mit der Ergänzung „a)" versehen. Diese Schlüssel sind sogenannte „Stern-Kodes", die nach den Codierregeln der ICD-10 und für die Abrechnung zwingend mit einem führenden „Kreuz-Kode" kombiniert werden müssen. Für eine korrekte Abrechnung müssen beide Schlüssel übermittelt werden.

Auf Grund der überarbeiteten Zuordnung von Diagnosen- und Operations-Schlüsseln nach ICD-10-SGB V und OPS-301 Version 2.0 (s.o.) zu den FP 17.061 und 17.062 ändern sich die Vorgaben für die Dokumentation. Die zugeordneten ICD-10-Schlüssel ermöglichen eine weiter differenzierte Abbildung der Diagnosen. Durch die Neuzuordnung von OPS-301-Schlüsseln zu den FP 17.061 und 17.062 ist es nun möglich, die Verankerung der Prothese (nicht zementiert, zementiert, teilzementiert) differenziert zu dokumentieren. Die Schlüssel 5-820.0 und 5-820.2 konnten entfallen. Sie wurden ersetzt durch die Schlüssel 5-820.00,01,0y und .02 bzw. 5-820.20,21,22,2y. Der OPS 5-820.02 Schlüssel umfasst den Leistungskomplex des 5-820.1, der deshalb ebenfalls entfallen ist.

Es ist für die Abrechnung dieser FP also unerheblich, ob die Prothesenpfanne und/oder der Prothesenschaft zementiert oder nicht zementiert eingebracht wurden.

Die in wenigen Einzelfällen medizinisch erforderlichen spezialgefertigten Endoprothesen (computergesteuert gefräste Prothesen u.a., OPS 5-820.20,21,22,2y)

14. Folgelieferung 12/01

sind nach Aussage der „Arbeitsgruppe Entgeltsysteme" des Bundesministeriums für Gesundheit auch über die FP 17.061 abzurechnen. Spezialgefertigte Prothesen für die Versorgung bei einer tumorösen Zerstörung des Hüftgelenkes können hingegen über die tagesgleichen Pflegesätze abgerechnet werden, da es sich nicht um eine Osteoarthrose, sondern um das eigenständige Krankheitsbild der bösartigen, tumorösen Gewebezerstörung handelt.

Eine Totalendoprothese zur Versorgung eines Schenkelhalsbruches (ICD S72.00-08) muss auch bei Vorliegen einer Coxarthrose als Nebenbefund unter der FP 17.011 bzw. FP 17.013 (Einbau einer Hüfgelenks-Totalendoprothese bei geschlossener Schenkelhalsfraktur, siehe dort) abgerechnet werden.

Aufgrund der Neustrukturierung der FP für die Abrechnung von Leistungen der Hüftendoprothetik, die die Abrechnung von **2 Fallpauschalen für einen Fall** ermöglicht, ergibt sich eine komplexe Abrechnungssystematik.

Die in der 5. Änderungsverordnung zur BPflV neu definierte FP 17.061 umfasst die Versorgungsleistung bis zum Abschluss der **äußeren Wundheilung.** Diese ist üblicherweise durch das Entfernen von Klammern oder Fäden gekennzeichnet und in der Krankenakte dokumentiert. Bei einer Verwendung von resorbierbaren Fäden oder auf Dauer versenkten Nähten, bei denen eine Entfernung nicht erforderlich ist, ist vom üblichen Zeitpunkt des Abschlusses der äußeren Wundheilung auszugehen. Dieser Zeitpunkt ist erreicht und im Entgeltkatalog festgelegt mit dem 12. Behandlungstag.

Kommt es zu einer Wundinfektion, so kann nicht von einem Abschluss der Wundheilung gesprochen werden. In diesem Fall wird die Grenzverweildauer von 18 Tagen wirksam, nach deren Ablauf das Krankenhaus den allgemeinen tagesgleichen Pflegesatz abrechnet. Gleiches gilt für **behandlungsspezifische Komplikationen** („indikationsspezifische Komplikationen"), die in direktem Zusammenhang mit der Behandlung der Grunderkrankung (Operation) stehen, wie z.B. Lungenentzündungen, Thrombosen oder Druckgeschwüre (Decubitus). Die Inanspruchnahme der „Weiterbehandlungspauschale" 17.062 (s.u.) ist unter diesen Bedingungen nicht möglich.

Die **„Weiterbehandlungspauschale" 17.062** ist primär vorgesehen für die Abrechnung der Versorgung von Patienten, deren Wundheilung zwar abgeschlossen ist, die aber die **Rehabilitationsfähigkeit** (bzw. „AHB-Fähigkeit"; AHB = **Anschlussheilbehandlung**) noch nicht erreicht haben. Die „Weiterbehandlungspauschale" 17.062 kann aber grundsätzlich dann abgerechnet werden, wenn die direkte Verlegung in eine Rehabilitationseinrichtung oder die Entlassung nach Hause **wegen sonstiger Erkrankungen oder anderer, die Mobilisation bzw. die Entlassung erschwerender Umstände**, die nicht mit der Behandlung des Hüftgelenksverschleißes in unmittelbarem Zusammenhang stehen, nicht möglich ist. Dazu können z.B. zerebrale und kardiale Dysfunktionen und alle Erkrankungen, die eine verzögerte Mobilisation begründen, gehören.

14. Folgelieferung 12/01

(Fortsetzung zur Kommentierung von FP 17.061/17.062)

Das Vorliegen einer sonstigen, also zusätzlichen **„Erkrankung“** ist also **nicht** die einzige mögliche Voraussetzung für die Abrechnung einer „Weiterbehandlungspauschale“ (= B-Pauschale). Maßgeblich für die Abrechenbarkeit der „Weiterbehandlungspauschale“ ist vielmehr die Erfüllung der beiden folgenden Kriterien:

1. Der Patient muss nach Ablauf der „Akutbehandlungspauschale“ (= A-Pauschale) weiterhin „krankenhausbehandlungsbedürftig“ i.S. des Sozialrechts sein, d. h. Rehabilitationsfähigkeit oder Entlassungsfähigkeit sind nicht erreicht.
2. Die weiter notwendige Krankenhausbehandlung resultiert nicht aus „indikationsspezifischen“ Komplikationen.

Somit ist klargestellt, dass neben sonstigen bzw. zusätzlichen Krankheiten auch **andere Umstände**, die nicht als indikationsspezifische Komplikationen gelten, eine Abrechnungsfähigkeit der B-Pauschale begründen können.

Liegen krankenhausbehandlungsbedürftige, die Rehabilitationsfähigkeit oder die Entlassungsfähigkeit verzögernde Komplikationen während der Akutbehandlung vor oder treten sie während dieses Zeitraums auf, so muss für die Abrechnung der Weiterbehandlungspauschale die Grenzverweildauer der Akutbehandlungspauschale nicht abgewartet werden. Die Weiterbehandlungspauschale kann direkt im Anschluss an die Wundheilung abgerechnet werden. *„Als erster Belegungstag der Mindestverweildauer der B-Pauschale* [Weiterbehandlungspauschale] *ist* [in diesem Fall] *das Kalenderdatum der Wundheilung in der Rechnung anzugeben.“* Aus Gründen der Nachvollziehbarkeit kann im Normalfall die definierte „der Bewertungsrelation zugrundegelegte durchschnittliche Verweildauer“ als Termin der Wundheilung angenommen werden. Dieses Datum ist i.R. der Rechnungslegung den Kostenträgern zu übermitteln. Die Grenzverweildauern der Akutbehandlungs- und der Weiterbehandlungspauschale sind zu addieren zur Feststellung der Frist, nach der im Fall der Notwendigkeit weiterer stationärer Behandlung tagesgleiche Pflegesätze abgerechnet werden können.

Das bedeutet umgekehrt, dass für Patienten, bei denen die äußere Wundheilung abgeschlossen ist und die an diesem Termin rehabilitationsfähig sind, die „Weiterbehandlungspauschale“ 17.062 nicht abgerechnet werden kann. Für die Krankenkassen besteht die Möglichkeit, diesen Sachverhalt im Einzelfall durch den Medizinischen Dienst überprüfen zu lassen.

Die Aufteilung von Behandlungsfällen in "Akutbehandlungspauschalen" und "Weiterbehandlungspauschalen" in Verbindung mit Mindestzeiträumen der Behandlung hat in einigen Fällen zu Streitigkeiten zwischen Krankenhäusern und Krankenkassen bezüglich der korrekten Abrechnung geführt. Im Grunde war streitig, ob nach der Feststellung der Wundheilung tagesgleiche Pflegesätze abgerechnet werden können, wenn zum einen keine indikationsspezifischen Komplikationen vorliegen, die eine Behandlung im Rahmen der "Akutbehandlungspauschale" über den Termin der Wundheilung hinaus notwendig gemacht hätten, und zum anderen die Patienten vor Erreichen der Mindestverweildauer der B-Pauschale entlassen werden.

Zwischenzeitlich ist hierzu ein Urteil des Bundessozialgerichtes ergangen (Az: B 3 KR 16/00 R). Danach hat ein Krankenhaus unter Beachtung der besonderen o.g. Konstellation Anspruch auf die Vergütung tagesgleicher Pflegesätze ab dem Tag der Wundheilung bis zur Entlassung. Zur ausführlichen Begründung verweisen wir auf die Erläuterungen zur FP-Gruppe 17.

Für die „Weiterbehandlungspauschale" 17.062 ist weiterhin ein **Mindestaufenthalt** von 7 Belegungstagen definiert. Ist wegen Multimorbidität oder schlechter Mobilisierbarkeit des Patienten ein längerer Krankenhausaufenthalt innerhalb der „Weiterbehandlungspauschale" erforderlich, so wird ab dem 21. Behandlungstag (Grenzverweildauer) der tagesgleiche Pflegesatz abgerechnet.

Wird ein Patient vor Abschluss der Wundheilung in eine andere Abteilung oder ein anderes Akutkrankenhaus verlegt, so erfolgt die **Aufteilung der FP 17.061** zwischen der verlegenden und der aufnehmenden Einheit, wie bisher schon in der BPflV geregelt. Die aufnehmende Einheit kann nach Abschluss der Wundheilung die „Weiterbehandlungspauschale" 17.062 abrechnen, wenn die übrigen definierten Voraussetzungen (s.o.) gegeben sind.

Die neuen Abrechnungs-Bestimmungen des Koordinierungsausschusses der Selbstverwaltung, Ausschuss zur Weiterentwicklung und Pflege von Fallpauschalen und Sonderentgelten, führen hierzu unter Punkt 7. folgendes auf: *„Erbringt ein Krankenhaus die Leistung einer Fallpauschale zur Weiterbehandlung (B-Pauschale) in den Gruppen 9 und 17 zusätzlich zu der Operationsleistung (A-Pauschale), beginnt die B-Pauschale am Tag der Wundheilung. Die Grenz-Verweildauer der A-Pauschale (Spalte 8) wird in diesem Fall zur Grenz-Verweildauer der B-Pauschale hinzugerechnet. Als erster Belegungstag der Mindestverweildauer der B-Pauschale ist das Kalenderdatum der Wundheilung in der Rechnung anzugeben. Erfolgt die Weiterbehandlung (B-Pauschale) in einem anderen Krankenhaus, so ist der Aufnahmetag in diesem Krankenhaus der erste Belegungstag der Mindestverweildauer der B-Pauschale. Der Entlassungstag wird in bezug auf die Mindestbelegung der B-Pauschale nicht mitgezählt."*

Durch die Teilung der alten FP 17.06 in die FP 17.061 („Akutbehandlungspauschale") und die FP 17.062 („Weiterbehandlungspauschale") stößt die Leistungsbeschreibung der FP über ICD und OPS-301 an ihre Grenzen. Die in Worten definierten FP lassen sich über die Klassifikationssysteme ICD und OPS-301 nicht mehr eindeutig unterscheiden. So lässt sich die „Weiterbehandlungspauschale" 17.062 für die Versorgung nach einem Hüftgelenksersatz aufgrund von Hüftgelenksverschleiß über diese Merkmale nicht in allen Fällen eindeutig von der „Wei-

14. Folgelieferung 12/01

(Fortsetzung zur Kommentierung von FP 17.061/17.062)

terbehandlungspauschale" 17.092 für die Versorgung nach einem totalem Kniegelenkersatz und/oder der „Weiterbehandlungspauschale" 17.102 für die Versorgung nach dem Einsetzen einer unikompartimentalen Kniegelenks-Schlittenprothese unterscheiden. Keiner dieser „Weiterbehandlungspauschalen" kann ein OPS-301-Schlüssel zugeordnet werden, da die erforderlichen Schlüssel in dieser Systematik nicht vorgesehen und nicht enthalten sind. Man behilft sich durch die Kombination eines echten Diagnosenschlüssels mit einem ICD-Code, der keine Diagnose, sondern eine Behandlung bzw. einen Zustand definiert: Z48.8 (Sonstige näher bezeichnete Nachbehandlung nach chirurgischem Eingriff) bzw. Z96.6 (Vorhandensein von orthopädischen Gelenkimplantaten). Die Logik dieser Systematik ist schwer zu vermitteln.

Gruppe 17: Operationen an den Bewegungsorganen **FP 17.071/17.072**

Kommentierung:

Die FP 17.071 beschreibt den **Ersatz einer Endoprothese durch eine Hüftgelenks-Totalendoprothese**, der **wegen** einer **Lockerung des Implantates** erforderlich wurde.

Für die Verschlüsselung der Diagnose sind bei der FP 17.071 die Schlüssel T84.0 und T84.5 möglich. Diese Schlüssel bezeichnen mechanische Komplikationen (ICD T84.0) oder entzündliche Reaktionen (ICD T84.5), die einen Wechsel einer Endoprothese notwendig machen.

Bei der FP 17.071 muss das Ergebnis der Wechseloperation immer eine **Total-**Endoprothese sein. Das heißt, die FP ist abzurechnen beim Wechsel einer Totalendoprothese nach einer Lockerung, aber auch beim Ersetzen einer Hemi-Endoprothese durch eine Total-Endoprothese.

Auf Grund der überarbeiteten Zuordnung von Operations-Schlüsseln nach OPS-301 Version 2.0 (s.o.) zu den FP 17.071 und 17.072 ändern sich die Vorgaben für die Dokumentation.

Bei den Operations-Schlüsseln wurden bei der Neuordnung durchgängig Schlüssel zugeordnet, die eine differenzierte Abbildung der Fixation des Neuimplatates (zementiert, nicht zementiert, teilzementiert) und die Erfassung einer Sonderprothese ermöglichen.

Gelegentlich ist es bei einer Prothesen-Wechseloperation auf Grund eines Knochensubstanzverlustes im Oberschenkelknochen erforderlich, den Oberschenkelknochen ganz oder teilweise durch ein künstliches Implantat zu ersetzen. In diesem Fall kann es sein, dass der Ersatz des Oberschenkelknochens die aufwendigere Operation ist. Bei dieser Konstellation wird die Wechseloperation des Gelenkes als SE in Verbindung mit reduzierten tagesgleichen Pflegesätzen abgerechnet. Stellt die Prothesen-Wechseloperation am Gelenk allerdings die Hauptleistung dar, so ist die entsprechende FP abzurechnen. Der Eingriff am Oberschenkelknochen kann in diesem Fall nicht zusätzlich abgerechnet werden.

Aufgrund der Neustrukturierung der FP für die Abrechnung von Leistungen der Hüftendoprothetik, die die Abrechnung von **2 Fallpauschalen für einen Fall** ermöglicht, ergibt sich eine komplexe Abrechnungssystematik.

Die in der 5. Änderungsverordnung zur BPflV neu definierte FP 17.071 umfasst die Versorgungsleistung bis zum Abschluss der **äußeren Wundheilung.** Diese ist üblicherweise durch das Entfernen von Klammern oder Fäden gekennzeichnet und in der Krankenakte dokumentiert. Bei einer Verwendung von resorbierbaren Fäden oder auf Dauer versenkten Nähten, bei denen eine Entfernung nicht erfor-

14. Folgelieferung 12/01

derlich ist, ist vom üblichen Zeitpunkt des Abschlusses der äußeren Wundheilung auszugehen. Dieser Zeitpunkt ist erreicht und im Entgeltkatalog festgelegt mit dem 14. Behandlungstag.

Kommt es zu einer Wundinfektion, so kann nicht von einem Abschluss der Wundheilung gesprochen werden. In diesem Fall wird die Grenzverweildauer von 21 Tagen wirksam, nach deren Ablauf das Krankenhaus den allgemeinen tagesgleichen Pflegesatz abrechnet. Gleiches gilt für **behandlungsspezifische Komplikationen** („indikationsspezifische Komplikationen"), die in direktem Zusammenhang mit der Behandlung der Grunderkrankung (Operation) stehen, wie z.B. Lungenentzündungen, Thrombosen oder Druckgeschwüre (Decubitus). Die Inanspruchnahme der „Weiterbehandlungspauschale" 17.072 (s.u.) ist unter diesen Bedingungen nicht möglich.

Die **„Weiterbehandlungspauschale" 17.072** ist primär vorgesehen für die Abrechnung der Versorgung von Patienten, deren Wundheilung zwar abgeschlossen ist, die aber die **Rehabilitationsfähigkeit** (bzw. „AHB-Fähigkeit"; AHB = **Anschlussheilbehandlung**) noch nicht erreicht haben. Die „Weiterbehandlungspauschale" 17.072 kann aber grundsätzlich dann abgerechnet werden, wenn die direkte Verlegung in eine Rehabilitationseinrichtung oder die Entlassung nach Hause **wegen sonstiger Erkrankungen oder anderer, die Mobilisation bzw. die Entlassung erschwerender Umstände**, die nicht mit der Behandlung des Hüftgelenksverschleißes in unmittelbarem Zusammenhang stehen, nicht möglich ist. Dazu können z.B. zerebrale und kardiale Dysfunktionen und alle Erkrankungen, die eine verzögerte Mobilisation begründen, gehören.

Das Vorliegen einer sonstigen, also zusätzlichen **„Erkrankung"** ist also **nicht** die einzige mögliche Voraussetzung für die Abrechnung einer „Weiterbehandlungspauschale" (= B-Pauschale). Maßgeblich für die Abrechenbarkeit der „Weiterbehandlungspauschale" ist vielmehr die Erfüllung der beiden folgenden Kriterien:

1. Der Patient muss nach Ablauf der „Akutbehandlungspauschale" (= A-Pauschale) weiterhin „krankenhausbehandlungsbedürftig" i.S. des Sozialrechts sein, d. h. Rehabilitationsfähigkeit oder Entlassungsfähigkeit sind nicht erreicht.
2. Die weiter notwendige Krankenhausbehandlung resultiert nicht aus „indikationsspezifischen" Komplikationen.

Somit ist klargestellt, dass neben sonstigen bzw. zusätzlichen Krankheiten auch **andere Umstände**, die nicht als indikationsspezifische Komplikationen gelten, eine Abrechnungsfähigkeit der B-Pauschale begründen können.

Liegen krankenhausbehandlungsbedürftige, die Rehabilitationsfähigkeit oder die Entlassungsfähigkeit verzögernde Komplikationen während der Akutbehandlung vor oder treten sie während dieses Zeitraums auf, so muss für die Abrechnung der Weiterbehandlungspauschale die Grenzverweildauer der Akutbehandlungspauschale nicht abgewartet werden. Die Weiterbehandlungspauschale kann

14. Folgelieferung 12/01

(Fortsetzung zur Kommentierung von FP 17.071/17.072)

direkt im Anschluss an die Wundheilung abgerechnet werden. *„Als erster Belegungstag der Mindestverweildauer der B-Pauschale* [Weiterbehandlungspauschale] *ist* [in diesem Fall] *das Kalenderdatum der Wundheilung in der Rechnung anzugeben.*" Aus Gründen der Nachvollziehbarkeit kann im Normalfall die definierte „der Bewertungsrelation zugrundegelegte durchschnittliche Verweildauer" als Termin der Wundheilung angenommen werden. Dieses Datum ist i.R. der Rechnungslegung den Kostenträgern zu übermitteln. Die Grenzverweildauern der Akutbehandlungs- und der Weiterbehandlungspauschale sind zu addieren zur Feststellung der Frist, nach der im Fall der Notwendigkeit weiterer stationärer Behandlung tagesgleiche Pflegesätze abgerechnet werden können.

Das bedeutet umgekehrt, dass für Patienten, bei denen die äußere Wundheilung abgeschlossen ist und die an diesem Termin rehabilitationsfähig sind, die „Weiterbehandlungspauschale" 17.072 nicht abgerechnet werden kann. Für die Krankenkassen besteht die Möglichkeit, diesen Sachverhalt im Einzelfall durch den Medizinischen Dienst überprüfen zu lassen.

Die Aufteilung von Behandlungsfällen in "Akutbehandlungspauschalen" und "Weiterbehandlungspauschalen" in Verbindung mit Mindestzeiträumen der Behandlung hat in einigen Fällen zu Streitigkeiten zwischen Krankenhäusern und Krankenkassen bezüglich der korrekten Abrechnung geführt. Im Grunde war streitig, ob nach der Feststellung der Wundheilung tagesgleiche Pflegesätze abgerechnet werden können, wenn zum einen keine indikationsspezifischen Komplikationen vorliegen, die eine Behandlung im Rahmen der "Akutbehandlungspauschale" über den Termin der Wundheilung hinaus notwendig gemacht hätten, und zum anderen die Patienten vor Erreichen der Mindestverweildauer der B-Pauschale entlassen werden.

14. Folgelieferung 12/01

Zwischenzeitlich ist hierzu ein Urteil des Bundessozialgerichtes ergangen (Az: B 3 KR 16/00 R). Danach hat ein Krankenhaus unter Beachtung der besonderen o.g. Konstellation Anspruch auf die Vergütung tagesgleicher Pflegesätze ab dem Tag der Wundheilung bis zur Entlassung. Zur ausführlichen Begründung verweisen wir auf die Erläuterungen zur FP-Gruppe 17.

Für die „Weiterbehandlungspauschale" 17.072 ist weiterhin ein **Mindestaufenthalt** von 11 Belegungstagen definiert. Ist wegen Multimorbidität oder schlechter Mobilisierbarkeit des Patienten ein längerer Krankenhausaufenthalt innerhalb der „Weiterbehandlungspauschale" erforderlich, so wird ab dem 26. Behandlungstag (Grenzverweildauer) der tagesgleiche Pflegesatz abgerechnet.

Wird ein Patient vor Abschluss der Wundheilung in eine andere Abteilung oder ein anderes Akutkrankenhaus verlegt, so erfolgt die Aufteilung der FP 17.071 zwischen der verlegenden und der aufnehmenden Einheit, wie bisher schon in der

BPflV geregelt. Die aufnehmende Einheit kann nach Abschluss der Wundheilung die „Weiterbehandlungspauschale" 17.072 abrechnen, wenn die übrigen definierten Voraussetzungen (s.o.) gegeben sind.

Die neuen Abrechnungs-Bestimmungen des Koordinierungsausschusses der Selbstverwaltung, Ausschuss zur Weiterentwicklung und Pflege von Fallpauschalen und Sonderentgelten, führen hierzu unter Punkt 7. folgendes auf: „*Erbringt ein Krankenhaus die Leistung einer Fallpauschale zur Weiterbehandlung (B-Pauschale) in den Gruppen 9 und 17 zusätzlich zu der Operationsleistung (A-Pauschale), beginnt die B-Pauschale am Tag der Wundheilung. Die Grenz-Verweildauer der A-Pauschale (Spalte 8) wird in diesem Fall zur Grenz-Verweildauer der B-Pauschale hinzugerechnet. Als erster Belegungstag der Mindestverweildauer der B-Pauschale ist das Kalenderdatum der Wundheilung in der Rechnung anzugeben. Erfolgt die Weiterbehandlung (B-Pauschale) in einem anderen Krankenhaus, so ist der Aufnahmetag in diesem Krankenhaus der erste Belegungstag der Mindestverweildauer der B-Pauschale. Der Entlassungstag wird in bezug auf die Mindestbelegung der B-Pauschale nicht mitgezählt.*"

Eine exakte Abbildung der „Weiterbehandlungspauschale" 17.072 ist über die ICD T84.0 bzw. T84.5 in der jeweils möglichen Kombination mit den ICD-Schlüsseln Z48.8 bzw. Z96.6 nicht möglich, da die ICD-Schlüssel T84.0 bzw. T84.5 lediglich mechanische oder entzündliche Komplikationen bei Prothesen beschreiben, ohne deren genaue anatomische Lokalisation anzugeben und auch die ICD-Schlüssel Z48.8 und Z96.6 keinen bestimmten Gelenken zugeordnet sind (Hüfte, Finger, Schulter). Weiterhin sind der „Weiterbehandlungspauschale" 17.072 und der „Weiterbehandlungspauschale" 17.112 (Weiterbehandlung nach Ersatz einer Kniegelenksendoprothese) identische ICD-Schlüssel zugeordnet und die Pauschalen damit anhand dieses Merkmales nicht zu unterscheiden. Beiden „Weiterbehandlungspauschalen" kann kein OPS-301-Schlüssel zugeordnet werden, da die erforderlichen Schlüssel in dieser Systematik nicht vorgesehen und nicht enthalten sind. Man behilft sich durch die Kombination eines echten Diagnosenschlüssels mit einem ICD-Code, der keine Diagnose, sondern eine Behandlung bzw. einen Zustand definiert: Z48.8 (Sonstige näher bezeichnete Nachbehandlung nach chirurgischem Eingriff) bzw. Z96.6 (Vorhandensein von orthopädischen Gelenkimplantaten). Die Logik dieser Systematik ist schwer zu vermitteln.

14. Folgelieferung 12/01

Gruppe 17: Operationen an den Bewegungsorganen FP 17.091/17.092

Kommentierung:

Die FP 17.091 beschreibt den **Einbau einer Kniegelenkstotalendoprothese.**

Voraussetzung für die Abrechnung ist ein Eingriff, bei dem beide (äußeren und inneren) Gelenkflächen durch eine Kniegelenks-Endoprothese ersetzt werden. Darunter fallen bicondyläre Oberflächenersatzprothesen, sowohl gekoppelt als auch ungekoppelt, mit oder ohne Patellaersatz (= Ersatz der Kniescheibe), Scharnierendoprothesen sowie Sonderprothesen. Ausgenommen sind nur Sonderprothesen für die Versorgung nach bösartig-tumoröser Zerstörung des Gelenkes (siehe auch FP 17.061), da dies ein eigenes Krankheitsbild unter einem anderen ICD-Schlüssel darstellt.

Für die Abrechnung der FP 17.091 bleibt die Ursache der Gonarthrose (= Kniegelenksverschleiß) außer Betracht. Es ist unerheblich, ob der Gelenkverschleiß unspezifischer Natur, durch eine rheumatische Erkrankung oder als Folge einer Verletzung verursacht wurde.

Im Rahmen der Umstellung von der ICD-9 auf die ICD-10 wurden den FP 17.091 und 17.092 eine größere Zahl von Diagnosencodes der ICD-10 zugeordnet. Das Spektrum der erfassten Diagnosen hat sich gegenüber dem Umfang der zuvor zugeordneten Codes der ICD-9 nicht verändert. Bei der Umstellung von der ICD-9 auf die ICD-10 wurden einige Schlüssel für die Entgelte mit der Ergänzung „a)“ versehen. Diese Schlüssel sind sogenannte „Stern-Kodes“, die nach den Codierregeln der ICD-10 und für die Abrechnung zwingend mit einem führenden „Kreuz-Kode“ kombiniert werden müssen. Für eine korrekte Abrechnung müssen beide Schlüssel übermittelt werden.

14. Folgelieferung 12/01

Auf Grund der überarbeiteten Zuordnung von Diagnosen- und Operations-Schlüsseln nach ICD-10-SGB V und OPS-301 Version 2.0 (s.o.) zu den FP 17.091 und 17.092 ändern sich die Vorgaben für die Dokumentation. Die große Zahl neu zugeordneter ICD-10-Schlüssel ermöglicht eine weiter differenzierte Abbildung der Diagnosen. Bei den Operations-Schlüsseln wurden bei der Neuordnung durchgängig Schlüssel zugeordnet, die eine differenzierte Abbildung der Fixation des Neuimplatates (zementiert, nicht zementiert, teilzementiert) und die Erfassung einer Sonderprothese ermöglichen.

Auf Grund der Neustrukturierung der FP für die Abrechnung von Leistungen der Kniegelenksendoprothetik, die die Abrechnung von **2 Fallpauschalen für einen Fall** ermöglicht, ergibt sich eine komplexe Abrechnungssystematik.

Die in der 5. Änderungsverordnung zur BPflV neu definierte FP 17.091 umfasst die Versorgungsleistung bis zum Abschluss der **äußeren Wundheilung.** Diese ist üblicherweise durch das Entfernen von Klammern oder Fäden gekennzeichnet und in der Krankenakte dokumentiert. Bei einer Verwendung von resorbierbaren Fäden oder auf Dauer versenkten Nähten, bei denen eine Entfernung nicht erforderlich ist, ist vom üblichen Zeitpunkt des Abschlusses der äußeren Wundheilung auszugehen. Dieser Zeitpunkt ist erreicht und im Entgeltkatalog festgelegt mit dem 12. Behandlungstag.

Kommt es zu einer Wundinfektion, so kann nicht von einem Abschluss der Wundheilung gesprochen werden. In diesem Fall wird die Grenzverweildauer von 21 Tagen wirksam, nach deren Ablauf das Krankenhaus den allgemeinen tagesgleichen Pflegesatz abrechnet. Gleiches gilt für **behandlungsspezifische Komplikationen** („indikationsspezifische Komplikationen"), die in direktem Zusammenhang mit der Behandlung der Grunderkrankung (Operation) stehen, wie z.B. Lungenentzündungen, Thrombosen oder Druckgeschwüre (Decubitus). Die Inanspruchnahme der „Weiterbehandlungspauschale" 17.092 (s.u.) ist unter diesen Bedingungen nicht möglich.

Die **„Weiterbehandlungspauschale" 17.092** ist primär vorgesehen für die Abrechnung der Versorgung von Patienten, deren Wundheilung zwar abgeschlossen ist, die aber die **Rehabilitationsfähigkeit** (bzw. „AHB-Fähigkeit"; AHB = **Anschlussheilbehandlung**) noch nicht erreicht haben. Die „Weiterbehandlungspauschale" 17.092 kann aber grundsätzlich dann abgerechnet werden, wenn die direkte Verlegung in eine Rehabilitationseinrichtung oder die Entlassung nach Hause **wegen sonstiger Erkrankungen oder anderer, die Mobilisation bzw. die Entlassung erschwerender Umstände**, die nicht mit der Behandlung des Kniegelenksverschleißes in unmittelbarem Zusammenhang stehen, nicht möglich ist. Dazu können z.B. zerebrale und kardiale Dysfunktionen und alle Erkrankungen, die eine verzögerte Mobilisation begründen, gehören.

14. Folgelieferung 12/01

Das Vorliegen einer sonstigen, also zusätzlichen **„Erkrankung"** ist also **nicht** die einzige mögliche Voraussetzung für die Abrechnung einer „Weiterbehandlungspauschale" (= B-Pauschale). Maßgeblich für die Abrechenbarkeit der „Weiterbehandlungspauschale" ist vielmehr die Erfüllung der beiden folgenden Kriterien:

1. Der Patient muss nach Ablauf der „Akutbehandlungspauschale" (= A-Pauschale) weiterhin „krankenhausbehandlungsbedürftig" i.S. des Sozialrechts sein, d. h. Rehabilitationsfähigkeit oder Entlassungsfähigkeit sind nicht erreicht.
2. Die weiter notwendige Krankenhausbehandlung resultiert nicht aus „indikationsspezifischen" Komplikationen.

Somit ist klargestellt, dass neben sonstigen bzw. zusätzlichen Krankheiten auch **andere Umstände**, die nicht als indikationsspezifische Komplikationen gelten, eine Abrechnungsfähigkeit der B-Pauschale begründen können.

Liegen krankenhausbehandlungsbedürftige, die Rehabilitationsfähigkeit oder die Entlassungsfähigkeit verzögernde Komplikationen während der Akutbehand-

(Fortsetzung zur Kommentierung von FP 17.091/17.092)

lung vor oder treten sie während dieses Zeitraums auf, so muss für die Abrechnung der Weiterbehandlungspauschale die Grenzverweildauer der Akutbehandlungspauschale nicht abgewartet werden. Die Weiterbehandlungspauschale kann direkt im Anschluss an die Wundheilung abgerechnet werden. *„Als erster Belegungstag der Mindestverweildauer der B-Pauschale* [Weiterbehandlungspauschale] *ist* [in diesem Fall] *das Kalenderdatum der Wundheilung in der Rechnung anzugeben.“* Aus Gründen der Nachvollziehbarkeit kann im Normalfall die definierte „der Bewertungsrelation zugrundegelegte durchschnittliche Verweildauer“ als Termin der Wundheilung angenommen werden. Dieses Datum ist i.R. der Rechnungslegung den Kostenträgern zu übermitteln. Die Grenzverweildauern der Akutbehandlungs- und der Weiterbehandlungspauschale sind zu addieren zur Feststellung der Frist, nach der im Fall der Notwendigkeit weiterer stationärer Behandlung tagesgleiche Pflegesätze abgerechnet werden können.

Das bedeutet umgekehrt, dass für Patienten, bei denen die äußere Wundheilung abgeschlossen ist und die an diesem Termin rehabilitationsfähig sind, die „Weiterbehandlungspauschale“ 17.092 nicht abgerechnet werden kann. Für die Krankenkassen besteht die Möglichkeit, diesen Sachverhalt im Einzelfall durch den Medizinischen Dienst überprüfen zu lassen.

Die Aufteilung von Behandlungsfällen in "Akutbehandlungspauschalen" und "Weiterbehandlungspauschalen" in Verbindung mit Mindestzeiträumen der Behandlung hat in einigen Fällen zu Streitigkeiten zwischen Krankenhäusern und Krankenkassen bezüglich der korrekten Abrechnung geführt. Im Grunde war streitig, ob nach der Feststellung der Wundheilung tagesgleiche Pflegesätze abgerechnet werden können, wenn zum einen keine indikationsspezifischen Komplikationen vorliegen, die eine Behandlung im Rahmen der "Akutbehandlungspauschale" über den Termin der Wundheilung hinaus notwendig gemacht hätten, und zum anderen die Patienten vor Erreichen der Mindestverweildauer der B-Pauschale entlassen werden.

Zwischenzeitlich ist hierzu ein Urteil des Bundessozialgerichtes ergangen (Az: B 3 KR 16/00 R). Danach hat ein Krankenhaus unter Beachtung der besonderen o.g. Konstellation Anspruch auf die Vergütung tagesgleicher Pflegesätze ab dem Tag der Wundheilung bis zur Entlassung. Zur ausführlichen Begründung verweisen wir auf die Erläuterungen zur FP-Gruppe 17.

Für die „Weiterbehandlungspauschale“ 17.092 ist weiterhin ein **Mindestaufenthalt** von 7 Belegungstagen definiert. Ist wegen Multimorbidität oder schlechter Mobilisierbarkeit des Patienten ein längerer Krankenhausaufenthalt innerhalb der „Weiterbehandlungspauschale“ erforderlich, so wird ab dem 23. Behandlungstag (Grenzverweildauer) der tagesgleiche Pflegesatz abgerechnet.

14. Folgelieferung 12/01

Wird ein Patient vor Abschluss der Wundheilung in eine andere Abteilung oder ein anderes Akutkrankenhaus verlegt, so erfolgt die **Aufteilung der FP 17.091** zwischen der verlegenden und der aufnehmenden Einheit, wie bisher schon in der BPflV geregelt. Die aufnehmende Einheit kann nach Abschluss der Wundheilung die „Weiterbehandlungspauschale" 17.092 abrechnen, wenn die übrigen definierten Voraussetzungen (s.o.) gegeben sind.

Die neuen Abrechnungs-Bestimmungen des Koordinierungsausschusses der Selbstverwaltung, Ausschuss zur Weiterentwicklung und Pflege von Fallpauschalen und Sonderentgelten, führen hierzu unter Punkt 7. folgendes auf: *„Erbringt ein Krankenhaus die Leistung einer Fallpauschale zur Weiterbehandlung (B-Pauschale) in den Gruppen 9 und 17 zusätzlich zu der Operationsleistung (A-Pauschale), beginnt die B-Pauschale am Tag der Wundheilung. Die Grenz-Verweildauer der A-Pauschale (Spalte 8) wird in diesem Fall zur Grenz-Verweildauer der B-Pauschale hinzugerechnet. Als erster Belegungstag der Mindestverweildauer der B-Pauschale ist das Kalenderdatum der Wundheilung in der Rechnung anzugeben. Erfolgt die Weiterbehandlung (B-Pauschale) in einem anderen Krankenhaus, so ist der Aufnahmetag in diesem Krankenhaus der erste Belegungstag der Mindestverweildauer der B-Pauschale. Der Entlassungstag wird in bezug auf die Mindestbelegung der B-Pauschale nicht mitgezählt."*

Durch die Teilung der alten FP 17.09 in die FP 17.091 („Akutbehandlungspauschale") und die FP 17.092 („Weiterbehandlungspauschale") stößt die Leistungsbeschreibung der FP über ICD und OPS-301 an ihre Grenzen. So lässt sich die „Weiterbehandlungspauschale" 17.062 für die Versorgung nach einem Hüftgelenkersatz aufgrund von Hüftgelenksverschleiß über diese Merkmale nicht in allen Fällen eindeutig von der „Weiterbehandlungspauschale" 17.092 für die Versorgung nach einem totalen Kniegelenksersatz und/oder der „Weiterbehandlungspauschale" 17.102 für die Versorgung nach dem Einsetzen einer unikompartimentalen Kniegelenks-Schlittenprothese unterscheiden. Keiner dieser „Weiterbehandlungspauschalen" kann ein OPS-301-Schlüssel zugeordnet werden, da die erforderlichen Schlüssel in dieser Systematik nicht vorgesehen und nicht enthalten sind. Man behilft sich durch die Kombination eines echten Diagnosenschlüssels mit einem ICD-Code, der keine Diagnose, sondern eine Behandlung bzw. einen Zustand definiert: Z48.8 (Sonstige näher bezeichnete Nachbehandlung nach chirurgischem Eingriff) bzw. Z96.6 (Vorhandensein von orthopädischen Gelenkimplantaten). Die Logik dieser Systematik ist schwer zu vermitteln.

14. Folgelieferung 12/01

Gruppe 17: Operationen an den Bewegungsorganen FP 17.101/17.102

Kommentierung:

Die FP 17.101 beschreibt den Einbau einer **unikompartimentalen Kniegelenksschlittenprothese.**

Für die Abrechnung der FP 17.101 bleibt die Ursache der Gonarthrose (Kniegelenkverschleiß) außer Betracht. Es ist unerheblich, ob der Gelenkverschleiß unspezifischer Natur ist, durch eine rheumatische Erkrankung oder als Folge einer Verletzung verursacht wurde.

Im Rahmen der Umstellung von der ICD-9 auf die ICD-10 wurden den FP 17.101 und 17.102 eine größere Zahl von Diagnosencodes der ICD-10 zugeordnet. Das Spektrum der erfassten Diagnosen hat sich gegenüber dem Umfang der zuvor zugeordneten Codes der ICD-9 nicht verändert. Bei der Umstellung von der ICD-9 auf die ICD-10 wurden einige Schlüssel für die Entgelte mit der Ergänzung „a)" versehen. Diese Schlüssel sind sogenannte „Stern-Kodes", die nach den Codierregeln der ICD-10 und für die Abrechnung zwingend mit einem führenden „Kreuz-Kode" kombiniert werden müssen. Für eine korrekte Abrechnung müssen beide Schlüssel übermittelt werden.

Auf Grund der überarbeiteten Zuordnung von Diagnosen- und Operations-Schlüsseln nach ICD-10-SGB V und OPS-301 Version 2.0 (s.o.) zu den FP 17.101 und 17.102 ändern sich die Vorgaben für die Dokumentation. Die große Zahl neu zugeordneter ICD-10-Schlüssel ermöglicht eine weiter differenzierte Abbildung der Diagnosen. Bei den Operations-Schlüsseln wurde der OPS 5-822.0 durch mehrere Schlüssel ersetzt, die eine differenzierte Abbildung der Fixation des Neuimplatates (zementiert, nicht zementiert, teilzementiert) ermöglichen. Die zugeordneten Operations-Schlüssel (unikondyläre Schlittenprothese) unterscheiden weiterhin nicht nach einer Operation am inneren oder äußeren Gelenkpart.

Auf Grund der Neustrukturierung der FP für die Abrechnung von Leistungen der Kniegelenksendoprothetik, die die Abrechnung von **2 Fallpauschalen für einen Fall** ermöglicht, ergibt sich eine komplexe Abrechnungssystematik.

Die in der 5. Änderungsverordnung zur BPflV neu definierte FP 17.101 umfasst die Versorgungsleistung bis zum Abschluss der **äußeren Wundheilung.** Diese ist üblicherweise durch das Entfernen von Klammern oder Fäden gekennzeichnet und in der Krankenakte dokumentiert. Bei einer Verwendung von resorbierbaren Fäden oder auf Dauer versenkten Nähten, bei denen eine Entfernung nicht erforderlich ist, ist vom üblichen Zeitpunkt des Abschlusses der äußeren Wundheilung auszugehen. Dieser Zeitpunkt ist erreicht und im Entgeltkatalog festgelegt mit dem 12. Behandlungstag.

14. Folgelieferung 12/01

Kommt es zu einer Wundinfektion, so kann nicht von einem Abschluss der Wundheilung gesprochen werden. In diesem Fall wird die Grenzverweildauer von 22 Tagen wirksam, nach deren Ablauf das Krankenhaus den allgemeinen tagesgleichen Pflegesatz abrechnet. Gleiches gilt für **behandlungsspezifische Komplikationen** („indikationsspezifische Komplikationen"), die in direktem Zusammenhang mit der Behandlung der Grunderkrankung (Operation) stehen, wie z.B. Lungenentzündungen, Thrombosen oder Druckgeschwüre (Decubitus). Die Inanspruchnahme der „Weiterbehandlungspauschale" 17.102 (s.u.) ist unter diesen Bedingungen nicht möglich.

Die **„Weiterbehandlungspauschale" 17.102** ist primär vorgesehen für die Abrechnung der Versorgung von Patienten, deren Wundheilung zwar abgeschlossen ist, die aber die **Rehabilitationsfähigkeit** (bzw. „AHB-Fähigkeit"; AHB = **Anschlussheilbehandlung**) noch nicht erreicht haben. Die „Weiterbehandlungspauschale" 17.102 kann aber grundsätzlich dann abgerechnet werden, wenn die direkte Verlegung in eine Rehabilitationseinrichtung oder die Entlassung nach Hause **wegen sonstiger Erkrankungen oder anderer, die Mobilisation bzw. die Entlassung erschwerender Umstände**, die nicht mit der Behandlung des Kniegelenksverschleißes in unmittelbarem Zusammenhang stehen, nicht möglich ist. Dazu können z.B. zerebrale und kardiale Dysfunktionen und alle Erkrankungen, die eine verzögerte Mobilisation begründen, gehören.

Das Vorliegen einer sonstigen, also zusätzlichen **„Erkrankung"** ist also **nicht** die einzige mögliche Voraussetzung für die Abrechnung einer „Weiterbehandlungspauschale" (= B-Pauschale). Maßgeblich für die Abrechenbarkeit der „Weiterbehandlungspauschale" ist vielmehr die Erfüllung der beiden folgenden Kriterien:

1. Der Patient muss nach Ablauf der „Akutbehandlungspauschale" (= A-Pauschale) weiterhin „krankenhausbehandlungsbedürftig" i.S. des Sozialrechts sein, d. h. Rehabilitationsfähigkeit oder Entlassungsfähigkeit sind nicht erreicht.
2. Die weiter notwendige Krankenhausbehandlung resultiert nicht aus „indikationsspezifischen" Komplikationen.

Somit ist klargestellt, dass neben sonstigen bzw. zusätzlichen Krankheiten auch **andere Umstände,** die nicht als indikationsspezifische Komplikationen gelten, eine Abrechnungsfähigkeit der B-Pauschale begründen können.

Liegen krankenhausbehandlungsbedürftige, die Rehabilitationsfähigkeit oder die Entlassungsfähigkeit verzögernde Komplikationen während der Akutbehandlung vor oder treten sie während dieses Zeitraums auf, so muss für die Abrechnung der Weiterbehandlungspauschale die Grenzverweildauer der Akutbehandlungspauschale nicht abgewartet werden. Die Weiterbehandlungspauschale kann direkt im Anschluss an die Wundheilung abgerechnet werden. *„Als erster Belegungstag der Mindestverweildauer der B-Pauschale* [Weiterbehandlungspauschale] *ist* [in diesem Fall] *das Kalenderdatum der Wundheilung in der Rechnung anzuge-*

14. Folgelieferung 12/01

(Fortsetzung zur Kommentierung von FP 17.101/17.102)

ben." Aus Gründen der Nachvollziehbarkeit kann im Normalfall die definierte „der Bewertungsrelation zugrundegelegte durchschnittliche Verweildauer" als Termin der Wundheilung angenommen werden. Dieses Datum ist i.R. der Rechnungslegung den Kostenträgern zu übermitteln. Die Grenzverweildauern der Akutbehandlungs- und der Weiterbehandlungspauschale sind zu addieren zur Feststellung der Frist, nach der im Fall der Notwendigkeit weiterer stationärer Behandlung tagesgleiche Pflegesätze abgerechnet werden können.

Das bedeutet umgekehrt, dass für Patienten, bei denen die äußere Wundheilung abgeschlossen ist und die an diesem Termin rehabilitationsfähig sind, die „Weiterbehandlungspauschale" 17.102 nicht abgerechnet werden kann. Für die Krankenkassen besteht die Möglichkeit, diesen Sachverhalt im Einzelfall durch den Medizinischen Dienst überprüfen zu lassen.

Die Aufteilung von Behandlungsfällen in "Akutbehandlungspauschalen" und "Weiterbehandlungspauschalen" in Verbindung mit Mindestzeiträumen der Behandlung hat in einigen Fällen zu Streitigkeiten zwischen Krankenhäusern und Krankenkassen bezüglich der korrekten Abrechnung geführt. Im Grunde war streitig, ob nach der Feststellung der Wundheilung tagesgleiche Pflegesätze abgerechnet werden können, wenn zum einen keine indikationsspezifischen Komplikationen vorliegen, die eine Behandlung im Rahmen der "Akutbehandlungspauschale" über den Termin der Wundheilung hinaus notwendig gemacht hätten, und zum anderen die Patienten vor Erreichen der Mindestverweildauer der B-Pauschale entlassen werden.

Zwischenzeitlich ist hierzu ein Urteil des Bundessozialgerichtes ergangen (Az: B 3 KR 16/00 R). Danach hat ein Krankenhaus unter Beachtung der besonderen o.g. Konstellation Anspruch auf die Vergütung tagesgleicher Pflegesätze ab dem Tag der Wundheilung bis zur Entlassung. Zur ausführlichen Begründung verweisen wir auf die Erläuterungen zur FP-Gruppe 17.

Für die „Weiterbehandlungspauschale" 17.102 ist weiterhin ein **Mindestaufenthalt** von 5 Belegungstagen definiert. Ist wegen Multimorbidität oder schlechter Mobilisierbarkeit des Patienten ein längerer Krankenhausaufenthalt innerhalb der „Weiterbehandlungspauschale" erforderlich, so wird ab dem 16. Behandlungstag (Grenzverweildauer) der tagesgleiche Pflegesatz abgerechnet.

Wird ein Patient vor Abschluss der Wundheilung in eine andere Abteilung oder ein anderes Akutkrankenhaus verlegt, so erfolgt die **Aufteilung der FP 17.101** zwischen der verlegenden und der aufnehmenden Einheit, wie bisher schon in der BPflV geregelt. Die aufnehmende Einheit kann nach Abschluss der Wundheilung die „Weiterbehandlungspauschale" 17.102 abrechnen, wenn die übrigen definierten Voraussetzungen (s.o.) gegeben sind.

14. Folgelieferung 12/01

Die neuen Abrechnungs-Bestimmungen des Koordinierungsausschusses der Selbstverwaltung, Ausschuss zur Weiterentwicklung und Pflege von Fallpauschalen und Sonderentgelten, führen hierzu unter Punkt 7. folgendes auf: „*Erbringt ein Krankenhaus die Leistung einer Fallpauschale zur Weiterbehandlung (B-Pauschale) in den Gruppen 9 und 17 zusätzlich zu der Operationsleistung (A-Pauschale), beginnt die B-Pauschale am Tag der Wundheilung. Die Grenz-Verweildauer der A-Pauschale (Spalte 8) wird in diesem Fall zur Grenz-Verweildauer der B-Pauschale hinzugerechnet. Als erster Belegungstag der Mindestverweildauer der B-Pauschale ist das Kalenderdatum der Wundheilung in der Rechnung anzugeben. Erfolgt die Weiterbehandlung (B-Pauschale) in einem anderen Krankenhaus, so ist der Aufnahmetag in diesem Krankenhaus der erste Belegungstag der Mindestverweildauer der B-Pauschale. Der Entlassungstag wird in bezug auf die Mindestbelegung der B-Pauschale nicht mitgezählt.*"

Durch die Teilung der alten FP 17.10 in die FP 17.101 („Akutbehandlungspauschale") und die FP 17.102 („Weiterbehandlungspauschale") stößt die Leistungsbeschreibung der FP über ICD und OPS-301 an ihre Grenzen. So lässt sich die „Weiterbehandlungspauschale" 17.062 für die Versorgung nach einem Hüftgelenksersatz aufgrund von Hüftgelenksverschleiß über diese Merkmale nicht in allen Fällen eindeutig von der „Weiterbehandlungspauschale" 17.092 für die Versorgung nach einem totalen Kniegelenkersatz und/oder der „Weiterbehandlungspauschale" 17.102 für die Versorgung nach dem Einsetzen einer unikompartimentalen Kniegelenks-Schlittenprothese unterscheiden. Keiner dieser „Weiterbehandlungspauschalen" kann ein OPS-301-Schlüssel zugeordnet werden, da die erforderlichen Schlüssel in dieser Systematik nicht vorgesehen und nicht enthalten sind. Man behilft sich durch die Kombination eines echten Diagnosenschlüssels mit einem ICD-Code, der keine Diagnose, sondern eine Behandlung bzw. einen Zustand definiert: Z48.8 (Sonstige näher bezeichnete Nachbehandlung nach chirurgischem Eingriff) bzw. Z96.6 (Vorhandensein von orthopädischen Gelenkimplantaten). Die Logik dieser Systematik ist schwer zu vermitteln.

14. Folgelieferung 12/01

Gruppe 17: Operationen an den Bewegungsorganen FP 17.111/17.112

Kommentierung:

Die FP 17.111 beschreibt den **Ersatz einer Kniegelenksendoprothese durch eine Kniegelenks-Total-Endoprothese.**

Für die Abrechnung der FP ist es also unerheblich, ob eine ein- oder zweiseitige Schlittenprothese oder eine Total-Endoprothese ersetzt wird, ausschlaggebend ist die Implantation/Einbringung einer Kniegelenks-Total-Endoprothese. Darunter fallen bicondyläre Oberflächenprothesen mit oder ohne Patellaersatz (= Ersatz der Kniescheibe), zementiert, nicht zementiert oder teilzementiert, sowie Scharnierprothesen, zementiert, nicht zementiert oder teilzementiert. Auch der Wechsel einer Sonderprothese (OPS 5-823.4) fällt unter diese FP. Auf Grund der überarbeiteten Zuordnung von Operations-Schlüsseln nach OPS-301 Version 2.0 (s.o.) zu den FP 17.111 und 17.112 ändern sich die Vorgaben für die Dokumentation. Die weitere Differenzierung auf der 6. Stelle bei dem Operations-Schlüssel 5-823.2 _ ermöglicht, sowohl das eingesetzte Implantat als auch dessen Fixierung exakter abzubilden.

Gelegentlich ist es bei einer Prothesen-Wechseloperation auf Grund eines Knochensubstanzverlustes im Oberschenkel- oder Unterschenkelknochen erforderlich, den Knochen ganz oder teilweise durch ein künstliches Implantat zu ersetzen. In diesem Fall kann es sein, dass der Ersatz des Knochens die aufwendigere Operation ist. Bei dieser Konstellation wird die Wechseloperation des Gelenkes als SE in Verbindung mit reduzierten tagesgleichen Pflegesätzen abgerechnet. Stellt die Prothesen-Wechseloperation am Gelenk allerdings die Hauptleistung dar, so ist die entsprechende FP abzurechnen. Der Eingriff am Knochen wird in diesem Fall nicht zusätzlich vergütet.

In der Zuordnung der FP 17.111 sind bei der Diagnosenverschlüsselung die Codes T84.0 (mechanische Komplikation durch eine Gelenkprothese) und T84.5 (Infektion und entzündliche Reaktion durch eine Gelenkprothese) möglich. Diese Codes bezeichnen Komplikationen (nicht Diagnosen), die einen Wechsel einer Endoprothese notwendig machen können.

Auf Grund der Neustrukturierung der FP für die Abrechnung von Leistungen der Kniegelenksendoprothetik, die die Abrechnung von **2 Fallpauschalen für einen Fall** ermöglicht, ergibt sich eine komplexe Abrechnungssystematik.

Die in der 5. Änderungsverordnung zur BPflV neu definierte FP 17.111 umfasst die Versorgungsleistung bis zum Abschluss der **äußeren Wundheilung.** Diese ist üblicherweise durch das Entfernen von Klammern oder Fäden gekennzeichnet und in der Krankenakte dokumentiert. Bei einer Verwendung von resorbierbaren

14. Folgelieferung 12/01

Fäden oder auf Dauer versenkten Nähten, bei denen eine Entfernung nicht erforderlich ist, ist vom üblichen Zeitpunkt des Abschlusses der äußeren Wundheilung auszugehen. Dieser Zeitpunkt ist erreicht und im Entgeltkatalog festgelegt mit dem 14. Behandlungstag.

Kommt es zu einer Wundinfektion, so kann nicht von einem Abschluss der Wundheilung gesprochen werden. In diesem Fall wird die Grenzverweildauer von 22 Tagen wirksam, nach deren Ablauf das Krankenhaus den allgemeinen tagesgleichen Pflegesatz abrechnet. Gleiches gilt für **behandlungsspezifische Komplikationen** („indikationsspezifische Komplikationen"), die in direktem Zusammenhang mit der Behandlung der Grunderkrankung (Operation) stehen, wie z.B. Lungenentzündungen, Thrombosen oder Druckgeschwüre (Decubitus). Die Inanspruchnahme der „Weiterbehandlungspauschale" 17.112 (s.u.) ist unter diesen Bedingungen nicht möglich.

Die **„Weiterbehandlungspauschale" 17.112** ist primär vorgesehen für die Abrechnung der Versorgung von Patienten, deren Wundheilung zwar abgeschlossen ist, die aber die **Rehabilitationsfähigkeit** (bzw. „AHB-Fähigkeit"; AHB = **Anschlussheilbehandlung**) noch nicht erreicht haben. Die „Weiterbehandlungspauschale" 17.112 kann aber grundsätzlich dann abgerechnet werden, wenn die direkte Verlegung in eine Rehabilitationseinrichtung oder die Entlassung nach Hause **wegen sonstiger Erkrankungen oder anderer, die Mobilisation bzw. die Entlassung erschwerender Umstände**, die nicht mit der Behandlung des Kniegelenksverschleißes in unmittelbarem Zusammenhang stehen, nicht möglich ist. Dazu können z.B. zerebrale und kardiale Dysfunktionen und alle Erkrankungen, die eine verzögerte Mobilisation begründen, gehören.

Das Vorliegen einer sonstigen, also zusätzlichen **„Erkrankung"** ist also **nicht** die einzige mögliche Voraussetzung für die Abrechnung einer „Weiterbehandlungspauschale" (= B-Pauschale). Maßgeblich für die Abrechenbarkeit der „Weiterbehandlungspauschale" ist vielmehr die Erfüllung der beiden folgenden Kriterien:

1. Der Patient muss nach Ablauf der „Akutbehandlungspauschale" (= A-Pauschale) weiterhin „krankenhausbehandlungsbedürftig" i.S. des Sozialrechts sein, d. h. Rehabilitationsfähigkeit oder Entlassungsfähigkeit sind nicht erreicht.
2. Die weiter notwendige Krankenhausbehandlung resultiert nicht aus „indikationsspezifischen" Komplikationen.

Somit ist klargestellt, dass neben sonstigen bzw. zusätzlichen Krankheiten auch **andere Umstände**, die nicht als indikationsspezifische Komplikationen gelten, eine Abrechnungsfähigkeit der B-Pauschale begründen können.

Liegen krankenhausbehandlungsbedürftige, die Rehabilitationsfähigkeit oder die Entlassungsfähigkeit verzögernde Komplikationen während der Akutbehandlung vor oder treten sie während dieses Zeitraums auf, so muss für die Abrechnung der Weiterbehandlungspauschale die Grenzverweildauer der Akutbehand-

14. Folgelieferung 12/01

(Fortsetzung zur Kommentierung von FP 17.111/17.112)

lungspauschale nicht abgewartet werden. Die Weiterbehandlungspauschale kann direkt im Anschluss an die Wundheilung abgerechnet werden. *„Als erster Belegungstag der Mindestverweildauer der B-Pauschale* [Weiterbehandlungspauschale] *ist* [in diesem Fall] *das Kalenderdatum der Wundheilung in der Rechnung anzugeben.“* Aus Gründen der Nachvollziehbarkeit kann im Normalfall die definierte „der Bewertungsrelation zugrundegelegte durchschnittliche Verweildauer“ als Termin der Wundheilung angenommen werden. Dieses Datum ist i.R. der Rechnungslegung den Kostenträgern zu übermitteln. Die Grenzverweildauern der Akutbehandlungs- und der Weiterbehandlungspauschale sind zu addieren zur Feststellung der Frist, nach der im Fall der Notwendigkeit weiterer stationärer Behandlung tagesgleiche Pflegesätze abgerechnet werden können.

Das bedeutet umgekehrt, dass für Patienten, bei denen die äußere Wundheilung abgeschlossen ist und die an diesem Termin rehabilitationsfähig sind, die „Weiterbehandlungspauschale“ 17.112 nicht abgerechnet werden kann. Für die Krankenkassen besteht die Möglichkeit, diesen Sachverhalt im Einzelfall durch den Medizinischen Dienst überprüfen zu lassen.

Die Aufteilung von Behandlungsfällen in ”Akutbehandlungspauschalen” und ”Weiterbehandlungspauschalen” in Verbindung mit Mindestzeiträumen der Behandlung hat in einigen Fällen zu Streitigkeiten zwischen Krankenhäusern und Krankenkassen bezüglich der korrekten Abrechnung geführt. Im Grunde war streitig, ob nach der Feststellung der Wundheilung tagesgleiche Pflegesätze abgerechnet werden können, wenn zum einen keine indikationsspezifischen Komplikationen vorliegen, die eine Behandlung im Rahmen der ”Akutbehandlungspauschale” über den Termin der Wundheilung hinaus notwendig gemacht hätten, und zum anderen die Patienten vor Erreichen der Mindestverweildauer der B-Pauschale entlassen werden.

Zwischenzeitlich ist hierzu ein Urteil des Bundessozialgerichtes ergangen (Az: B 3 KR 16/00 R). Danach hat ein Krankenhaus unter Beachtung der besonderen o.g. Konstellation Anspruch auf die Vergütung tagesgleicher Pflegesätze ab dem Tag der Wundheilung bis zur Entlassung. Zur ausführlichen Begründung verweisen wir auf die Erläuterungen zur FP-Gruppe 17.

Für die „Weiterbehandlungspauschale“ 17.112 ist weiterhin ein **Mindestaufenthalt** von 10 Belegungstagen definiert. Ist wegen Multimorbidität oder schlechter Mobilisierbarkeit des Patienten ein längerer Krankenhausaufenthalt innerhalb der „Weiterbehandlungspauschale“ erforderlich, so wird ab dem 27. Behandlungstag (Grenzverweildauer) der tagesgleiche Pflegesatz abgerechnet.

Wird ein Patient vor Abschluss der Wundheilung in eine andere Abteilung oder ein anderes Akutkrankenhaus verlegt, so erfolgt die **Aufteilung der FP 17.111** zwi-

14. Folgelieferung 12/01

schen der verlegenden und der aufnehmenden Einheit, wie bisher schon in der BPflV geregelt. Die aufnehmende Einheit kann nach Abschluss der Wundheilung die „Weiterbehandlungspauschale" 17.112 abrechnen, wenn die übrigen definierten Voraussetzungen (s.o.) gegeben sind.

Die neuen Abrechnungs-Bestimmungen des Koordinierungsausschusses der Selbstverwaltung, Ausschuss zur Weiterentwicklung und Pflege von Fallpauschalen und Sonderentgelten, führen hierzu unter Punkt 7. folgendes auf: *„Erbringt ein Krankenhaus die Leistung einer Fallpauschale zur Weiterbehandlung (B-Pauschale) in den Gruppen 9 und 17 zusätzlich zu der Operationsleistung (A-Pauschale), beginnt die B-Pauschale am Tag der Wundheilung. Die Grenz-Verweildauer der A-Pauschale (Spalte 8) wird in diesem Fall zur Grenz-Verweildauer der B-Pauschale hinzugerechnet. Als erster Belegungstag der Mindestverweildauer der B-Pauschale ist das Kalenderdatum der Wundheilung in der Rechnung anzugeben. Erfolgt die Weiterbehandlung (B-Pauschale) in einem anderen Krankenhaus, so ist der Aufnahmetag in diesem Krankenhaus der erste Belegungstag der Mindestverweildauer der B-Pauschale. Der Entlassungstag wird in bezug auf die Mindestbelegung der B-Pauschale nicht mitgezählt."*

Durch die Teilung der alten FP 17.11 in die FP 17.111 („Akutbehandlungspauschale") und die FP 17.112 („Weiterbehandlungspauschale") stößt die Leistungsbeschreibung der FP über ICD und OPS-301 an ihre Grenzen. So lässt sich die „Weiterbehandlungspauschale" 17.072 für die Versorgung nach dem Ersatz eines künstlichen Hüftgelenks über diese Merkmale nicht in allen Fällen eindeutig von der „Weiterbehandlungspauschale" 17.112 für die Versorgung nach dem Ersatz eines künstlichen Kniegelenks unterscheiden. Beiden „Weiterbehandlungspauschalen" kann kein OPS-301-Schlüssel zugeordnet werden, da die erforderlichen Schlüssel in dieser Systematik nicht vorgesehen und nicht enthalten sind. Man behilft sich durch die Kombination eines echten Diagnosenschlüssels mit einem ICD-Code, der keine Diagnose, sondern eine Behandlung bzw. einen Zustand definiert: Z48.8 (Sonstige näher bezeichnete Nachbehandlung nach chirurgischem Eingriff) bzw. Z96.6 (Vorhandensein von orthopädischen Gelenkimplantaten). Die Logik dieser Systematik ist schwer zu vermitteln.

14. Folgelieferung 12/01

Gruppe 2: Operationen an den endokrinen Drüsen

SE 02.01

Versorgung durch	Bewertungsrelation		
	Punkte Personal	Punkte Sachmittel	Gesamt-punkte
Hauptabteilung	1.280	500	1.780
Belegoperateur	890	500	1.390
Belegoperateur und Beleganästhesist	610	500	1.110

Operation: Einseitige, subtotale oder totale Schilddrüsenresektion

ICD-10 (V2.0):

OPS-301 (V2.0):

Hemithyreoidektomie
5-061.0 Ohne Parathyreoidektomie, ohne Monitoring des N. recurrens
5-061.1 Ohne Parathyreoidektomie, mit Monitoring des N. recurrens
5-061.2 Mit Parathyreoidektomie, ohne Monitoring des N. recurrens
5-061.3 Mit Parathyreoidektomie, mit Monitoring des N. recurrens
Andere partielle Schilddrüsenresektion
5-062.2 Subtotale Resektion, einseitig

14. Folgelieferung 12/01

Gruppe 2: Operationen an den endokrinen Drüsen SE 02.01

Kommentierung:

Das SE 02.01 korrespondiert mit der FP 02.01.

Das SE 02.01 beschreibt die **einseitige, subtotale Resektion** (= weitgehende Entfernung; OPS 5-062.2) oder die totale Resektion (= Entfernung; „Hemithyreoidektomie"; OPS 5-061.0) der Schilddrüse. Da die Ursache der Schilddrüsenerkrankung nicht definiert wird, fallen unter das SE 02.01 alle einseitigen subtotalen Schilddrüsenentfernungen. In der abgelösten Version des OPS-301 wurde explizit darauf hingewiesen, dass eine Entfernung der regionären Lymphknoten nicht im Leistungsumfang des Entgeltes enthalten ist (= Ohne neck dissection). Diese negative Leistungsbeschreibung ist nach der Überarbeitung in der Version 2.0 des OPS-301 entfallen.

Auf Grund der überarbeiteten Zuordnung von Operations-Schlüsseln nach OPS-301 Version 2.0 (s.o.) zum SE 02.01 ändern sich die Vorgaben für die Dokumentation. Es kann nun differenziert dokumentiert werden, ob eine Entfernung der Nebenschilddrüsen (= Parathyreoidektomie), bzw. ob ein Monitoring (= Überwachung) des „Stimmbandnervs" (= Nervus recurrens) im Rahmen des Eingriffs erfolgte oder nicht.

Die parallele Abrechnung des SE 02.01 mit der FP 02.01 (= einseitige Resektion der Schilddrüse) bei Eingriffen am linken und am rechten Schilddrüsenlappen im Rahmen des gleichen Behandlungsfalles ist ausgeschlossen, da für die beidseitige Resektion sowohl eine eigene FP (FP 02.02) als auch ein eigenes SE (SE 02.02) definiert wurden.

14. Folgelieferung 12/01

Gruppe 2: Operationen an den endokrinen Drüsen SE 02.02

Versorgung durch	Bewertungsrelation		
	Punkte Personal	Punkte Sachmittel	Gesamt-punkte
Hauptabteilung	1.560	410	1.970
Belegoperateur	1.010	410	1.420
Belegoperateur und Beleganästhesist	670	410	1.080

Operation: Beidseitige, subtotale oder totale Schilddrüsenresektion

ICD-10 (V2.0):

OPS-301 (V2.0):

Andere partielle Schilddrüsenresektion
5-062.3 Subtotale Resektion, beidseitig
5-062.4 Subtotale Resektion, einseitig mit Exz. eines Knotens der Gegenseite
5-062.5 Subtotale Resektion, einseitig mit Hemithyreoidektomie der Gegenseite
Thyreoidektomie
5-063.0 Ohne Parathyreoidektomie, ohne Monitoring des N. recurrens
5-063.1 Ohne Parathyreoidektomie, mit Monitoring des N. recurrens
5-063.2 Mit Parathyreoidektomie, ohne Monitoring des N. recurrens
5-063.3 Mit Parathyreoidektomie, mit Monitoring des N. recurrens

14. Folgelieferung 12/01

Gruppe 2: Operationen an den endokrinen Drüsen **SE 02.02**

Kommentierung:

Das SE 02.02 korrespondiert mit der FP 02.02.

Das SE 02.02 beschreibt eine Gruppe heterogener operativer Leistungen an der Schilddrüse. Voraussetzung für die Abrechnung ist eine **einseitige, zumindest subtotale Resektion** (= weitgehende Entfernung) der Schilddrüse **in Kombination mit einem Eingriff auf der Gegenseite.** Um eine Fehlsteuerung zu vermeiden, umfasst die Beschreibung der Eingriffe an der Gegenseite alle Operationen von der Entfernung eines isolierten Knotens bis zur Entfernung der gesamten gegenseitigen Schilddrüsenhälfte. Im Leistungsumfang enthalten ist auch die totale Schilddrüsenentfernung (= Thyreoidektomie; OPS 5-063.0).

In der abgelösten Version des OPS-301 wurde explizit darauf hingewiesen, dass eine Entfernung der regionären Lymphknoten nicht im Leistungsumfang des Entgeltes enthalten ist (= Ohne neck dissection). Diese negative Leistungsbeschreibung ist nach der Überarbeitung in der Version 2.0 des OPS-301 entfallen.

Auf Grund der überarbeiteten Zuordnung von Operations-Schlüsseln nach OPS-301 Version 2.0 (s.o.) zum SE 02.02 ändern sich die Vorgaben für die Dokumentation. Es kann nun differenziert dokumentiert werden, ob eine Entfernung der Nebenschilddrüsen (= Parathyreoidektomie), bzw. ob ein Monitoring (= Überwachung) des „Stimmbandnervs" (= Nervus recurrens) im Rahmen des Eingriffs erfolgte oder nicht.

Der unterschiedliche operative Aufwand dieser heterogenen Gruppe ist in der Mischkalkulation des SE berücksichtigt. Für die Radikaloperation einer **bösartigen** Schilddrüsengeschwulst ist das SE 02.03 (Radikaloperation einer bösartigen Schilddrüsengeschwulst) vorgesehen.

Wenn im Rahmen einer totalen Laryngektomie (= Entfernung des Kehlkopfes) Schilddrüsengewebe entfernt wird, ist die Laryngektomie als führender Eingriff (Hauptleistung) zu betrachten. Der gesamte Eingriff ist folglich als SE 07.01 (totale Laryngektomie) in Verbindung mit tagesgleichen Pflegesätzen abzurechnen. Eine zusätzliche Abrechnung des Teileingriffes an der Schilddrüse über das SE 02.02 ist nicht möglich (siehe Teil I und Tuschen/Quaas zu § 14 BPflV).

Rezidiveingriffe an der Schilddrüse nach vorangegangener Strumaoperation sind als SE 02.03 (Radikaloperation einer bösartigen Schilddrüsengeschwulst) in Verbindung mit tagesgleichen Pflegesätzen abzurechnen.

14. Folgelieferung 12/01

Gruppe 10: Operationen an den Blutgefäßen

SE 10.12

Versorgung durch	Bewertungsrelation		
	Punkte Personal	Punkte Sachmittel	**Gesamtpunkte**
Hauptabteilung	1.900	1.350	3.250
Belegoperateur	1.200	1.350	2.550
Belegoperateur und Beleganästhesist	740	1.350	2.090

Operation: Kniekehlenarterien-Rekonstruktionsoperation, mit Anlegung einer femoro-poplitealen Umleitung, ohne Gefäßprothese

ICD-10 (V2.0):

OPS-301 (V2.0):

Anlegen eines anderen Shuntes und Bypasses an Blutgefäßen
A. femoralis
5-393.54 Femoropopliteal, unterhalb des Kniegelenkes

kombiniert mit:
Art der Transplantation
5-930.0 Autogen

Gruppe 10: Operationen an den Blutgefäßen **SE 10.12**

Kommentierung:

Das SE 10.12 ist vorgesehen für **rekonstruktive Eingriffe** an **Beingefäßen**, wobei mit einem **körpereigenen Gefäß** eine neue Verbindung zwischen der Oberschenkelarterie und der Kniegelenksarterie unterhalb des Kniegelenks geschaffen wird. Für die Dokumentation der Leistung sind **zwei OPS-Codes** zu kombinieren: OPS 5-393.54 (= femoropoplitealer Bypass) und OPS 5-390.0 (= autogenes Transplantat).

14. Folgelieferung 12/01

Anhang 4

Qualitätssicherung in der stationären Versorgung

14. Folgelieferung 12/01

Vertrag über die Entwicklung geeigneter Qualitätssicherungsmaßnahmen in Krankenhäusern nach § 137 SGB V sowie über das Zustandekommen entsprechender Umsetzungsvereinbarungen (Kuratoriumsvertrag)

zwischen

dem AOK-Bundesverband, Bonn
dem BKK-Bundesverband, Essen
dem IKK-Bundesverband, Bergisch Gladbach
der See-Krankenkasse, Hamburg
dem Bundesverband der landwirtschaftlichen Krankenkassen, Kassel
der Bundesknappschaft, Bochum
dem Verband der Angestellten-Krankenkassen e.V., Siegburg
dem AEV-Arbeiter-Ersatzkassen-Verband e.V., Siegburg
- im Folgenden Spitzenverbände der Krankenkassen genannt -

dem Verband der Privaten Krankenversicherung, Köln
– im Folgenden PKV genannt –

und

der Deutschen Krankenhausgesellschaft, Düsseldorf
– im Folgenden DKG genannt –

– im weiteren Vertragspartner genannt -

im Einvernehmen mit
der Bundesärztekammer, Köln
– im Folgenden BÄK genannt –

sowie

dem Deutschen Pflegerat, Berlin, als Vertretung der Berufsorganisationen der Krankenpflegeberufe
– im Folgenden DPR genannt –

– im weiteren Vertragsbeteiligte genannt -

14. Folgelieferung 12/01

Präambel

Die zum 01.01.2000 in Kraft getretene GKV-Gesundheitsreform sieht in § 137 SGB V vor, dass die Spitzenverbände der Krankenkassen und der Verband der Privaten Krankenversicherung mit der Deutschen Krankenhausgesellschaft unter Beteiligung der Bundesärztekammer sowie der Berufsorganisationen der Krankenpflegeberufe Maßnahmen der Qualitätssicherung für nach § 108 SGB V zugelassene Krankenhäuser vereinbaren. Die Vertragspartner und die Vertragsbeteiligten sind sich ihrer Verantwortung für die Qualitätssicherung bewusst und wollen sich deshalb dauerhaft in konstruktiver Zusammenarbeit für die Sicherung und Weiterentwicklung von Qualitätssicherungsmaßnahmen im Krankenhaus einsetzen. Der nachstehende Vertrag regelt die Zusammenarbeit der Vertragspartner und der Vertragsbeteiligten. In einem weiteren Schritt kann nach Abschluss einer entsprechenden Vereinbarung gemäß § 115 b Abs. 1 SGB V auch die Qualitätssicherung für einen Schnittstellenbereich zwischen ambulantem und stationärem Sektor organisatorisch eingebunden werden.

§ 1
Zweck des Vertrages

14. Folgelieferung 12/01

Zweck des Vertrages ist insbesondere

1. die Umsetzung der gesetzlichen Bestimmungen nach § 137 SGB V zur Qualitätssicherung im Krankenhaus,
2. die Gewährleistung eines transparenten Verfahrens der Zusammenarbeit der Vertragspartner und der Vertragsbeteiligten bei der Vorbereitung, Entwicklung, Durchführung einschließlich der Be- und Auswertung von Qualitätssicherungsdaten sowie der Beschlussfassung von/über Qualitätssicherungsmaßnahmen für die Behandlung im Krankenhaus,
3. die Überführung und Weiterführung der bestehenden Verfahren Qualitätssicherung bei Fallpauschalen und Sonderentgelten und Qualitätssicherung Herz,
4. die Umsetzung der Qualitätssicherung in der Transplantationsmedizin (§ 10 i. V. m. § 16 TPG)
5. die Sicherstellung der Zusammenführung von Qualitätssicherungsdaten auf der Bundesebene für Auswertungen
6. die Förderung der Zusammenarbeit zwischen Bundes-, Landes- und örtlicher Ebene.

§ 2
Ziele der Qualitätssicherung

Orientiert am Nutzen für den Patienten verfolgen Maßnahmen zur Qualitätssicherung und Weiterentwicklung der Qualität von Krankenhausleistungen insbesondere folgende Ziele:

- Durch Erkenntnisse über Qualitätsdefizite Versorgungsbereiche systematisch identifzieren, für die Qualitätsverbesserungen erforderlich sind.
- Unterstützung zur systematischen, kontinuierlichen und berufsgruppenübergreifenden einrichtungsinternen Qualitätssicherung (internes Qualitätsmanagement) geben.
- Vergleichbarkeit von Behandlungsergebnissen insbesondere durch die Entwicklung von Indikatoren herstellen.
- Durch signifikante, valide und vergleichbare Erkenntnisse insbesondere zu folgenden Aspekten die Qualität von Krankenhausleistungen sichern:
  - Indikationsstellung für die Leistungserbringung.
  - Angemessenheit der Leistung.
  - Erfüllung der strukturellen und sächlichen Voraussetzungen zur Erbringung der Leistungen.
  - Ergebnisqualität.

14. Folgelieferung 12/01

§ 3
Bundeskuratorium

(1) Die Vertragspartner und die Vertragsbeteiligten bilden gleichberechtigt ein Bundeskuratorium, das von den Spitzenverbänden der Krankenkassen und der PKV gemeinsam, der DKG sowie der BÄK und dem Deutschen Pflegerat mit jeweils bis zu neun Vertretern besetzt wird. Diese sollten zugleich die Vertragspartner in der Gesellschafterversammlung der BQS gGmbH vertreten. Die Vertragspartner und die Vertragsbeteiligten können weitere Sachverständige mit beratender Stimme hinzuziehen.

(2) Das Bundeskuratorium nimmt insbesondere die folgenden Aufgaben wahr:

- Erstellung von Auswahlkriterien und Auswahl von in die Qualitätssicherung einzubeziehender Leistungen.
- Erstellung eines Anforderungsprofils für die Fachgruppenmitglieder sowie einer Geschäftsordnung und Einsetzen von Fachgruppen nach § 5.
- Auftragsvergabe an die Fachgruppen, insbesondere zur Entwicklung und Bewertung von Qualitätssicherungsmaßnahmen.
- Grundsatzbewertung auf der Grundlage der Vorschläge/Berichte der Fachgruppen, insbesondere zur Einführung von Qualitätssicherungsmaßnahmen.

Hierzu kann es Vertreter der betroffenen Fachgruppe zur Sitzung des Bundeskuratoriums mit beratender Stimme hinzuziehen.
- Auftragsvergabe an die Geschäftsstelle nach § 6 und ggf. an weitere externe Institutionen.
- Ggf. Einsetzung von Arbeitsgruppen, die Entscheidungen zu einzelnen Aufgaben vorbereiten.
- Beratung und Verabschiedung des Jahresberichtes der Geschäftsstelle nach § 6
- Festlegung von Finanzierungsregelungen inkl. Vergütungsabschlägen nach § 137 Abs. 1 Satz 3 Nr. 4 SGB V (Anlage)
- Regelung des Datenaustausches

(3) Das Bundeskuratorium faßt seine Beschlüsse einvernehmlich. Die Spitzenverbände der Krankenkassen und die PKV gemeinsam, die DKG sowie die BÄK und der Deutsche Pflegerat haben jeweils eine Stimme. Sofern im Bundeskuratorium Beschlüsse hinsichtlich der Finanzierung der Qualitätssicherungsverfahren oder hinsichtlich der Vergütungsabschläge gemäß § 137 Abs.1 Satz 3 Nr. 4 SGB V getroffen werden, haben die BÄK und der Deutsche Pflegerat beratende Stimme.
(4) Der Vorsitz im Bundeskuratorium wechselt alle zwei Jahre zu Beginn eines Kalenderjahres einvernehmlich zwischen den Vertragspartnern. Der Vorsitzende leitet die Sitzungen des Bundeskuratoriums und vertritt das Bundeskuratorium nach außen.

14. Folgelieferung 12/01

§ 4
Zustandekommen von Vereinbarungen nach § 137 SGB V

(1) Bei einvernehmlicher Beschlussfassung im Bundeskuratorium und Zustimmung der Vertragspartner sowie der Vertragsbeteiligten nehmen die Spitzenverbände der Krankenkassen und die PKV gemeinsam sowie die DKG ihre gesetzliche Aufgabe als Vertragspartner nach § 137 SGB V wahr und leiten für die beschlossene Maßnahme das reguläre Unterschriftsverfahren für eine Vereinbarung nach § 137 SGB V ein. Nach erfolgtem Abschluss des Unterschriftsverfahrens der Vertragspartner nach § 137 SGB V bekunden die BÄK und der Deutsche Pflegerat als Vertragsbeteiligte durch Gegenzeichnung ihre Beteiligung sowie ihre Zustimmung zu der Maßnahme.

(2) Sofern im Bundeskuratorium keine einvernehmliche Beschlussfassung möglich ist, erfolgt mit einer Frist von mindestens 8 Wochen eine nochmalige Beratung im Bundeskuratorium. Kommt im Rahmen dieser Beratung keine einvernehmliche Beschlussfassung zustande, bleibt den Vertragspartnern nach § 137 SGB V eine Entscheidung nach § 137 Abs. 3 SGB V unbenommen.

§ 5
Fachgruppen

(1) Das Bundeskuratorium setzt Fachgruppen ein, zu denen die Spitzenverbände der Krankenkassen und die PKV gemeinsam, die DKG sowie die BÄK je zwei fachkundige Ärzte und der Deutsche Pflegerat bis zu zwei leitende Krankenpflegekräfte berufen. Die medizinisch-wissenschaftlichen Fachgesellschaften werden von der BÄK gebeten, einen weiteren Arzt in die jeweilige Fachgruppe zu entsenden. Bei der Zusammensetzung der Fachgruppen wird die Kassenärztliche Bundesvereinigung auf gemeinsamen Beschluss der Vertragspartner und der Vertragsbeteiligten gebeten, zwei Vertreter aus ihren Reihen zu benennen, soweit es sich um Leistungen handelt, die auch ambulant erbracht werden bzw. die in dem Katalog der ambulant durchführbaren Operationen und sonstigen stationsersetzenden Eingriffe nach § 115 b SGB V enthalten sind.

(2) Neben der Vorlage zu begründender und beschlussreifer Vorschläge gegenüber dem Bundeskuratorium nehmen die Fachgruppen insbesondere die folgenden Aufgaben wahr:

- Analyse des Handlungsbedarfes hinsichtlich der Qualität der medizinischen und medizinisch-pflegerischen Versorgung gemäß den Zielen der Qualitätssicherung nach § 2.
- Erarbeitung von Vorschlägen für die in die Qualitätssicherung einzubeziehenden Leistungen gemäß der Auswahlkriterien nach § 3 Abs. 2.
- nach Auswahl der Leistungen durch das Bundeskuratorium Erarbeitung der notwendigen Konzepte und Instrumente für die Durchführung und Auswertung der Qualitätssicherungsmaßnahmen. Dabei ist grundsätzlich auf routinemäßig erhobene Daten zurückzugreifen.
- Bewertung der Ergebnisse der Datenauswertungen und Ableitung notwendiger Maßnahmen.
- Auf Anforderung, jedoch mindestens einmal jährlich, schriftliche Berichterstattung gegenüber dem Bundeskuratorium, insbesondere über die Bewertungen der Datenauswertungen. Zum Zwecke weitergehender Erläuterungen kann ein Vertreter der Fachgruppe zur Bundeskuratoriumssitzung eingeladen werden.

Weitere Aufgaben der Fachgruppen werden vom Bundeskuratorium festgelegt und können in den jeweiligen Vereinbarungen nach § 137 SGB V geregelt werden.

14. Folgelieferung 12/01

(3) Im Einvernehmen mit dem Bundeskuratorium können zeitlich befristet weitere Ärzte oder andere Sachverständige für spezielle, z.B. methodische Fragestellungen beratend hinzugezogen werden.
(4) Die Benennung der Mitglieder erfolgt für die Dauer von zwei Jahren. Eine Wiederbenennung der berufenen Mitglieder ist nach Ablauf der zwei Jahre möglich. Vertreterlösungen werden aus Gründen der Kontinuität grundsätzlich nicht vorgesehen. Die Geschäftsstelle nach § 6 betreut die Fachgruppen und erstellt über die Sitzungen der Fachgruppen eine Niederschrift.
(5) Die Vertragspartner und die Vertragsbeteiligten verständigen sich über die Moderation der Fachgruppen. Das Nähere regelt die Geschäftsordnung für die Fachgruppen.

§ 6
Geschäftsstelle

Die Vertragspartner und die Vertragsbeteiligten beauftragen die Bundesgeschäftsstelle Qualitätssicherung gGmbH (BQS) mit der Wahrnehmung der koordinierenden organisatorischen und inhaltlichen Aufgaben für die Qualitätssicherungsverfahren nach § 137 SGB V. Die Aufgaben der Geschäftsstelle werden in gesonderten Vereinbarungen geregelt.

14. Folgelieferung 12/01

§ 7
Überführung der bestehenden Qualitätssicherungsverfahren

(1) Die Vertragspartner und die Vertragsbeteiligten beschließen, dass das Qualitätssicherungsverfahren bei Fallpauschalen und Sonderentgelten mit Wirkung zum 01.01.2001 in den Regelungsbereich des vorliegenden Vertrages übergeht. In diesem Rahmen soll die beim Deutschen Krankenhausinstitut e.V. angesiedelte Servicestelle Qualitätssicherung mit Wirkung zum 01.01.2001 in die Geschäftsstelle nach § 6 überführt werden. Die Vereinbarung über die Bildung der Servicestelle Qualitätssicherung vom 23.03.1995 wird mit Wirkung zum 31.12.2000 per Auflösungsvertrag aufgehoben. Die Vertragspartner und die BÄK sind sich einig, dass der vorliegende Vertrag und die gesonderten Vereinbarungen nach § 8 Abs. 1 dieses Vertrages die Vereinbarung über eine Rahmenempfehlung gemäß § 137 i. V. m. § 112 SGB V zur Sicherung der Qualität der Krankenhausleistungen bei Fallpauschalen und Sonderentgelten vom 02.08.1994, die Ergänzungsvereinbarung vom 09.06.1997 und die Zusatzvereinbarung vom 07.10.1998 ersetzen.

(2) Die Vertragspartner und die Vertragsbeteiligten beschließen, dass das Qualitätssicherungsverfahren Herz mit Wirkung zum 01.01.2001 in den Regelungsbereich des vorliegenden Vertrages übergeht. In diesem Rahmen soll die bei der Ärz-

tekammer Nordrhein angesiedelte Projektgeschäftsstelle mit Wirkung zum 01.01.2001 in die Geschäftstelle nach § 6 überführt werden. Die Vertragspartner und die BÄK haben die Vereinbarung über die Bundesarbeitsgemeinschaft Qualitätssicherung Herz zwischen der DKG, den Spitzenverbänden der Krankenkassen, der BÄK, der Deutschen Gesellschaft für Thorax-, Herz- und Gefäßchirurgie und der Deutschen Gesellschaft für Pädiatrische Kardiologie vom 29.10.1999 mit Schreiben vom 06.06.2000 fristgerecht mit Wirkung zum 31.12.2000 gekündigt. Die Vertragspartner und die BÄK sind sich einig, dass der vorliegende Vertrag und die gesonderten Vereinbarungen nach § 8 Abs. 1 dieses Vertrages die Vereinbarung über die Bundesarbeitsgemeinschaft Qualitätssicherung Herz vom 29.10.1999 ersetzen.

§ 8
Zusammenarbeit Bundes- und Landesebene

(1) Die einzelnen Qualitätssicherungsmaßnahmen nach § 137 SGB V werden in gesonderten Vereinbarungen nach § 4 dieses Vertrages festgelegt und sind für nach § 108 SGB V zugelassene Krankenhäuser unmittelbar verbindlich. Die Verträge nach § 112 Abs. 1 SGB V können ergänzende Regelungen zur Qualitätssicherung enthalten.

(2) Die Landes- und die Bundesebene sind Kooperationspartner bei der Sicherung und Weiterentwicklung der Qualität von Krankenhausleistungen. Die Umsetzung der Qualitätssicherungsmaßnahmen setzt eine enge Zusammenarbeit aller mit der Qualitätssicherung auf der Bundes- und der Landesebene Befassten voraus. In diesem Sinne strebt die Bundesebene mit der Landesebene einen wechselseitigen Rückkopplungsmechanismus über die Umsetzung der Qualitätssicherungsmaßnahmen an. Hierfür sollen für jedes Bundesland funktionsfähige Strukturen (z. B. Lenkungsgremium, Arbeitsgruppen, Geschäftsstelle als Qualitätsbüro oder Projektgeschäftsstelle) unter Nutzung vorhandener Institutionen vorgehalten werden. Es können länderübergreifende Strukturen gebildet werden.

(3) Auf Länderebene sollen insbesondere folgende Aufgaben wahrgenommen werden:
1. Umsetzung der Qualitätssicherungsmaßnahmen nach § 137 SGB V
2. Schaffung und Aufrechterhaltung einer Informations- und Beratungsplattform für die an den Qualitätssicherungsmaßnahmen beteiligten Krankenhäuser und sonstigen Institutionen nach Abs. 2.
3. Definition von landesspezifischen Qualitätszielen.

14. Folgelieferung 12/01

4. Annahme der Datensätze aus den Krankenhäusern und Weiterleitung der von der Bundesebene zu Zwecken der Qualitätssicherung vorgegebenen Datensätze an die auf der Bundesebene dafür benannte Stelle.
5. Durchführung eigener Auswertungen. Die Landesebene kann diesbezüglich die Bundesebene gesondert beauftragen. Zur Vermeidung von Doppelauswertungen sollte grundsätzlich eine Abstimmung zwischen Bundes- und Landesebene erfolgen.
6. Analyse der Ergebnisse statistischer Auswertungen und deren Bewertung.
7. Herausarbeitung qualitätsrelevanter Probleme und Fragestellungen.
8. Beobachtung und Analyse der Entwicklung der Auswertungsergebnisse z. B. auch im Hinblick auf gegebenenfalls vereinbarte Ziele.
9. Kontaktaufnahme mit auffälligen Krankenhäusern und Einleitung von vereinbarten Maßnahmen.
10. Rückkopplung der Bundesauswertung und der Ergebnisse der Qualitätsarbeit an alle Beteiligten, insbesondere an die Krankenhäuser im Bundesland.
11. Meldung systembezogener konkreter Veränderungswünsche an das Bundeskuratorium.

(4) Der Datenfluss wird wie folgt geregelt:

1. Die erhobenen Daten sind von allen Krankenhäusern in elektronischer Form gemäß dem bundeseinheitlich vorgegebenen Daten-Export-Format der Geschäftsstelle auf Landesebene unverzüglich zur Verfügung zu stellen. Die Geschäftsstelle auf Landesebene überprüft die Datensätze auf Vollständigkeit und anhand der von der Bundesebene vorgegebenen Kriterien auf Plausibilität. Die geprüften Daten werden unverzüglich an die von der Bundesebene beauftragte Stelle weitergeleitet. Die Geschäftsstelle auf Landesebene informiert die Krankenhäuser über die entsprechende Weiterleitung an die Bundesebene.
2. Soweit die Weiterleitung gemäß Nr. 1 nicht sichergestellt ist, sind die erhobenen Daten anonymisiert von den Krankenhäusern der von der Bundesebene beauftragten Stelle unmittelbar zur Verfügung zu stellen. Der Landesebene ist Gelegenheit zur Stellungnahme zu geben.
3. Die von der Bundesebene beauftragte Stelle stellt den Geschäftsstellen auf Landesebene auf Anforderung die jeweiligen Daten zur Verfügung, um dort bei Bedarf die Durchführung vollständiger eigener Auswertungen zu ermöglichen.

Bei Qualitätssicherungsmaßnahmen, bei denen insbesondere wegen geringer Fallzahlen eine Auswertung auf Landesebene nicht sinnvoll ist (z. B. Herzchirurgie) sind die von der Bundesebene vorgegebenen Datensätze von den Krankenhäusern auf elektronischen Datenträgern der von der Bundesebene beauftragten Stelle unverzüglich zur Verfügung zu stellen.

14. Folgelieferung 12/01

§ 9
Datenschutz und ärztliche Schweigepflicht

(1) Bei der Durchführung von Qualitätssicherungsmaßnahmen in zugelassenen Krankenhäusern sind die Bestimmungen zur ärztlichen Schweigepflicht und zum Datenschutz einzuhalten. Zu erfassende Daten von Personen, die in der ärztlichen oder pflegerischen Versorgung tätig werden, oder von Patienten dürfen nur im Bereich des jeweils Verantwortlichen erhoben und dokumentiert werden. Personenbezogene Angaben über Patienten und/oder behandelnde Ärzte oder nur auf einzelne Krankenhäuser bezogene Angaben dürfen an unbefugte Dritte nicht weitergegeben werden. Alle vom Umgang mit den Daten zur Qualitätssicherung betroffenen Stellen und Personen sind auf ihre Verpflichtung zur Verschwiegenheit und vertraulichen Behandlung der Daten hinzuweisen und entsprechend zu belehren.

(2) Die Bundesgeschäftsstelle Qualitätssicherung und die Geschäftsstellen auf Landesebene gewährleisten die datenschutzrechtlich einwandfreie Durchführung der Erfassung, Speicherung, Auswertung und Weiterleitung der Daten. Auswertungsstellen auf der Bundesebene und auf der Landesebene unterstehen nicht der Weisung einzelner oder mehrerer Mitglieder der Lenkungsgremien bzw. des Bundeskuratoriums.

(3) Bei der Durchführung der Qualitätssicherungsmaßnahmen muß eine Identifikation einzelner Krankenhäuser auf Ebene der Arbeitsgruppen auf Landesebene grundsätzlich möglich sein. In den Lenkungsgremien auf Landesebene dürfen einzelne Krankenhäuser erst dann identifiziert werden, wenn die vereinbarten Rückkopplungs- und Beratungsmechanismen abgelaufen sind und nach einer angemessenen Zeit keine adäquaten Ergebnisse erzielt worden sind. Die Lenkungsgremien auf Landesebene bzw. einzelne Mitglieder dürfen den Arbeitsgruppen keine Zielaufträge in der Art erteilen, dass Kenntnisse, die sich aus der Einsicht in Patientenakten ergeben, dem Lenkungsgremium oder einzelnen Mitgliedern personenbezogen zugänglich gemacht werden.

(4) Im Bundeskuratorium dürfen einzelne Krankenhäuser nicht identifiziert werden. Abweichendes gilt bei Qualitätssicherungsmaßnahmen (z. B. Qualitätssicherung Herz, Qualitätssicherung in der Transplantationsmedizin), bei denen wegen geringer Fallzahlen eine Auswertung auf Landesebene nicht sinnvoll ist; gleiches gilt, wenn auf Landesebene die notwendigen Strukturen nicht vorgehalten werden.

(5) Weitere Regelungen können in den gesonderten Vereinbarungen zu den einzelnen Qualitätssicherungsmaßnahmen getroffen werden.

14. Folgelieferung 12/01

§ 10
Inkrafttreten/Geltung

(1) Der Vertrag tritt mit dem Tag der Unterzeichnung, spätestens zum 01. Januar 2001 in Kraft. Er kann mit einer Frist von einem Jahr zum Jahresende - von den Spitzenverbänden der Krankenkassen und der PKV nur gemeinsam - durch eingeschriebenen Brief gekündigt werden.

(2) Für den Fall der Kündigung erklären die Vertragspartner und die Vertragsbeteiligten ihre Bereitschaft, an dem Abschluss eines neuen Vertrages mitzuwirken.

14. Folgelieferung 12/01

Anlage zu § 3 Abs. 2 des Kuratoriumsvertrages

Finanzierungsvereinbarung gemäß § 137 SGB V

§ 1
Zielsetzung

Für die Wahrnehmung der Aufgaben nach § 137 SGB V haben die Vertragspartner und die Vertragsbeteiligten einen Kuratoriumsvertrag geschlossen. Um die Umsetzung der vereinbarten Qualitätssicherungsmaßnahmen zu gewährleisten, werden nachfolgend die Finanzierung dieser Maßnahmen sowie Zahlungsfluss und Zahlungsmodalitäten und die Vergütungsabschläge nach § 137 Abs. 1 Nr. 4 SGB V geregelt. Die Finanzierung der Qualitätssicherungsmaßnahmen soll ausschließlich über die Leistungsvergütungen erfolgen. Die Vereinbarungspartner sind sich einig, dass diese Aufgabe nur in enger Zusammenarbeit mit den Institutionen der Qualitätssicherung auf Landesebene erfüllt werden kann. Regelungen zur Finanzierung von ergänzenden Qualitätssicherungsmaßnahmen nach § 112 Abs. 2 Nr. 3 SGB V bleiben hiervon unberührt.

14. Folgelieferung 12/01

§ 2
Höhe der Zuschläge

(1) Die vereinbarten Qualitätssicherungsmaßnahmen werden über einen Zuschlag auf die Vergütung für jeden zu dokumentierenden Krankenhausfall finanziert. Der zu dokumentierende Krankenhausfall ergibt sich aus den einzelnen Vereinbarungen gemäß § 137 SGB V über Maßnahmen der Qualitätssicherung. Der Zuschlag setzt sich aus drei Komponenten zusammen, für die jeweils gesonderte Beträge vereinbart werden:
- Dokumentation im Krankenhaus als interner Zuschlagsanteil
- Aufwendungen der Geschäftsstelle auf Landesebene als externer Zuschlagsanteil Land
- Aufwendungen der BQS gGmbH als externer Zuschlagsanteil Bund

(2) Je nach Art der durchzuführenden Qualitätssicherungsmaßnahmen entsteht dem Krankenhaus ein unterschiedlicher Dokumentationsaufwand, der mit dem internen Zuschlagsanteil vergütet wird. Es gelten folgende Beträge:

Qualitätssicherungsmaßnahme	Jahr	Interner Zuschlagsanteil in DM	Interner Zuschlagsanteil in Euro
Fallpauschalen und Sonderentgelte	2001	8,00	(4,09)
	2002	(6,06)	3,10
	2003	(6,06)	3,10
Herzchirurgie und Pädiatrische Kardiologie	2001	je 23,00	(11,76)
	2002	(je 17,99)	9,20
	2003	(je 15,06)	7,70

(3) Die Erstattung der Aufwendungen der Geschäftsstelle auf Landesebene wird in einer gesonderten Vereinbarung auf Landesebene geregelt.

(4) Soweit auf Landesebene keine Geschäftsstelle die Aufgaben wahrnimmt, werden sie von der Bundesebene übernommen. Die BQS gGmbH erhält für die Übernahme der Auswertungen einen entsprechenden Teil der auf Landesebene gemäß Abs. 3 zu vereinbarenden Beträge. Er beträgt im Jahr 2001 für den Bereich der Fallpauschalen/Sonderentgelte DM 2,- (€ 1,02) je abgerechnetem Fall. Dieser Betrag ist für die Folgejahre anzupassen. Er verändert sich ferner bei Übernahme weiterer Aufgaben für das entsprechende Bundesland.

(5) Der externe Zuschlagsanteil Bund, den die BQS gGmbH für die Wahrnehmung der Aufgaben auf Bundesebene erhält, beträgt im Jahr 2001 für Fallpauschalen und Sonderentgelte: DM 3,50 (€ 1,79) je abgerechnetem Fall Herzchirurgie und Pädiatrische Kardiologie: jeweils DM 8,00 (€ 4,09) je abgerechnetem Fall

14. Folgelieferung 12/01

§ 3
Zahlungsregelungen

(1) Der nach § 2 vereinbarte Zuschlag ist für jeden zu dokumentierenden Krankenhausfall mit der Rechnung an das Krankenhaus zu bezahlen.

(2) Das Krankenhaus führt die erhaltenen Zuschläge abzüglich des in § 2 Abs. 2 vereinbarten internen Zuschlagsanteils an die Geschäftsstelle auf Landesebene ab. Diese behält den ihr nach § 2 Abs. 3 zustehenden Teilbetrag ein und leitet den Betrag gemäß § 2 Abs. 5 an die BQS gGmbH weiter. Dazu schließen die Geschäftsstelle auf Landesebene und die BQS gGmbH eine gesonderte Vereinbarung[1].

1 Die Vertragspartner und die Vertragsbeteiligten erstellen dazu eine Mustervereinbarung (siehe Anlage 2).

Von dem in Satz 1 beschriebenen Verfahren zwischen Krankenhaus und Geschäftsstelle auf Landesebene abweichend, führt das Krankenhaus – nach Einbehaltung des vereinbarten internen Zuschlagsanteils –

- Im Bereich der Qualitätssicherung Herz (Herzchirurgie und Pädiatrische Kardiologie) den externen Zuschlagsanteil Bund (gem. § 2 Abs. 5),
- Bei Fehlen einer Geschäftsstelle auf Landesebene sowohl den externen Zuschlagsanteil Land (gem. § 2 Abs. 4 Satz 2) als auch den externen Zuschlagsanteil Bund (gem. § 2 Abs. 5),
- Bei Fehlen einer Vereinbarung zwischen der Geschäftsstelle auf Landesebene und der BQS gGmbH den externen Zuschlagsanteil Bund (gem. § 2 Abs. 5)

direkt an die BQS gGmbH ab.

(3) Die Zahlung des Krankenhauses erfolgt spätestens bis zum 30.06 des Jahres. Die Zahl der Fälle des laufenden Jahres bestimmt sich nach der Zahl der Fälle, die im abgelaufenen Kalenderjahr abgerechnet wurden. Die Abrechnung ist anhand der Pflegesatzvereinbarung nachzuweisen.

(4) Nach Maßgabe des Beauftragungsvertrages stellen die Spitzenverbände der Krankenkassen und die PKV in 2001 den Betrieb der BQS gGmbH soweit notwendig über eine Anschubfinanzierung sicher.

14. Folgelieferung 12/01

§ 4
Ausgleiche und Abschläge

(1) Die Geschäftsstelle auf Landesebene oder die BQS gGmbH erteilen dem Krankenhaus bis zum 31.03. des Jahres eine Bescheinigung über die im abgelaufenen Kalenderjahr vollständig dokumentierten Fälle. Das Krankenhaus legt diese Bescheinigung den Vertragsparteien der örtlichen Pflegesatzverhandlungen zusammen mit den tatsächlichen Ist-Zahlen der abgerechneten zu dokumentierenden Krankenhausfälle vor.

(2) Für abgerechnete, aber nicht dokumentierte Fälle zahlt das Krankenhaus den Zuschlag nach § 2 Abs. 2 zurück. Hinzu kommt für jeden nicht dokumentierten Fall ein Vergütungsabschlag gem. § 137 Abs. 1 Nr. 4 SGB V in Höhe des mehrfachen entsprechenden Zuschlagbetrages nach § 2 Abs. 2. wie folgt:

Qualitätssicherungs-maßnahme	**Jahr**	**Abschlags-höhe**	**Abschlagshöhe absolut in DM**	**Abschlagshöhe absolut in Euro**
Fallpauschalen und Sonderentgelte	2001	kein Abschlag	0	0
	2002	20-fach	(121,26)	62,00
	2003	50-fach	(303,15)	155,00
Herzchirurgie	2001	50-fach	1150,00	(587,99)
	2002	100-fach	(1799,36)	920,00
	2003	120-fach	(1807,19)	924,00
Pädiatrische Kardiologie	2001	kein Abschlag	0	0
	2002	20-fach	(359,87)	184,00
	2003	50-fach	(752,99)	385,00

Der so ermittelte gesamte Ausgleichs- und Abschlagsbetrag wird spätestens im nächst möglichen Pflegesatzzeitraum verrechnet. Im Fall erheblicher Abweichungen haben die Pflegesatzparteien die Möglichkeit, zu einem früheren Zeitpunkt eine Verrechnung zu vereinbaren.

14. Folgelieferung 12/01

§ 5
Haushaltsausgleiche

Haushaltsüber- und Haushaltsunterdeckungen der BQS gGmbH werden über den Haushalt der Folgejahre ausgeglichen.

§ 6
Budgetbereinigung

Bisher in den Budgets der Krankenhäuser enthaltene Beträge für Qualitätssicherungsmaßnahmen, für die mit In-Kraft-Treten dieser Vereinbarung Zuschläge nach § 2 gezahlt werden, sind mit Wirkung für den Pflegesatzzeitraum 2001 herauszurechnen.

§ 7
Anhang zur Pflegesatzvereinbarung

Die Regelungen dieser Vereinbarung sind in Form eines Anhangs zur Pflegesatzvereinbarung umzusetzen, der zugleich als Berechnungsformular der Geschäftsstelle auf Landesebene dient.

§ 8
In-Kraft-Treten

Diese Vereinbarung tritt am 01.01.2001 in Kraft. Die Vergütungsregelungen sind jährlich zu überprüfen und erforderlichenfalls durch Ergänzungsvereinbarungen anzupassen.

§ 9
Salvatorische Klausel

Sollten Bestimmungen dieser Vereinbarung oder eine zukünftige Bestimmung ganz oder teilweise nicht rechtswirksam sein oder ihre Wirkung später verlieren, so soll hierdurch die Gültigkeit der Vereinbarung im Übrigen nicht berührt werden.
Das Gleiche gilt, soweit sich in dieser Vereinbarung eine Lücke herausstellen sollte. Anstelle der unwirksamen Regelung oder zur Ausfüllung der Lücke soll eine angemessene Regelung gelten, die - soweit rechtlich möglich - , dem am Nächsten kommt, was Vereinbarungspartner gewollt haben oder nach dem Sinn und Zweck der Vereinbarung gewollt haben würden, sofern sie diesen Punkt bedacht hätten.

<u>Anlagen:</u>

1. Protokollnotiz zur Umsetzung des § 137 SGB V
2. Mustervereinbarung zwischen einer Geschäftsstelle auf Landesebene und der BQS gGmbH

14. Folgelieferung 12/01

Anlage 1 zur Finanzierungsvereinbarung

Protokollnotiz zur Umsetzung des § 137 SGB V

Die Vertragspartner und Vertragsbeteiligten haben als Anlage zu § 3 Abs. 2 des Kuratoriumsvertrages eine Finanzierungsvereinbarung gemäß § 137 SGB V abgeschlossen:

1. Nach § 2 Abs. 3 der Finanzierungsvereinbarung wird die Erstattung der Aufwendungen der Geschäftsstelle auf Landesebene in einer gesonderten Vereinbarung auf Landeebene geregelt. Anstelle eines externen Zuschlagsanteiles Land ist eine Bettenpauschale möglich.

2. Es besteht Einvernehmen, dass die Finanzierung der Qualitätssicherungsmaßnahmen gemäß § 137 SGB V im Zuge der Einführung eines pauschalierten Entgeltsystems (§ 17 b KHG) grundsätzlich zu überdenken ist. Sofern die vorliegende Finanzierungsvereinbarung änderungsbedürftig ist, wird eine rechtzeitige Überarbeitung im Einvernehmen angestrebt.

14. Folgelieferung 12/01

Anlage 2 zur Finanzierungsvereinbarung

Vereinbarung
(Muster)

Zur Wahrnehmung der Aufgaben nach § 137 SGB V haben die Spitzenverbände der Krankenkassen, die PKV, die DKG im Einvernehmen mit der BÄK und dem DPR einen Kuratoriumsvertrag und als Anlage zu § 3 Absatz 2 des Kuratoriumsvertrages eine Finanzierungsvereinbarung gemäß § 137 SGB V geschlossen.

Die ....
(Geschäftsstelle auf Landesebene – LQS)

und

die Bundesgeschäftsstelle Qualitätssicherung gGmbH (BQS gGmbH)

schließen zur Abführung des externen Zuschlagsanteils Bund (§ 2 Abs. 1 der Finanzierungsvereinbarung) an die BQS gGmbH folgende Vereinbarung:

1. Die LQS wirkt gegenüber den Krankenhäusern auf eine fristgerechte Abführung der externen Zuschlagsanteile hin.
2. Zum 15.07. des laufenden Jahres überweist die LQS die externen Zuschlagsanteile an die BQS gGmbH.
3. Die LQS leistet zum 31.03. des Folgejahres einen jährlichen Nachweis der Einnahmen aus den externen Zuschlagsanteilen, der Höhe und Zeitpunkt der Zahlung der einzelnen Krankenhäuser enthält. Auf der Basis dieses Nachweises erfolgt gleichzeitig eine Spitzabrechnung für das abgelaufene Rechnungsjahr.
4. Die BQS stellt der LQS in Höhe der nach den Ziffern 2 und 3 überwiesenen Zahlungen unverzüglich eine quittierte Rechnung aus.

Die Vereinbarungspartner sind sich einig, dass die Umsetzung der Qualitätssicherung nach § 137 SGB V nur in enger Zusammenarbeit zwischen Landes- und Bundesebene erfüllt werden kann und dafür eine funktionsfähige Finanzierung der jeweiligen Geschäftsstellen von hoher Bedeutung ist.

....
(Unterschrift LQS) (Unterschrift BQS)

14. Folgelieferung 12/01

Vereinbarung nach § 137 SGB V über Maßnahmen der Qualitätssicherung bei Fallpauschalen und Sonderentgelten für nach § 108 SGB V zugelassene Krankenhäuser

zwischen

dem AOK-Bundesverband, Bonn
dem BKK-Bundesverband, Essen
dem IKK-Bundesverband, Bergisch Gladbach
der See-Krankenkasse, Hamburg
dem Bundesverband der landwirtschaftlichen Krankenkassen, Kassel
der Bundesknappschaft, Bochum
dem Verband der Angestellten-Krankenkassen e.V., Siegburg
dem AEV-Arbeiter-Ersatzkassen-Verband e.V., Siegburg
– Im Folgenden Spitzenverbände der Krankenkassen genannt-

dem Verband der Privaten Krankenversicherung, Köln
– im Folgenden PKV genannt-

14. Folgelieferung 12/01

und

der Deutschen Krankenhausgesellschaft, Düsseldorf
– im Folgenden DKG genannt-

unter Beteiligung

der Bundesärztekammer, Köln
– im Folgenden BÄK genannt-

und

des Deutschen Pflegerates, Berlin
– im Folgenden DPR genannt-
als Vertretung der Berufsorganisationen der Krankenpflegeberufe

Präambel

Die zum 01.01.2000 in Kraft getretene GKV-Gesundheitsreform sieht in § 137 SGB V vor, dass die Spitzenverbände der Krankenkassen und der PKV mit der DKG unter Beteiligung der BÄK sowie der Berufsorganisationen der Krankenpflegeberufe Maßnahmen der Qualitätssicherung für nach § 108 SGB V zugelassene Krankenhäuser vereinbaren. Zur Regelung des Verfahrens ihrer Zusammenarbeit haben die Vertragspartner und die Vertragsbeteiligten einen Kuratoriumsvertrag geschlossen. Die nachstehende Vereinbarung stellt die Maßnahmen der Qualitätssicherung bei Fallpauschalen und Sonderentgelten für zugelassene Krankenhäuser im Einvernehmen mit den Vertragsbeteiligten verbindlich fest.

§ 1
Ziele der Qualitätssicherung

Orientiert am Nutzen für den Patienten verfolgen Maßnahmen zur Qualitätssicherung und Weiterentwicklung der Qualität von Krankenhausleistungen insbesondere folgende Ziele:

- Durch Erkenntnisse über Qualitätsdefizite Versorgungsbereiche systematisch zu identifizieren, für die Qualitätsverbesserungen erforderlich sind.
- Unterstützung zur systematischen, kontinuierlichen und berufsgruppenübergreifenden einrichtungsinternen Qualitätssicherung (internes Qualitätsmanagement) zu geben.
- Vergleichbarkeit von Behandlungsergebnissen insbesondere durch die Entwicklung von Indikatoren herzustellen.
- Durch signifikante, valide und vergleichbare Erkenntnisse insbesondere zu folgenden Aspekten die Qualität von Krankenhausleistungen zu sichern:
  - Indikationsstellung für die Leistungserbringung.
  - Angemessenheit der Leistung.
  - Erfüllung der strukturellen und sächlichen Voraussetzungen zur Erbringung der Leistungen.
  - Ergebnisqualität.

14. Folgelieferung 12/01

§ 2
Einbezogene Leistungen

Zur Sicherung der Qualität von Krankenhausleistungen bei Fallpauschalen und Sonderentgelten sind für nach § 108 SGB V zugelassene Krankenhäuser definierte Leistungen verbindlich zu dokumentieren. Diese werden in einem Katalog vorgegeben. Er beinhaltet über die Definition der Leistung hinaus fachgebietsspezifisch zu dokumentierende Daten sowie eine fachgebietsübergreifende Basisdokumentation. Der Katalog ist als Anlage Bestandteil dieser Vereinbarung und wird regelmäßig überprüft und fortgeschrieben. Die Fortschreibung kann sich auch auf Leistungen der derzeit ausgewählten Fachdisziplinen erstrecken, die nicht über Fallpauschalen und Sonderentgelte abgegolten werden. Die Anlage wird in der jeweils geltenden Fassung durch die von der Bundesebene beauftragte Stelle bereitgestellt.

§ 3
Datenfluss

Die erhobenen Daten sind von allen Krankenhäusern in elektronischer Form gemäß dem bundeseinheitlich vorgegebenen Datenexportformat der Geschäftsstelle auf Landesebene unverzüglich zur Verfügung zu stellen. Die Geschäftsstelle auf Landesebene überprüft die Datensätze auf Vollständigkeit und anhand der von der Bundesebene vorgegebenen Kriterien auf Plausibilität. Die geprüften Daten werden unverzüglich an die von der Bundesebene beauftragte Stelle weitergeleitet. Die Geschäftsstelle auf Landesebene informiert die Krankenhäuser über die entsprechende Weiterleitung an die Bundesebene.
Soweit die Weiterleitung gemäß Abs. 1 nicht sichergestellt ist, sind die erhobenen Daten anonymisiert von den Krankenhäusern der von der Bundesebene beauftragten Stelle unmittelbar zur Verfügung zu stellen. Der Landesebene ist Gelegenheit zur Stellungnahme zu geben.
Die von der Bundesebene beauftragte Stelle stellt den Geschäftsstellen auf Landesebene auf Anforderung die jeweiligen Daten zur Verfügung, um dort bei Bedarf die Durchführung vollständiger eigener Auswertungen zu ermöglichen.

14. Folgelieferung 12/01

§ 4
Maßnahmen

(1) Zur Unterstützung der Bemühungen der Krankenhäuser um eine kontinuierliche Qualitätssicherung und -verbesserung sollen die Institutionen auf Landesebene geeignete Rückkopplungs- und Beratungsinstrumente entwickeln, insbesondere für Auffälligkeiten und Besonderheiten.
Hierzu kommen insbesondere in Frage:
- Information des Krankenhauses und Gelegenheit zur Stellungnahme,
- Beratung des Krankenhauses,
- Besprechung mit den im Krankenhaus Verantwortlichen,
- Begehung/Besichtigung mit der Gelegenheit, sich von der Vollständigkeit der Dokumentation zu überzeugen,

- Abstimmung von Maßnahmen zur Qualitätsverbesserung,
- Rückkopplung der Ergebnisse der Maßnahmen zur Qualitätsverbesserung.

(2) Auf Antrag eines Vertragspartners auf Landesebene soll im Einverständnis mit dem Krankenhaus eine Begehung/Besichtigung vor Ort, auch ohne Vorliegen von Auffälligkeiten erfolgen können. Die Begehung erfolgt durch eine auf Landesebene gebildete Arbeitsgruppe. Dies soll terminlich mit dem Krankenhaus vorher abgestimmt werden.

(3) Die Arbeitsgruppe soll für das Lenkungsgremium einen Bericht über das Ergebnis der Maßnahmen erstellen und ggf. Empfehlungen zu den als notwendig angesehenen weiteren Konsequenzen aussprechen. Das Krankenhaus soll eine Durchschrift des Berichts mit der Gelegenheit zur Stellungnahme erhalten.

§ 5
Finanzierung

Die Finanzierung der Entwicklung, Durchführung und Auswertung der Qualitätssicherungsmaßnahmen erfolgt über die Leistungsvergütung und ist für Fallpauschalen und Sonderentgelte in der Finanzierungsvereinbarung nach § 3 Abs. 2 des Kuratoriumsvertrages geregelt.

§ 6
In-Kraft-Treten/Geltung

Die Vereinbarung tritt am 01.01.2001 in Kraft. Sie kann mit einer Frist von einem Jahr zum Jahresende - von den Spitzenverbänden der Krankenkassen und der PKV nur gemeinsam - durch eingeschriebenen Brief gekündigt werden.
Für den Fall der Kündigung erklären die Vertragspartner ihre Bereitschaft, an dem Abschluss einer neuen Vereinbarung mitzuwirken.

14. Folgelieferung 12/01

Anlage zur Umsetzungsvereinbarung zur Qualitätssicherung bei Fallpauschalen und Sonderentgelten:

Katalog der einbezogenen Leistungen

Modul-nummer	Kurzbezeichnung	FP/SE	Nr.	Fallpauschale/ Sonderentgelt
01/1	Dekompression bei Carpaltunnelsyndrom	SE	01.01	Dekompression peripherer Nerven bei Carpaltunnelsyndrom
01/2	Dekompression bei Ulnarisrinnensyndrom	SE	01.01	Dekompression peripherer Nerven bei Ulnarisrinnensyndrom, ggf. mit Vorverlagerung
03/1	Kataraktoperation	FP	03.01	Katarakt: Extrakapsuläre Operation des Grauen Stars mit Linsenimplantation ggf. einschl. Iridektomie
		SE	03.01	Extrakapsuläre Operation des Grauen Stars mit Linsenimplantation-, ggf. einschl. Iridektomie
05/1	Nasenscheidewandkorrektur	FP	05.01	Nasenscheidewandverbiegung, Hypertrophie der Nasenmuschel, elektiv: Submuköse Korrektur am knöchernen Septum, einschl. Korrektur am knorpeligen Septum, ggf. mit Operation an den Schwellkörpern
		SE	05.01	Submuköse Korrektur am knöchernen Septum, einschl. Korrektur am knorpeligen Septum, ggf. mit Operation an den Schwellkörpern
07/1	Tonsillektomie	FP	07.01	Chronische Tonsillitis, elektiv, bei Kindern und Erwachsenen: Tonsillektomie
09/1	Schrittmacher-Implantation/-Reimplantation	SE	09.01	Schrittmacher-Implantation, Einkammersystem - auch Reimplantation
		SE	09.02	Schrittmacher-Implantation, Zweikammersystem - auch Reimplantation
09/2	Schrittmacher-Aggregatwechsel	SE	09.03	Schrittmacher-Aggregatwechsel, Einkammersystem
		SE	09.04	Schrittmacher-Aggregatwechsel, Zweikammersystem
10/1	Venenexhairese	FP	10.01	Stammvaricosis: Venenexhairese durch Stripping mit Unterbrechung der Venae perforantes, einseitig, einschl. Crossektomie
		SE	10.16	Venenexhairese durch Stripping mit Unterbrechung der Venae perforantes, einseitig, einschl. Crossektomie
10/2	Carotis-Rekonstruktion	SE	10.01	Rekonstruktive Operation an den extrakraniellen hirnversorgenden Gefäßen einer Seite - auch mit Einlegen eines Shunts, ggf. mit Patch-Plastik
12/1	Cholezystektomie	FP	12.01	Cholezystitis/Cholezystolithiasis, akut: Cholezystektomie, offen-chirurgisch
		FP	12.02	Cholezystitis/Cholezystolithiasis, akut: Cholezystektomie, laparoskopisch
		FP	12.03	Cholezystitis/Cholezystolithiasis, elektiv: Cholezystektomie, offen-chirurgisch
		FP	12.04	Cholezystitis/Cholezystolithiasis, elektiv: Cholezystektomie, laparoskopisch
		SE	12.10	Cholezystektomie, offen-chirurgisch
		SE	12.12	Cholezystektomie, laparoskopisch
12/2	Appendektomie	FP	12.05	Appendizitis non perforata: Appendektomie, offen-chirurgisch
		FP	12.06	Appendizitis non perforata: Appendektomie, laparoskopisch

Modul-nummer	Kurzbezeichnung	FP/SE	Nr.	Fallpauschale/ Sonderentgelt
12/2	(Fortsetzung)	SE	12.16	Appendektomie, offen-chirurgisch
		SE	12.17	Appendektomie, laparoskopisch
12/3	Hernienoperation	FP	12.07	Hernien (femoral, inguinal) einseitig; umbilikal: Operation eines Leisten- oder Schenkelbruches, einseitig, oder eines Nabelbruches
		FP	12.08	Rezidiv-Hernien, einseitig: Operation eines Leisten- oder Schenkelbruches, einseitig, oder eines Nabelbruches, als Rezidivoperation
		FP	12.09	Hernien, inkarzeriert, einseitig: Operation einer inkarzerierten Hernie, ohne Darmresektion, einseitig
		SE	12.20	Operation eines Leisten- oder Schenkelbruches, einseitig, oder eines Nabelbruches
		SE	12.21	Operation eines Leisten- oder Schenkelbruches, einseitig, oder eines Nabelbruches, als Rezidivoperation
		SE	12.22	Operation einer inkarzerierten Hernie, ohne Darmresektion, einseitig
14/1	Prostataresektion	FP	14.01	Prostataadenom: Entfernung eines Prostataadenoms, offen-chirurgisch
		FP	14.02	Prostataadenom: Transurethrale Elektroresektion eines Prostataadenoms
		SE	14.04	Entfernung eines Prostataadenoms, offen-chirurgisch
		SE	14.05	Transurethrale Elektroresektion der Prostata
15/1	Gynäkologische Operationen	-	-	Totalerhebung: operativ-gynäkologischen Prozeduren lt. Anhang 1
		SE	13.08	Inkontinenz-OP ohne Hysterektomie (Plastische Operation zur Behebung der Harninkontinenz der Frau)
		FP	15.01	Gebärmutter- und Scheidensenkung, ggf. mit Inkontinenz: Hysterektomie mit vorderer und hinterer Scheidenraffung
		SE	15.01	Hysterektomie mit vorderer und hinterer Scheidenraffung
		FP	15.02	Uterus myomatosus, rezidivierende Blutungsstörungen, Dysmenorrhoe bei Endometriose: Hysterektomie
		SE	15.02	Hysterektomie
		SE	15.03	Ovarektomie und/oder Salpingektomie, einseitig
		SE	15.04	Ovarektomie und/oder Salpingektomie, beidseitig
		SE	15.05	Radikalo peration des Zervix- oder des Corpuscarcinoms, abdominal, mit Entfernung der regionären Lymphknoten
		FP	18.01	Bösartiger Mammatumor: Brustdrüsen-Radikaloperation ohne Expandereinlage (Absetzen einer Brustdrüse mit Ausräumung der regionären Lymphstromgebiete), ohne Strahlentherapie, Chemotherapie und musculocutane Lappen
		SE	18.01	Brustdrüsen-Radikaloperation ohne Expandereinlage (Absetzen einer Brustdrüse mit Ausräumung der regionären Lymphstromgebiete), ohne musculocutane Lappen
		FP	18.02	Bösartiger Mammatumor: Brustdrüsen-Radikaloperation mit Expandereinlage (Absetzen einer Brustdrüse mit Ausräumung der regionären Lymphstromgebiete), ohne Strahlentherapie, Chemotherapie und musculocutane Lappen
		SE	18.02	Brustdrüsen-Radikaloperation mit Expandereinlage (Absetzen einer Brustdrüse mit Ausräumung der regionären Lymphstromgebiete), ohne musculocutane Lappen

Modul-nummer	Kurzbezeichnung		FP/SE	Nr.	Fallpauschale/ Sonderentgelt
15/1	(Fortsetzung)		FP	18.03	Bösartiger Mammatumor: Brusterhaltende Operation eines bösartigen Tumors mit regionaler Lymphknotenausräumung, ohne Strahlentherapie, Chemotherapie und musculocutane Lappen
			SE	18.03	Brusterhaltende Operation eines bösartigen Tumors mit regionaler Lymphknotenausräumung, ohne musculocutane Lappen
			SE	18.04	Reduktionsplastik der Mamma, beidseitig
16/1	Geburtshilfe		-	-	Totalerhebung: alle geburtshilflichen Prozeduren lt. Anhang 2
		#	FP	16.01	Geburt ab dem 260. Schwangerschaftstag (ab 38. SSW): Versorgung eines Neugeborenen auf der Säuglingsstation oder im Säuglingszimmer; einschl. der Versorgung eines nach der Geburt erkrankten Neugeborenen bis zu dessen interner oder externer pädiatrischer Verlegung oder nach dessen Rückverlegung; Mindestaufenthalt ein Belegungstag; nach Rückverlegung zwei aufeinanderfolgende Belegungstage (ohne Verlegungs- und Entlassungstag); nur einmal abrechenbar
		#	FP	16.02	Geburt ab dem 225. bis 259. Schwangerschaftstag (ab 33. bis 37. SSW): Versorgung eines Frühgeborenen auf der Säuglingsstation oder im Säuglingszimmer; einschl. der Versorgung eines nach der Geburt erkrankten Frühgeborenen bis zu dessen interner oder externer pädiatrischer Verlegung oder nach dessen Rückverlegung; Mindestaufenthalt ein Belegungstag; nach Rückverlegung zwei aufeinanderfolgende Belegungstage (ohne Verlegungs- und Entlassungstag), nur einmal abrechenbar
			FP	16.03	Schwangerschaft (auch Risikoschwangerschaft), die zur Geburt führt: Vaginale Entbindung bei Versorgung des Neugeborenen und der Mutter unter 24 Stunden im Krankenhaus
			FP	16.041	Schwangerschaft (auch Risikoschwangerschaft), die zur Geburt führt, ab dem 260. Schwangerschaftstag (ab 38. SSW): Vaginale Entbindung, einschließlich bis zu 3 aufeinanderfolgenden Kalendertagen stationärer Versorgung vor dem Tag der Geburt
			FP	16.042	wie 16.041 bei Mehrlingen
			FP	16.051	Schwangerschaft (auch Risikoschwangerschaft), die zur Geburt führt, ab dem 260. Schwangerschaftstag (ab 38. SSW): Sectio, einschließlich bis zu 3 aufeinanderfolgenden Kalendertagen stationärer Versorgung vor dem Tag der Geburt
			FP	16.052	wie 16.051 bei Mehrlingen
			FP	16.061	Schwangerschaft (auch Risikoschwangerschaft), die zur Geburt eines Frühgeborenen führt, ab dem 225. bis 259. Schwangerschaftstag (33. bis 37. SSW): Vaginale Entbindung, einschließlich bis zu 3 aufeinanderfolgenden Kalendertagen stationärer Versorgung vor dem Tag der Geburt
			FP	16.062	wie 16.061 bei Mehrlingen

Anschlussleistungen, die zusammen mit einer Primärleistung dokumentiert werden.

Modul-nummer	Kurzbezeichnung	FP/SE	Nr.	Fallpauschale/ Sonderentgelt
16/1	(Fortsetzung)	FP	16.071	Schwangerschaft (auch Risikoschwangerschaft), die zur Geburt eines Frühgeborenen führt, ab dem 225. bis 259. Schwangerschaftstag (33. bis 37. SSW): Sectio, einschließlich bis zu 3 aufeinanderfolgenden Kalendertagen stationärer Versorgung vor dem Tag der Geburt
		FP	16.072	wie 16.071 bei Mehrlingen
		SE	16.01	Vaginale Entbindung von Einlingen
		SE	16.02	Vaginale Entbindung von Mehrlingen
		SE	16.03	Sectio
17/1	Schenkelhalsfraktur/pertrochantäre Fraktur	FP	17.011	Schenkelhalsfraktur, geschlossen: Einbau einer Hüftgelenks-Totalendoprothese bei geschlossener Schenkelhalsfraktur, Versorgung bis Abschluß Wundheilung (z. B. Entfernung von Fäden/Klammern), mindestens jedoch bis Abschluß der Behandlung indikationsspezifischer Komplikationen, jedoch nicht bei anschließender Weiterbehandlung in einer geriatrischen Abteilung**)
		FP	17.012	Schenkelhalsfraktur, geschlossen: Weiterbehandlung im Anschluß an FP 17.011 bis zum Erreichen der Rehabilitationsfähigkeit*) jedoch nicht bei Behandlung in einer geriatrischen Abteilung**); Mindestaufenthalt 5 Belegungstage
		FP	17.013	Schenkelhalsfraktur, geschlossen: Einbau einer Hüftgelenks-Totalendoprothese bei geschlossener Schenkelhalsfraktur, Versorgung bis zur externen oder internen Verlegung in eine geriatrische Abteilung**), auch vor Abschluß der Wundheilung (z.B. Entfernung von Fäden/Klammern)
		FP	17.021	Schenkelhalsfraktur, geschlossen: Einbau einer Hüftkopf-/Schaftprothese bei geschlossener Schenkelhalsfraktur, Versorgung bis Abschluß Wundheilung (z.B. Entfernung von Fäden/Klammern), mindestens jedoch bis Abschluß der Behandlung indikationsspezifischer Komplikationen; nicht abzurechnen bei anschließender Weiterbehandlung in einer geriatrischen Abteilung**)
	#	FP	17.022	Schenkelhalsfraktur, geschlossen: Weiterbehandlung im Anschluß an FP 17.021 bis zum Erreichen der Rehablitationsfähigkeit*), jedoch nicht bei Behandlung in einer geriatrischen Abteilung**); Mindestaufenthalt 5 Belegungstage
		FP	17.023	Schenkelhalsfraktur, geschlossen: Einbau einer Hüftkopf-/Schaftprothese bei geschlossener Schenkelhalsfraktur, Versorgung bis zur externen oder internen Verlegung in eine geriatrische Abteilung**), auch vor Abschluß der Wundheilung (z.B. Entfernung von Fäden/Klammern)
		FP	17.03	Schenkelhalsfraktur, geschlossen: Osteosynthetische Versorgung einer geschlossenen Schenkelhalsfraktur
		SE	17.03	Einbau einer Hüftkopf-/Schaftprothese
		SE	17.06	Einbau einer Hüftgelenks-Totalendoprothese bei geschlossener Schenkelhalsfraktur
		SE	17.09	Osteosynthetische Versorgung einer geschlossenen Schenkelhalsfraktur

Anschlussleistungen, die zusammen mit einer Primärleistung dokumentiert werden.

Modul-nummer	Kurzbezeichnung		FP/SE	Nr.	Fallpauschale/ Sonderentgelt
17/2	TEP bei Coxarthrose		FP	17.061	Coxarthrose: Einbau einer Hüftgelenks-Totalendoprothese bei Coxarthrose, Versorgung bis Abschluß Wundheilung (z.B. Entfernung von Fäden/Klammern), mindestens jedoch bis Abschluß der Behandlung indikationsspezifischer Komplikationen
		#	FP	17.062	Coxarthrose: Weiterbehandlung im Anschluß an FP 17.061 bis zum Erreichen der Rehabilitationsfähigkeit*); Mindestaufenthalt 7 Belegungstage
			SE	17.07	Einbau einer Hüftgelenks-Totalendoprothese bei Coxarthrose
17/3	Hüft-TEP-Wechsel		FP	17.071	Lockerung der Hüftgelenksprothese: Ersatz einer Endoprothese durch eine Hüftgelenks-Totalendoprothese, Versorgung bis Abschluß Wundheilung (z. B. Entfernung von Fäden/Klammern), mindestens jedoch bis Abschluß der Behandlung indikationsspezifischer Komplikationen
		#	FP	17.072	Lockerung der Hüftgelenksprothese: Weiterbehandlung im Anschluß an FP 17.071 bis zum Erreichen der Rehabilitationsfähigkeit*); Mindestaufenthalt 11 Belegungstage
			SE	17.08	Ersatz einer Endoprothese durch eine Hüftgelenks-Totalendoprothese
17/4	Umstellungsosteotomie		FP	17.08	Beginnende Coxarthrose, Hüftfehlstellung: Inter- oder subtrochantäre Umstellungsosteotomie mit Osteosynthese
			SE	17.12	Inter- oder subtrochantäre Umstellungsosteotomie mit Osteosynthese
17/5	Kniegelenkstotalendoprothese		FP	17.091	Gonarthrose: Einbau einer Kniegelenks-Totalendoprothese, Versorgung bis Abschluß Wundheilung (z. B. Entfernung von Fäden/Klammern), mindestens jedoch bis Abschluß indikationsspezifischer Komplikationen
		#	FP	17.092	Gonarthrose: Weiterbehandlung im Anschluß an FP 17.091 bis zum Erreichen der Rehabilitationsfähigkeit*); Mindestaufenthalt 7 Belegungstage
			SE	17.13	Einbau einer Kniegelenks-Totalendoprothese
17/6	Kniegelenks-Schlittenprothese		FP	17.101	Gonarthrose: Einbau einer unikompartimentalen Kniegelenks-Schlitten-prothese, Versorgung bis Abschluß Wundheilung (z. B. Entfernung von Fäden/Klammern), mindestens jedoch bis Abschluß der Behandlung indikationsspezifischer Komplikationen
		#	FP	17.102	Gonarthrose: Weiterbehandlung im Anschluß an FP 17.101 bis zum Erreichen der Rehabilitationsfähigkeit*); Mindestaufenthalt 5 Belegungstage
			SE	17.14	Einbau einer unikompartimentalen Kniegelenks-Schlittenprothese
17/7	Knie-TEP-Wechsel		FP	17.111	Lockerung der Kniegelenksprothese: Ersatz einer Endoprothese durch eine Kniegelenks-Totalendoprothese, Versorgung bis Abschluß Wundheilung (z. B. Entfernung von Fäden/Klammern), mindestens jedoch bis Abschluß der Behandlung indikationsspezifischer Komplikationen
		#	FP	17.112	Lockerung der Kniegelenksprothese: Weiterbehandlung im Anschluß an FP 17.111 bis zum Erreichen der Rehabilitationsfähigkeit*); Mindestaufenthalt 10 Belegungstage
			SE	17.15	Ersatz einer Endoprothese durch eine Kniegelenks-Totalendoprothese

Anschlussleistungen, die zusammen mit einer Primärleistung dokumentiert werden.

Modul-nummer	Kurzbezeichnung	FP/SE	Nr.	Fallpauschale/ Sonderentgelt
20/1	PTA	SE 2	20.01	Dilatation der extremitätenversorgenden Gefäße einer Seite, PTA: Perkutane, transluminale Dilatation und Rekanalisation von Arterien mit Ausnahme der Koronararterien, einschl. der Kontrastmitteleinbringung und Durchleuchtungen während des Eingriffs, ggf. auch mehrfach während des stationären Aufenthaltes, einschl. der Versorgung von interventionell behandelbaren Komplikationen und einterventionen, ggf. mit Dilatation der Beckengefäße in Crossover-Technik bis zur A. femoralis communis
20/2	PTCA	SE 2	20.02	Dilatation eines oder mehrerer koronarer Gefäße (PTCA): Perkutane, transluminale Dilatation und Rekanalisation von Koronararterien, einschl. der Kontrastmitteleinbringung und Durchleuchtungen während des Eingriffs bei Ein- und Mehrgefäßerkrankungen, ggf. auch mehrfach während des stationären Aufenthaltes, einschl. erforderlicher Kontrollangiographien und Reinterventionen
21/3	Koronarangiographie ggf. mit PTCA	SE	21.01	Linksherzkatheteruntersuchung mit Koronarangiographie, ggf. mit Anlage eines temporären Schrittmachers, einschließlich der Kontrastmitteleinbringung und Durchleuchtungen während des Eingriffs, ggf. auch mehrfach während des stationären Aufenthaltes, soweit nicht während des gleichen Eingriffs eine Dilatation durchgeführt wird
		SE	21.02	Linksherzkatheteruntersuchung bei Ein- und Mehrgefäßerkrankungen mit Koronarangiographie und Dilatation eines oder mehrerer koronarer Gefäße (PTCA), ggf. mit Anlage eines temporären Schrittmachers, einschl. der Kontrastmitteleinbringung und Durchleuchtungen während des Eingriffs, ggf. auch mehrfach während des stationären Aufenthaltes; nicht zusätzlich abrechenbar zu den Sonderentgelten 20.02 und 21.01

14. Folgelieferung 12/01

Vereinbarung nach § 137 SGB V über Maßnahmen der Qualitätssicherung Herz für nach § 108 SGB V zugelassene Krankenhäuser

zwischen

dem AOK-Bundesverband, Bonn
dem BKK-Bundesverband, Essen
dem IKK-Bundesverband, Bergisch Gladbach
der See-Krankenkasse, Hamburg
dem Bundesverband der landwirtschaftlichen Krankenkassen, Kassel
der Bundesknappschaft, Bochum
dem Verband der Angestellten-Krankenkassen e.V., Siegburg
dem AEV-Arbeiter-Ersatzkassen-Verband e.V., Siegburg
–Im Folgenden Spitzenverbände der Krankenkassen genannt-

dem Verband der Privaten Krankenversicherung, Köln
–im Folgenden PKV genannt-

und

der Deutschen Krankenhausgesellschaft, Düsseldorf
–im Folgenden DKG genannt-

unter Beteiligung

der Bundesärztekammer, Köln
–im Folgenden BÄK genannt-

und

des Deutschen Pflegerates, Berlin
-im Folgenden DPR genannt-
als Vertretung der Berufsorganisationen der Krankenpflegeberufe

14. Folgelieferung 12/01

Präambel

Die zum 01.01.2000 in Kraft getretene GKV-Gesundheitsreform sieht in § 137 SGB V vor, dass die Spitzenverbände der Krankenkassen und der PKV mit der DKG unter Beteiligung der BÄK sowie der Berufsorganisationen der Krankenpflegeberufe Maßnahmen der Qualitätssicherung für nach § 108 SGB V zugelassene Krankenhäuser vereinbaren. Zur Regelung des Verfahrens ihrer Zusammenarbeit haben die Vertragspartner und die Vertragsbeteiligten einen Kuratoriumsvertrag geschlossen. Die nachstehende Vereinbarung stellt die Maßnahmen der Qualitätssicherung im Bereich Herzchirurgie und pädiatrische Kardiologie für zugelassene Krankenhäuser im Einvernehmen mit den Vertragsbeteiligten verbindlich fest. Die Vertragspartner und die Vertragsbeteiligten streben bei der Umsetzung und Weiterentwicklung des Qualitätssicherungsverfahrens eine enge Abstimmung mit den zuständigen medizinischen Fachgesellschaften, der Deutschen Gesellschaft für Herz-, Thorax- und Gefäßchirurgie und der Deutschen Gesellschaft für Pädiatrische Kardiologie an.

§ 1
Ziele der Qualitätssicherung

Orientiert am Nutzen für den Patienten verfolgen Maßnahmen zur Qualitätssicherung und Weiterentwicklung der Qualität von Krankenhausleistungen insbesondere folgende Ziele:

- Durch Erkenntnisse über Qualitätsdefizite Versorgungsbereiche systematisch zu identifizieren, für die Qualitätsverbesserungen erforderlich sind.
- Unterstützung zur systematischen, kontinuierlichen und berufsgruppenübergreifenden einrichtungsinternen Qualitätssicherung (internes Qualitätsmanagement) zu geben.
- Vergleichbarkeit von Behandlungsergebnissen insbesondere durch die Entwicklung von Indikatoren herzustellen.
- Durch signifikante, valide und vergleichbare Erkenntnisse insbesondere zu folgenden Aspekten die Qualität von Krankenhausleistungen zu sichern:
  - Indikationsstellung für die Leistungserbringung.
  - Angemessenheit der Leistung.
  - Erfüllung der strukturellen und sächlichen Voraussetzungen zur Erbringung der Leistungen.
  - Ergebnisqualität.

§ 2
Einbezogene Leistungen

Zur Sicherung der Qualität von Krankenhausleistungen im Bereich der Herzchirurgie und der Pädiatrischen Kardiologie sind für nach § 108 SGB V zugelassene Krankenhäuser definierte Leistungen verbindlich zu dokumentieren. Diese werden in einem Katalog vorgegeben. Er beinhaltet über die Definition der Leistung hinaus fachgebietsspezifisch zu dokumentierende Daten sowie eine fachgebietsübergreifende Basisdokumentation. Der Katalog ist als Anlage Bestandteil dieser Vereinbarung und wird regelmäßig überprüft und fortgeschrieben. Die Anlage wird in der jeweils geltenden Fassung durch die von der Bundesebene beauftragte Stelle bereitgestellt.

§ 3
Datenfluss

(1) Die von der Bundesebene vorgegebenen Datensätze sind von den Krankenhäusern in elektronischer Form gemäß dem bundeseinheitlich vorgegebenen Datenexportformat der von der Bundesebene beauftragten Stelle unverzüglich zur Verfügung zu stellen.

(2) Die von der Bundesebene beauftragte Stelle stellt den Krankenhäusern mindestens einmal jährlich eine standardisierte Auswertung und Bewertung durch die Fachgruppe zur Verfügung.

14. Folgelieferung 12/01

§ 4
Maßnahmen

(1) Zur Unterstützung der Bemühungen der Krankenhäuser um eine kontinuierliche Qualitätssicherung und -verbesserung wird die Fachgruppe geeignete Rückkopplungs- und Beratungsinstrumente insbesondere bei Auffälligkeiten und Besonderheiten einsetzen und weiterentwickeln.
Hierzu kommen insbesondere in Frage:
- Information des Krankenhauses und Gelegenheit zur Stellungnahme
- Beratung des Krankenhauses
- Besprechung mit den im Krankenhaus Verantwortlichen
- Begehung/Besichtigung mit der Gelegenheit, sich von der Vollständigkeit der Dokumentation zu überzeugen.
- Abstimmung von Maßnahmen zur Qualitätsverbesserung
- Rückkopplung der Ergebnisse der Maßnahmen zur Qualitätsverbesserung

(2) Auf Antrag eines Vertragspartners erfolgen nach Abstimmung mit der Fachgruppe und nach Einwilligung der entsprechenden Klinik Klinikbegehungen durch die Fachgruppe. Diese werden terminlich mit dem Krankenhaus vorher abgestimmt.

(3) Die Fachgruppe erstellt für das Bundeskuratorium einen Bericht über das Ergebnis der Maßnahmen und spricht ggf. Empfehlungen zu den als notwendig angesehenen weiteren Konsequenzen aus. Das Krankenhaus erhält eine Durchschrift des Berichts mit der Gelegenheit zur Stellungnahme.

§ 5
Bericht an das Bundeskuratorium

(1) Die Fachgruppe berichtet dem Bundeskuratorium mindestens einmal jährlich über die von ihr vorgenommene Aufarbeitung und Bewertung der Ergebnisse. Dabei ist auch über besondere Auffälligkeiten der Erhebung zu berichten. Bei Vorliegen der zu entwickelnden Qualitätsindikatoren sollen die hiernach ermittelten Ergebnisse vergleichend gegenüber gestellt werden.

(2) Die Berichterstattung umfasst insbesondere Informationen darüber
- welche Krankenhäuser bzw. Abteilungen sich nicht an der Qualitätssicherungsmaßnahme Herzchirurgie und Pädiatrische Kardiologie beteiligen.
- welche Krankenhäuser bzw. Abteilungen nicht bereit sind, notwendige und sinnvolle Vorschläge zur Qualitätsverbesserung umzusetzen

und
- welchen Krankenhäusern bzw. Abteilungen es nicht gelungen ist, nach Ablauf einer angemessenen Frist Qualitätsmängel zu beseitigen.

(3) Falls mindestens die Hälfte der Mitglieder des Bundeskuratoriums dies wünscht, sind besondere oder zusätzliche Berichte abzugeben.

14. Folgelieferung 12/01

§ 6
Krankenhausinterne Kommunikation

(1) Maßnahmen zur Qualitätssicherung können nur dann eine positive Wirkung entfalten, wenn sie von allen Vertragspartnern und -beteiligten gemeinsam gewollt und unterstützt werden. Zu den gewünschten positiven Auswirkungen der Qualitätssicherung Herz gehört auch die intensive krankenhausinterne Kommunikation zwischen dem Leitenden Herzchirurgen/Pädiatrischen Kardiologen und Vertretern des Krankenhauses/Trägers anhand der Ergebnisse der Qualitätssicherungsmaßnahme.

(2) Zum Erreichen der intensiven Kommunikation über die Belange der Herzchirurgie/pädiatrischen Kardiologie ist der Leitende Herzchirurg/Pädiatri-

sche Kardiologe verpflichtet, die Ergebnisse, Vergleiche und Bewertungen, die ihm aus der Qualitätssicherung Herzchirurgie/pädiatrischen Kardiologie zugeleitet werden, mit dem Leitenden Arzt des Krankenhauses und einem Vertreter des Krankenhausträgers durchzusprechen, kritisch zu analysieren und ggf. notwendige Konsequenzen festzulegen.

(4) Über diese Gespräche selbst sowie über mögliche Schlußfolgerungen ist von den Gesprächsteilnehmern in geeigneter Weise ein Nachweis zu führen.

§ 7
Finanzierung

Die Finanzierung der Entwicklung, Durchführung und Auswertung der Qualitätssicherungsmaßnahmen erfolgt über die Leistungsvergütung und ist in der Finanzierungsvereinbarung nach § 3 Abs. 2 des Kuratoriumsvertrages geregelt.

§ 8
In-Kraft-Treten / Geltung

(1) Die Vereinbarung tritt am 01.01.2001 in Kraft. Sie kann mit Frist von einem Jahr zum Jahresende - von den Spitzenverbänden der Krankenkassen und der PKV nur gemeinsam - durch eingeschriebenen Brief gekündigt werden.

(2) Für den Fall der Kündigung erklären die Vertragspartner ihre Bereitschaft, an dem Abschluss einer neuen Vereinbarung mitzuwirken.

14. Folgelieferung 12/01

Anlage zur Umsetzungsvereinbarung zur Qualitätssicherung Herz: Katalog der einbezogenen Leistungen

Stand: 05.07.2001

Ein Behandlungsfall ist immer dann für die Qualitätssicherung Herzchirurgie zu dokumentieren, wenn mindestens eine der aufgeführten Prozeduren erbracht wurde. Die Dokumentation erfolgt auch dann, wenn die Leistung nicht als Fallpauschale und/oder Sonderentgelt abgerechnet wird. Für alle diese Fälle ist ein Zuschlag abzurechnen, der aus dem internen Anteil für das Krankenhaus und den externen Anteil für die BQS besteht.

Der Katalog wurde vom Bundeskuratorium Qualitätssicherung auf Vorschlag der Fachgruppe Herzchirurgie und Pädiatrische Kardiologie am 05.07.2001 beschlossen. Er ist damit Bestandteil der „Vereinbarung nach § 137 SGB V über Maßnahmen der Qualitätssicherung Herz für nach § 108 SGB V zugelassene Krankenhäuser".

OPS-301	Text
35	Operationen an Klappen und Septen des Herzens
5-350.0	OPs an Klappen und Septen des Herzens: Valvulotomie: Aortenklappe, geschlossen
5-350.1	OPs an Klappen und Septen des Herzens: Valvulotomie: Aortenklappe, offen
5-350.2	OPs an Klappen und Septen des Herzens: Valvulotomie: Mitralklappe, geschlossen
5-350.3	OPs an Klappen und Septen des Herzens: Valvulotomie: Mitralklappe, offen
5-350.4	OPs an Klappen und Septen des Herzens: Valvulotomie: Pulmonalklappe, geschlossen
5-350.5	OPs an Klappen und Septen des Herzens: Valvulotomie: Pulmonalklappe, offen
5-350.6	OPs an Klappen und Septen des Herzens: Valvulotomie: Trikuspidalklappe, geschlossen
5-350.7	OPs an Klappen und Septen des Herzens: Valvulotomie: Trikuspidalklappe, offen
5-350.x	OPs an Klappen und Septen des Herzens: Valvulotomie: Sonstige
5-350.y	OPs an Klappen und Septen des Herzens: Valvulotomie: N.n.bez.
5-351.01	OPs an Klappen und Septen des Herzens: Ersatz von Herzklappen durch Prothese: Aortenklappe: Durch Allotransplantat
5-351.02	OPs an Klappen und Septen des Herzens: Ersatz von Herzklappen durch Prothese: Aortenklappe: Durch Xenotransplantat (Bioprothese)
5-351.03	OPs an Klappen und Septen des Herzens: Ersatz von Herzklappen durch Prothese: Aortenklappe: Durch Xenotransplantat stentless
5-351.04	OPs an Klappen und Septen des Herzens: Ersatz von Herzklappen durch Prothese: Aortenklappe: Durch Kunstprothese
5-351.0x	OPs an Klappen und Septen des Herzens: Ersatz von Herzklappen durch Prothese: Aortenklappe: Sonstige
5-351.11	OPs an Klappen und Septen des Herzens: Ersatz von Herzklappen durch Prothese: Mitralklappe, offen chirurgisch: Durch Allotransplantat
5-351.12	OPs an Klappen und Septen des Herzens: Ersatz von Herzklappen durch Prothese: Mitralklappe, offen chirurgisch: Durch Xenotransplantat (Bioprothese)
5-351.13	OPs an Klappen und Septen des Herzens: Ersatz von Herzklappen durch Prothese: Mitralklappe, offen chirurgisch: Durch Xenotransplantat stentless
5-351.14	OPs an Klappen und Septen des Herzens: Ersatz von Herzklappen durch Prothese: Mitralklappe, offen chirurgisch: Durch Kunstprothese
5-351.1x	OPs an Klappen und Septen des Herzens: Ersatz von Herzklappen durch Prothese: Mitralklappe, offen chirurgisch: Sonstige

14. Folgelieferung 12/01

OPS-301	Text
5-351.21	OPs an Klappen und Septen des Herzens: Ersatz von Herzklappen durch Prothese: Mitralklappe, thorakoskopisch: Durch Allotransplantat
5-351.22	OPs an Klappen und Septen des Herzens: Ersatz von Herzklappen durch Prothese: Mitralklappe, thorakoskopisch: Durch Xenotransplantat (Bioprothese)
5-351.23	OPs an Klappen und Septen des Herzens: Ersatz von Herzklappen durch Prothese: Mitralklappe, thorakoskopisch: Durch Xenotransplantat stentless
5-351.24	OPs an Klappen und Septen des Herzens: Ersatz von Herzklappen durch Prothese: Mitralklappe, thorakoskopisch: Durch Kunstprothese
5-351.31	OPs an Klappen und Septen des Herzens: Ersatz von Herzklappen durch Prothese: Pulmonalklappe: Durch Allotransplantat
5-351.32	OPs an Klappen und Septen des Herzens: Ersatz von Herzklappen durch Prothese: Pulmonalklappe: Durch Xenotransplantat (Bioprothese)
5-351.33	OPs an Klappen und Septen des Herzens: Ersatz von Herzklappen durch Prothese: Pulmonalklappe: Durch Xenotransplantat stentless
5-351.34	OPs an Klappen und Septen des Herzens: Ersatz von Herzklappen durch Prothese: Pulmonalklappe: Durch Kunstprothese
5-351.3x	OPs an Klappen und Septen des Herzens: Ersatz von Herzklappen durch Prothese: Pulmonalklappe: Sonstige
5-351.41	OPs an Klappen und Septen des Herzens: Ersatz von Herzklappen durch Prothese: Trikuspidalklappe: Durch Allotransplantat
5-351.42	OPs an Klappen und Septen des Herzens: Ersatz von Herzklappen durch Prothese: Trikuspidalklappe: Durch Xenotransplantat (Bioprothese)
5-351.43	OPs an Klappen und Septen des Herzens: Ersatz von Herzklappen durch Prothese: Trikuspidalklappe: Durch Xenotransplantat stentless
5-351.44	OPs an Klappen und Septen des Herzens: Ersatz von Herzklappen durch Prothese: Trikuspidalklappe: Durch Kunstprothese
5-351.4x	OPs an Klappen und Septen des Herzens: Ersatz von Herzklappen durch Prothese: Trikuspidalklappe: Sonstige
5-352.00	OPs an Klappen und Septen des Herzens: Wechsel von Herzklappen: Aortenklappe: Xenotransplantat durch Kunstprothese
5-352.01	OPs an Klappen und Septen des Herzens: Wechsel von Herzklappen: Aortenklappe: Kunstprothese durch Xenotransplantat
5-352.0x	OPs an Klappen und Septen des Herzens: Wechsel von Herzklappen: Aortenklappe: Sonstige
5-352.0y	OPs an Klappen und Septen des Herzens: Wechsel von Herzklappen: Aortenklappe: N.n.bez.
5-352.10	OPs an Klappen und Septen des Herzens: Wechsel von Herzklappen: Mitralklappe: Xenotransplantat durch Kunstprothese
5-352.11	OPs an Klappen und Septen des Herzens: Wechsel von Herzklappen: Mitralklappe: Kunstprothese durch Xenotransplantat
5-352.1x	OPs an Klappen und Septen des Herzens: Wechsel von Herzklappen: Mitralklappe: Sonstige
5-352.1y	OPs an Klappen und Septen des Herzens: Wechsel von Herzklappen: Mitralklappe: N.n.bez.
5-352.20	OPs an Klappen und Septen des Herzens: Wechsel von Herzklappen: Pulmonalklappe: Xenotransplantat durch Kunstprothese
5-352.21	OPs an Klappen und Septen des Herzens: Wechsel von Herzklappen: Pulmonalklappe: Kunstprothese durch Xenotransplantat
5-352.2x	OPs an Klappen und Septen des Herzens: Wechsel von Herzklappen: Pulmonalklappe: Sonstige
5-352.2y	OPs an Klappen und Septen des Herzens: Wechsel von Herzklappen: Pulmonalklappe: N.n.bez.
5-352.30	OPs an Klappen und Septen des Herzens: Wechsel von Herzklappen: Trikuspidalklappe: Xenotransplantat durch Kunstprothese
5-352.31	OPs an Klappen und Septen des Herzens: Wechsel von Herzklappen: Trikuspidalklappe: Kunstprothese durch Xenotransplantat
5-352.3x	OPs an Klappen und Septen des Herzens: Wechsel von Herzklappen: Trikuspidalklappe: Sonstige
5-352.3y	OPs an Klappen und Septen des Herzens: Wechsel von Herzklappen: Trikuspidalklappe: N.n.bez.
5-353.0	OPs an Klappen und Septen des Herzens: Valvuloplastik: Aortenklappenraffung
5-353.1	OPs an Klappen und Septen des Herzens: Valvuloplastik: Mitralklappe, Anuloplastik
5-353.2	OPs an Klappen und Septen des Herzens: Valvuloplastik: Mitralklappe, Segelrekonstruktion
5-353.3	OPs an Klappen und Septen des Herzens: Valvuloplastik: Pulmonalklappe, Anuloplastik
5-353.4	OPs an Klappen und Septen des Herzens: Valvuloplastik: Trikuspidalklappe, Anuloplastik
5-353.5	OPs an Klappen und Septen des Herzens: Valvuloplastik: Trikuspidalklappe, Segelrekonstruktion
5-353.x	OPs an Klappen und Septen des Herzens: Valvuloplastik: Sonstige
5-353.y	OPs an Klappen und Septen des Herzens: Valvuloplastik: N.n.bez.
5-354.01	OPs an Klappen und Septen des Herzens: Andere OPs an Herzklappen: Aortenklappe: Exploration (mit Thrombektomie)
5-354.02	OPs an Klappen und Septen des Herzens: Andere OPs an Herzklappen: Aortenklappe: Subvalvuläre fibröse Resektion
5-354.03	OPs an Klappen und Septen des Herzens: Andere OPs an Herzklappen: Aortenklappe: Subvalvuläre muskuläre Resektion
5-354.04	OPs an Klappen und Septen des Herzens: Andere OPs an Herzklappen: Aortenklappe: Supravalvuläre Resektion

OPS-301	Text
5-354.05	OPs an Klappen und Septen des Herzens: Andere OPs an Herzklappen: Aortenklappe: Prothesenrefixation
5-354.06	OPs an Klappen und Septen des Herzens: Andere OPs an Herzklappen: Aortenklappe: Entkalkung
5-354.07	OPs an Klappen und Septen des Herzens: Andere OPs an Herzklappen: Aortenklappe: Implantation klappentragende Gefäßprothese
5-354.0x	OPs an Klappen und Septen des Herzens: Andere OPs an Herzklappen: Aortenklappe: Sonstige
5-354.0y	OPs an Klappen und Septen des Herzens: Andere OPs an Herzklappen: Aortenklappe: N.n.bez.
5-354.11	OPs an Klappen und Septen des Herzens: Andere OPs an Herzklappen: Mitralklappe: Exploration (mit Thrombektomie)
5-354.12	OPs an Klappen und Septen des Herzens: Andere OPs an Herzklappen: Mitralklappe: Rekonstruktion Chordae tendineae und Papillarmuskeln
5-354.13	OPs an Klappen und Septen des Herzens: Andere OPs an Herzklappen: Mitralklappe: Prothesenrefixation
5-354.14	OPs an Klappen und Septen des Herzens: Andere OPs an Herzklappen: Mitralklappe: Entkalkung
5-354.1x	OPs an Klappen und Septen des Herzens: Andere OPs an Herzklappen: Mitralklappe: Sonstige
5-354.1y	OPs an Klappen und Septen des Herzens: Andere OPs an Herzklappen: Mitralklappe: N.n.bez.
5-354.21	OPs an Klappen und Septen des Herzens: Andere OPs an Herzklappen: Pulmonalklappe: Exploration (mit Thrombektomie)
5-354.22	OPs an Klappen und Septen des Herzens: Andere OPs an Herzklappen: Pulmonalklappe: Subvalvuläre fibröse Resektion
5-354.23	OPs an Klappen und Septen des Herzens: Andere OPs an Herzklappen: Pulmonalklappe: Subvalvuläre muskuläre Resektion
5-354.24	OPs an Klappen und Septen des Herzens: Andere OPs an Herzklappen: Pulmonalklappe: Supravalvuläre Resektion
5-354.25	OPs an Klappen und Septen des Herzens: Andere OPs an Herzklappen: Pulmonalklappe: Prothesenrefixation
5-354.26	OPs an Klappen und Septen des Herzens: Andere OPs an Herzklappen: Pulmonalklappe: Entkalkung
5-354.2x	OPs an Klappen und Septen des Herzens: Andere OPs an Herzklappen: Pulmonalklappe: Sonstige
5-354.2y	OPs an Klappen und Septen des Herzens: Andere OPs an Herzklappen: Pulmonalklappe: N.n.bez.
5-354.31	OPs an Klappen und Septen des Herzens: Andere OPs an Herzklappen: Trikuspidalklappe: Exploration (mit Thrombektomie)
5-354.32	OPs an Klappen und Septen des Herzens: Andere OPs an Herzklappen: Trikuspidalklappe: Rekonstruktion Chordae tendineae und Papillarmuskeln
5-354.33	OPs an Klappen und Septen des Herzens: Andere OPs an Herzklappen: Trikuspidalklappe: Prothesenrefixation
5-354.34	OPs an Klappen und Septen des Herzens: Andere OPs an Herzklappen: Trikuspidalklappe: Entkalkung
5-354.3x	OPs an Klappen und Septen des Herzens: Andere OPs an Herzklappen: Trikuspidalklappe: Sonstige
5-354.3y	OPs an Klappen und Septen des Herzens: Andere OPs an Herzklappen: Trikuspidalklappe: N.n.bez.
5-36	***Operationen an den Koronargefäßen***
5-361.01	OPs an den Koronargefäßen: Anlegen eines aortokoronaren Bypass: Bypass einfach: Mit autogenen Venen
5-361.03	OPs an den Koronargefäßen: Anlegen eines aortokoronaren Bypass: Bypass einfach: Mit autogenen Arterien
5-361.04	OPs an den Koronargefäßen: Anlegen eines aortokoronaren Bypass: Bypass einfach: Mit autogenen Venen und Arterien
5-361.05	OPs an den Koronargefäßen: Anlegen eines aortokoronaren Bypass: Bypass einfach: Mit Xenotransplantat
5-361.06	OPs an den Koronargefäßen: Anlegen eines aortokoronaren Bypass: Bypass einfach: Mit Prothese
5-361.0x	OPs an den Koronargefäßen: Anlegen eines aortokoronaren Bypass: Bypass einfach: Sonstige
5-361.0y	OPs an den Koronargefäßen: Anlegen eines aortokoronaren Bypass: Bypass einfach: N.n.bez.
5-361.11	OPs an den Koronargefäßen: Anlegen eines aortokoronaren Bypass: Bypass zweifach: Mit autogenen Venen
5-361.13	OPs an den Koronargefäßen: Anlegen eines aortokoronaren Bypass: Bypass zweifach: Mit autogenen Arterien
5-361.14	OPs an den Koronargefäßen: Anlegen eines aortokoronaren Bypass: Bypass zweifach: Mit autogenen Venen und Arterien
5-361.15	OPs an den Koronargefäßen: Anlegen eines aortokoronaren Bypass: Bypass zweifach: Mit Xenotransplantat
5-361.16	OPs an den Koronargefäßen: Anlegen eines aortokoronaren Bypass: Bypass zweifach: Mit Prothese
5-361.1x	OPs an den Koronargefäßen: Anlegen eines aortokoronaren Bypass: Bypass zweifach: Sonstige
5-361.1y	OPs an den Koronargefäßen: Anlegen eines aortokoronaren Bypass: Bypass zweifach: N.n.bez.
5-361.21	OPs an den Koronargefäßen: Anlegen eines aortokoronaren Bypass: Bypass dreifach: Mit autogenen Venen
5-361.23	OPs an den Koronargefäßen: Anlegen eines aortokoronaren Bypass: Bypass dreifach: Mit autogenen Arterien
5-361.24	OPs an den Koronargefäßen: Anlegen eines aortokoronaren Bypass: Bypass dreifach: Mit autogenen Venen und Arterien
5-361.25	OPs an den Koronargefäßen: Anlegen eines aortokoronaren Bypass: Bypass dreifach: Mit Xenotransplantat
5-361.26	OPs an den Koronargefäßen: Anlegen eines aortokoronaren Bypass: Bypass dreifach: Mit Prothese
5-361.2x	OPs an den Koronargefäßen: Anlegen eines aortokoronaren Bypass: Bypass dreifach: Sonstige
5-361.2y	OPs an den Koronargefäßen: Anlegen eines aortokoronaren Bypass: Bypass dreifach: N.n.bez.
5-361.31	OPs an den Koronargefäßen: Anlegen eines aortokoronaren Bypass: Bypass vierfach: Mit autogenen Venen
5-361.33	OPs an den Koronargefäßen: Anlegen eines aortokoronaren Bypass: Bypass vierfach: Mit autogenen Arterien
5-361.34	OPs an den Koronargefäßen: Anlegen eines aortokoronaren Bypass: Bypass vierfach: Mit autogenen Venen und Arterien
5-361.35	OPs an den Koronargefäßen: Anlegen eines aortokoronaren Bypass: Bypass vierfach: Mit Xenotransplantat

14. Folgelieferung 12/01

OPS-301	Text
5-361.36	OPs an den Koronargefäßen: Anlegen eines aortokoronaren Bypass: Bypass vierfach: Mit Prothese
5-361.3x	OPs an den Koronargefäßen: Anlegen eines aortokoronaren Bypass: Bypass vierfach: Sonstige
5-361.3y	OPs an den Koronargefäßen: Anlegen eines aortokoronaren Bypass: Bypass vierfach: N.n.bez.
5-361.41	OPs an den Koronargefäßen: Anlegen eines aortokoronaren Bypass: Bypass fünffach: Mit autogenen Venen
5-361.43	OPs an den Koronargefäßen: Anlegen eines aortokoronaren Bypass: Bypass fünffach: Mit autogenen Arterien
5-361.44	OPs an den Koronargefäßen: Anlegen eines aortokoronaren Bypass: Bypass fünffach: Mit autogenen Venen und Arterien
5-361.45	OPs an den Koronargefäßen: Anlegen eines aortokoronaren Bypass: Bypass fünffach: Mit Xenotransplantat
5-361.46	OPs an den Koronargefäßen: Anlegen eines aortokoronaren Bypass: Bypass fünffach: Mit Prothese
5-361.4x	OPs an den Koronargefäßen: Anlegen eines aortokoronaren Bypass: Bypass fünffach: Sonstige
5-361.4y	OPs an den Koronargefäßen: Anlegen eines aortokoronaren Bypass: Bypass fünffach: N.n.bez.
5-361.51	OPs an den Koronargefäßen: Anlegen eines aortokoronaren Bypass: Bypass sechsfach und mehr: Mit autogenen Venen
5-361.53	OPs an den Koronargefäßen: Anlegen eines aortokoronaren Bypass: Bypass sechsfach und mehr: Mit autogenen Arterien
5-361.54	OPs an den Koronargefäßen: Anlegen eines aortokoronaren Bypass: Bypass sechsfach und mehr: Mit autogenen Venen und Arterien
5-361.55	OPs an den Koronargefäßen: Anlegen eines aortokoronaren Bypass: Bypass sechsfach und mehr: Mit Xenotransplantat
5-361.56	OPs an den Koronargefäßen: Anlegen eines aortokoronaren Bypass: Bypass sechsfach und mehr: Mit Prothese
5-361.5x	OPs an den Koronargefäßen: Anlegen eines aortokoronaren Bypass: Bypass sechsfach und mehr: Sonstige
5-361.5y	OPs an den Koronargefäßen: Anlegen eines aortokoronaren Bypass: Bypass sechsfach und mehr: N.n.bez.
5-361.y	OPs an den Koronargefäßen: Anlegen eines aortokoronaren Bypass: N.n.bez.
5-363.0	OPs an den Koronargefäßen: Andere Revaskularisation des Herzens: Koronararterienpatch
5-363.1	OPs an den Koronargefäßen: Andere Revaskularisation des Herzens: Koronararterienbypass-Revision
5-363.2	OPs an den Koronargefäßen: Andere Revaskularisation des Herzens: Koronararterienbypass-Neuanlage
5-363.3	OPs an den Koronargefäßen: Andere Revaskularisation des Herzens: Koronararterientransposition
5-363.4	OPs an den Koronargefäßen: Andere Revaskularisation des Herzens: Revaskularisation mit freiem A. mammaria interna-Transplantat (IMA-Transplantat)
5-369.1	OPs an den Koronargefäßen: Andere OPs an den Koronargefäßen: Korr. eines Aneurysmas
5-37	***Rhythmuschirurgie und andere Operationen an Herz und Perikard***
5-370.0	Rhythmuschirurgie und andere OPs an Herz und Perikard: Perikardiotomie und Kardiotomie: Perikarddrainage
5-370.1	Rhythmuschirurgie und andere OPs an Herz und Perikard: Perikardiotomie und Kardiotomie: Perikardiotomie
5-370.2	Rhythmuschirurgie und andere OPs an Herz und Perikard: Perikardiotomie und Kardiotomie: Adhäsiolyse am Perikard
5-370.3	Rhythmuschirurgie und andere OPs an Herz und Perikard: Perikardiotomie und Kardiotomie: Kardiotomie
5-370.4	Rhythmuschirurgie und andere OPs an Herz und Perikard: Perikardiotomie und Kardiotomie: Epikardiale Inz.
5-370.5	Rhythmuschirurgie und andere OPs an Herz und Perikard: Perikardiotomie und Kardiotomie: Endokardiale Inz.
5-370.6	Rhythmuschirurgie und andere OPs an Herz und Perikard: Perikardiotomie und Kardiotomie: Epimyokardiale Inz.
5-370.x	Rhythmuschirurgie und andere OPs an Herz und Perikard: Perikardiotomie und Kardiotomie: Sonstige
5-370.y	Rhythmuschirurgie und andere OPs an Herz und Perikard: Perikardiotomie und Kardiotomie: N.n.bez.
5-372.0	Rhythmuschirurgie und andere OPs an Herz und Perikard: Exz. und Destruktion von erkranktem Gewebe des Perikardes und Perikardektomie: Lokale Exz., offen chirurgisch
5-372.1	Rhythmuschirurgie und andere OPs an Herz und Perikard: Exz. und Destruktion von erkranktem Gewebe des Perikardes und Perikardektomie: Lokale Exz., thorakoskopisch
5-372.2	Rhythmuschirurgie und andere OPs an Herz und Perikard: Exz. und Destruktion von erkranktem Gewebe des Perikardes und Perikardektomie: Perikardektomie, partiell (Perikardfenster), offen chirurgisch
5-372.3	Rhythmuschirurgie und andere OPs an Herz und Perikard: Exz. und Destruktion von erkranktem Gewebe des Perikardes und Perikardektomie: Perikardektomie, partiell (Perikardfenster), thorakoskopisch
5-372.4	Rhythmuschirurgie und andere OPs an Herz und Perikard: Exz. und Destruktion von erkranktem Gewebe des Perikardes und Perikardektomie: Perikardektomie, subtotal
5-372.5	Rhythmuschirurgie und andere OPs an Herz und Perikard: Exz. und Destruktion von erkranktem Gewebe des Perikardes und Perikardektomie: Perikardektomie, total (Dekortikation)
5-372.6	Rhythmuschirurgie und andere OPs an Herz und Perikard: Exz. und Destruktion von erkranktem Gewebe des Perikardes und Perikardektomie: Perikardpatchentnahme
5-372.7	Rhythmuschirurgie und andere OPs an Herz und Perikard: Exz. und Destruktion von erkranktem Gewebe des Perikardes und Perikardektomie: Destruktion
5-372.x	Rhythmuschirurgie und andere OPs an Herz und Perikard: Exz. und Destruktion von erkranktem Gewebe des Perikardes und Perikardektomie: Sonstige

OPS-301	Text
5-372.y	Rhythmuschirurgie und andere OPs an Herz und Perikard: Exz. und Destruktion von erkranktem Gewebe des Perikardes und Perikardektomie: N.n.bez.
5-373.0	Rhythmuschirurgie und andere OPs an Herz und Perikard: Exz. und Destruktion von erkranktem Gewebe des Herzens: Exz. am Vorhof
5-373.1	Rhythmuschirurgie und andere OPs an Herz und Perikard: Exz. und Destruktion von erkranktem Gewebe des Herzens: Exz. am Ventrikel
5-373.2	Rhythmuschirurgie und andere OPs an Herz und Perikard: Exz. und Destruktion von erkranktem Gewebe des Herzens: Partielle linksventrikuläre Reduktionsplastik (Batista)
5-373.3	Rhythmuschirurgie und andere OPs an Herz und Perikard: Exz. und Destruktion von erkranktem Gewebe des Herzens: Resektion eines Aneurysmas, am Vorhof
5-373.4	Rhythmuschirurgie und andere OPs an Herz und Perikard: Exz. und Destruktion von erkranktem Gewebe des Herzens: Resektion eines Aneurysmas, am Ventrikel
5-373.5	Rhythmuschirurgie und andere OPs an Herz und Perikard: Exz. und Destruktion von erkranktem Gewebe des Herzens: MAZE-Verfahren (Alternative Verfahren)
5-373.6	Rhythmuschirurgie und andere OPs an Herz und Perikard: Exz. und Destruktion von erkranktem Gewebe des Herzens: Exz. am Reizleitungssystem, am Ventrikel
5-373.7	Rhythmuschirurgie und andere OPs an Herz und Perikard: Exz. und Destruktion von erkranktem Gewebe des Herzens: Destruktion am Reizleitungssystem, am Vorhof
5-373.8	Rhythmuschirurgie und andere OPs an Herz und Perikard: Exz. und Destruktion von erkranktem Gewebe des Herzens: Destruktion am Reizleitungssystem, am Ventrikel
5-373.x	Rhythmuschirurgie und andere OPs an Herz und Perikard: Exz. und Destruktion von erkranktem Gewebe des Herzens: Sonstige
5-373.y	Rhythmuschirurgie und andere OPs an Herz und Perikard: Exz. und Destruktion von erkranktem Gewebe des Herzens: N.n.bez.
5-374.0	Rhythmuschirurgie und andere OPs an Herz und Perikard: Rekonstruktion des Perikardes und des Herzens: Naht des Perikardes (nach Verletzung)
5-374.1	Rhythmuschirurgie und andere OPs an Herz und Perikard: Rekonstruktion des Perikardes und des Herzens: Plastische Rekonstruktion des Perikardes ohne Implantat
5-374.2	Rhythmuschirurgie und andere OPs an Herz und Perikard: Rekonstruktion des Perikardes und des Herzens: Plastische Rekonstruktion des Perikardes mit Implantat
5-374.3	Rhythmuschirurgie und andere OPs an Herz und Perikard: Rekonstruktion des Perikardes und des Herzens: Naht des Myokardes (nach Verletzung)
5-374.4	Rhythmuschirurgie und andere OPs an Herz und Perikard: Rekonstruktion des Perikardes und des Herzens: Plastische Rekonstruktion des Myokardes ohne Implantat
5-374.5	Rhythmuschirurgie und andere OPs an Herz und Perikard: Rekonstruktion des Perikardes und des Herzens: Plastische Rekonstruktion des Myokardes mit Implantat
5-374.6	Rhythmuschirurgie und andere OPs an Herz und Perikard: Rekonstruktion des Perikardes und des Herzens: Verschluß eines erworbenen Ventrikelseptumdefektes (z.B. nach Herzinfarkt)
5-374.x	Rhythmuschirurgie und andere OPs an Herz und Perikard: Rekonstruktion des Perikardes und des Herzens: Sonstige
5-374.y	Rhythmuschirurgie und andere OPs an Herz und Perikard: Rekonstruktion des Perikardes und des Herzens: N.n.bez.
5-379.5	Rhythmuschirurgie und andere OPs an Herz und Perikard: Andere OPs an Herz und Perikard: Reoperation

Für die Qualitätssicherung Kinderherz gilt bis zum Vorliegen einer vergleichbaren Liste wie im Bereich Qualitätssicherung Herzchirurgie folgende Formel:

„Alle herzchirurgischen Operationen und Katheterinterventionen aufgrund angeborener Herzfehler werden mit Ausnahme von Herztransplantationen und Schrittmachern unabhängig vom Alter im Rahmen der Qualitätssicherung Kinderherz dokumentiert."

14. Folgelieferung 12/01

Ansprechpartner für Krankenhäuser auf der Bundes- und Landesebene

Bundesebene:

Bundesgeschäftsstelle Qualitätssicherung gGmbH
Ansprechpartner:

Herr Dr. med. Volker D. Mohr	Tel.: 02 11 / 28 07 29 - 0
Tersteegenstr. 12	Fax: 02 11 / 28 07 29 - 99
40474 Düsseldorf	E-Mail: info@bqs-online.de
	Homepage: http://www.bqs-online.de/

Landesebene:

Baden-Württemberg

QiK - Projektgeschäftstelle Qualitätssicherung im Krankenhaus
bei der Baden-Württembergischen Krankenhausgesellschaft e.V.
Ansprechpartner:

Frau Margarete Bosing-Schwenkglenks	Tel.: 07 11 / 2 57 77-44
Birkenwaldstraße 151	Fax: 07 11 / 2 57 77-39
70191 Stuttgart	E-Mail: qik@bwkg.de
	Homepage: http://www.bwkg.de/

Bayern

BAQ - Geschäftsstelle Bayerische Arbeitsgemeinschaft für Qualitätssicherung in der stationären Versorgung bei der Bayerischen Krankenhausgesellschaft e.V.
Ansprechpartner:

Herr PD Dr. med. P. Hermanek	Tel.: 089 / 21 15 90-0
Westenriederstraße 19	Fax: 089 / 21 15 90-20
80331 München	E-Mail: hermanek@baq-bayern.de
	Homepage: http://www.baq-bayern.de/

Herr Dr. Nicholas Lack	Tel.: 089 / 21 15 90-0
Westenriederstraße 19	Fax: 089 / 21 15 90-20
80331 München	E-Mail: lack@baq-bayern.de
	Homepage: http://www.baq-bayern.de/

Berlin

Ärztekammer Berlin und Berliner Krankenhausgesellschaft e.V.
Ansprechpartner:

Frau Christa Markl-Vieto	Tel.: 030 / 40 80 6-0
Frau A. Khatami	Fax: 030 / 40 80 6-126
Ärztekammer Berlin	
Flottenstr. 28-42	
13407 Berlin	

14. Folgelieferung 12/01

Herr Peter-Christian Reschke
Berliner Krankenhausgesellschaft e.V.
Haller Straße 6
10587 Berlin
Tel.: 030 / 3 93 - 00 09
Fax: 030 / 3 93 - 85 07
E-Mail: bkgev@t-online.de

Brandenburg

Landesärztekammer Brandenburg
Ansprechpartner:
Herr Dr. med. Wolf Schmidt
Landesgeschäftsstelle
Qualitätssicherung
c/o LÄKB
Dreifertstraße 12
03044 Cottbus
Tel.: 03 55 / 7 80 10-32
Fax: 03 55 / 7 80 10-68
E-Mail: LQS-Brandenburg@laek.de

Bremen

Krankenhausgesellschaft der Freien Hansestadt Bremen e.V.
Ansprechpartner:
Herr Dipl.-Kfm. Jürgen Scholz
Lüder-von-Bentheim-Straße 1
28209 Bremen
Tel.: 04 21 / 34 30 64
Fax: 04 21 / 34 40 98
E-Mail: hbkg_ev@t-online.de
Homepage:: http://www.hbkg-online.de/

Hamburg

EQS - Externe Qualitätssicherung Hamburg
Ansprechpartner:
Herr Dr. med. Christof Veit
Grevenweg 89
20537 Hamburg
Tel.: 040 / 25 40 78-30
Fax: 040 / 25 40 78-38
E-Mail: c.veit@eqs.de

Hessen

Geschäftsstelle Qualitätssicherung Hessen
bei der Hessischen Krankenhausgesellschaft e.V.
Ansprechpartner:
Herr Björn Misselwitz, MPH
Frankfurter Straße 10 - 14
65760 Eschborn
Tel.: 0 61 96 / 40 99-52
Fax: 0 61 96 / 40 99-98
E-Mail: bmisselw@hessen.f.shuttle.de
Homepage:: http://www.med-qs-hessen.de

14. Folgelieferung 12/01

Mecklenburg-Vorpommern

Krankenhausgesellschaft Mecklenburg-Vorpommern e.V.
Ansprechpartner:
Herr Günter Kühnel
Lankower Straße 6
19057 Schwerin
Tel.: 03 85 / 4 85 29-111
Fax: 03 85 / 4 85 29-29
E-Mail: kuehnel@kgmv.de
oder reincke@kgmv.de
Homepage: http://www.kgmv.de/

Niedersachsen

Niedersächsische Krankenhausgesellschaft e.V.
Projektgeschäftsstelle Qualitätssicherung und Ärztekammer Niedersachsen
Ansprechpartner:
Herr Dr. med. Dirk Weirich
Thielenplatz 3
30159 Hannover
Tel.: 05 11 / 3 07 63-31
Fax: 05 11 / 3 07 63-33
E-Mail: pgs-qs@nkgev.de

(Geburtshilfe:)
Frau Sylvia Berlage
Zentrum für Qualitätsmanagement
im Gesundheitswesen
Berliner Allee 20
30175 Hannover
Tel.: 05 11 / 380-25 06
Fax: 05 11 / 380-21 18
E-Mail: berlage@zq-aekn.de

Nordrhein-Westfalen (siehe auch Nordrhein und Westfalen-Lippe)

Krankenhausgesellschaft Nordrhein-Westfalen e.V.
Ansprechpartner:
Herr Dipl.-Sozw. Joachim Keller
Kaiserswerther Straße 282
40474 Düsseldorf
Tel.: 02 11 / 4 78 19-22
Fax: 02 11 / 4 78 19-19
E-Mail: jkeller@kgnw.de
Homepage: http://www.kgnw.de/

Nordrhein

Projektgeschäftsstelle Qualitätssicherung Nordrhein bei der Ärztekammer Nordrhein
Ansprechpartner:
Herr Dr. med. H.-G. Huber
Tersteegenstr. 31
40474 Düsseldorf
Tel.: 02 11 / 43 02-550 / -551
Fax: 02 11 / 43 02-555
E-Mail: qs@qs-nordrhein.de

Herr Dr. med. H. Wolf
Tersteegenstr. 31
40474 Düsseldorf
Tel.: 02 11 / 43 02-550 / -551
Fax: 02 11 / 43 02-555
E-Mail: aeknoweb@www.aekno.de

Westfalen-Lippe

Projektgeschäftsstelle Qualitätssicherung bei der Ärztekammer Westfalen-Lippe
Ansprechpartner:
Herr Dr. med. Jochen Bredehöft
Gartenstraße 210 - 214
48147 Münster
Tel.: 02 51 / 9 29-26 00
Fax: 02 51 / 9 29-26 49
E-Mail: jochen.bredehoeft@aekwl.de
Homepage: http://www.aekwl.de/

Rheinland-Pfalz

SQMed - Gesellschaft zur Sicherung der Qualität
in der medizinischen Versorgung mbH
Ansprechpartner:
Herr Dr. med. Marcel Biegler
Kaiserstraße 42
55116 Mainz
Tel.: 0 61 31/ 6 27 08-0
Fax: 0 61 31 / 6 27 08-22
E-Mail: mail@sqmed.de

Saarland

Saarländische Krankenhausgesellschaft e.V.
Ansprechpartner:
Frau Annette Meintz
Talstraße 30
66119 Saarbrücken
Tel.: 06 81 / 9 26 11-21
Fax: 06 81 / 5 89 39 51
E-Mail: meintz@skgev.de
Homepage: http://www.skgev.de

Sachsen

Projektgeschäftsstelle Qualitätssicherung bei der Sächsischen Landesärztekammer
Ansprechpartner:
Herr Dr. med. Torsten Schlosser
Schützenhöhe 16
01099 Dresden
Postadresse:
Postfach 100465
01074 Dresden
Tel.: 03 51 / 82 67-387
Fax: 03 51 / 82 67-312
E-Mail: pgs-qs.sachsen@gmx.de
Homepage: http://www.slaek.de

14. Folgelieferung 12/01

Sachsen-Anhalt

Ärztekammer Sachsen-Anhalt und Krankenhausgesellschaft Sachsen-Anhalt e.V.
Ansprechpartner:

Projektgeschäftsstelle	Tel.: 03 91 / 60 54-750
Qualitätssicherung	Fax: 03 91 /60 54-700
bei der Ärztekammer Sachsen-Anhalt	E-Mail: pgs-quali.aeksa@dgn.de
Herr Dr. med. Mathias Sywottek	
Doctor-Eisenbart-Ring 2	
39120 Magdeburg	

Schleswig-Holstein

Krankenhausgesellschaft Schleswig-Holstein e.V.
Projektgeschäftsstelle Qualitätssicherung
Ansprechpartner:

Herr Jörg Wohlers	Tel.: 04 31 / 8 81 05-44
Feldstraße 75	Fax: 04 31 / 8 81 05-15
24105 Kiel	E-Mail: proqs@kgsh.de
	Homepage: http://www.kgsh.de/

(Geburtshilfe):	
Frau Ubert	Tel.: 0 45 51 / 8 03-0
Ärztekammer Schleswig-Holstein	Fax: 0 45 51 / 8 03-180
Perinatologische Arbeitsgemeinschaft	
Bismarckallee 8-12:	
23795 Bad Segeberg	

Thüringen

Projektgeschäftsstelle Qualitätssicherung bei der Landesärztekammer Thüringen
Ansprechpartner:

Frau Andrea Fathke	Tel.: 0 36 41 / 6 14-220
Im Semmicht 33	Fax: 0 36 41 / 6 14-169
07751 Jena-Maua	E-Mail: qs@laek-thueringen.de
	Homepage: http://www.laek-thueringen.de

GPSR Compliance

The European Union's (EU) General Product Safety Regulation (GPSR) is a set of rules that requires consumer products to be safe and our obligations to ensure this.

If you have any concerns about our products, you can contact us on ProductSafety@springernature.com

In case Publisher is established outside the EU, the EU authorized representative is:

Springer Nature Customer Service Center GmbH
Europaplatz 3
69115 Heidelberg, Germany

Batch number: 10105420

Printed by Printforce, the Netherlands